全国中医药行业高等教育“十四五”创新教材

循证中医药基础

主　审　王永炎
主　编　谢雁鸣

全国百佳图书出版单位
中国中医药出版社
·北　京·

图书在版编目（CIP）数据

循证中医药基础 / 谢雁鸣主编 .—北京：中国中医药出版社，2021.8

全国中医药行业高等教育“十四五”创新教材

ISBN 978-7-5132-7139-4

Ⅰ . ①循⋯　Ⅱ . ①谢⋯　Ⅲ . ①中国医药学—高等学校—教材　Ⅳ . ① R2

中国版本图书馆 CIP 数据核字（2021）第 168689 号

中国中医药出版社出版

北京经济技术开发区科创十三街 31 号院二区 8 号楼

邮政编码　100176

传真　010－64405721

河北省武强县画业有限责任公司印刷

各地新华书店经销

开本 787×1092　1/16　印张 21　字数 504 千字

2021 年 8 月第 1 版　2021 年 8 月第 1 次印刷

书号　ISBN 978－7－5132－7139－4

定价　89.00 元

网址　www.cptcm.com

服 务 热 线　010-64405720

购 书 热 线　010-89535836

维 权 打 假　010-64405753

微信服务号　zgzyycbs

微商城网址　https://kdt.im/LIdUGr

官 方 微 博　http://e.weibo.com/cptcm

淘宝天猫网址　http://zgzyycbs.tmall.com

如有印装质量问题请与本社出版部联系（010－64405510）

全国中医药行业高等教育“十四五”创新教材

《循证中医药基础》编委会

主　　审　王永炎
主　　编　谢雁鸣
编　　委　（按姓氏笔画排序）
王　琪　王志飞　王连心　支英杰
田　夏　田金徽　史录文　吕　健
刘　峘　孙　凤　孙春全　张　玲
张　强　陈　薇　陈耀龙　耿洪娇
聂小燕　顾　浩　崔　鑫　韩　晟
廖　星　黎元元　魏瑞丽
编写秘书　耿洪娇

序

1992 年，Gordon Guyatt 等在 JAMA 上发表了第一篇系统介绍循证医学（evidence-based medicine，EBM）的文章，标志着循证医学的正式诞生。经历 20 余年的辉煌发展后，循证医学已成为公认的医学学科，有教学研究的团队，有教材，有研究刊物出版，值得庆幸。然而 21 世纪大科学高概念数字化科技文明的进化，将带来多元化学科的交叉，结成区、块、链的整合，并以历史范畴推动东方农耕文明与西方工业文明；归纳和合与还原分析的始源、诠释与互融互动；幽玄恍惚混沌全体已成为暗知识、暗能量、暗物质发明的内驱力。新纪元必将带来新学科向前瞻性方向发展。我们所做的工作只是科技文明全流程中的一个阶段。

循证和充分证据充实中医临床医学，激活数据学，使中医临床非线性数据转化、更新医学理论方药框架。

中华民族的伟大复兴为中医药学的回归重振带来了前所未有的良好机遇。中医药学的优势在于临床，深化中医药循证医学研究，可扬其所长。2008 年首届世界卫生组织传统医学大会所达成的一个共识就是“世界要以开放的头脑接受传统医药。而传统医药被广泛接受依赖于疗效的肯定，其中的关键环节在于研究方法的科学性”。用科学的研究方法、高质量的证据来验证或阐明中医药的临床价值，是“继承好、发展好、利用好”中医药伟大宝库的基本要求和重要任务。自 1998 年起，循证医学的引进和普及应用，开拓了中医药临床疗效评价新的研究领域，产生了新的研究思路和方法，推动了中医药临床研究的进步。通过 20 多年的努力学习和认真实践，符合中医药理论和实践特点的循证评价技术方法不断发展，循证中医药逐步成为中医药学的重要分支。

《循证中医药基础》一书不仅介绍了循证中医药的发展起源和基本理论，更是创新性地阐述了循证思维与中医辨证思维的关系：循证思维的核心是“循证”，即遵循临床证据，强调临床诊疗决策必须建立在当前最好的研究证据之上。辨证思维的核心是“辨证”，是将望、闻、问、切四诊收集的资料、症状和体征，通过分析、综合，“辨”清疾病的原因、性质、部位以及邪正关系，概括、判定为某种性质的“证”，以探求疾病的本质，并在此基础上确定治则、治法。循证体现了还原论的思想，辨证是系统论的反映；循证追求群体性规律，辨证强调个体化诊疗；循证是客观的，而辨证是主客一体的，两者代表了不同的世界观，具有本质的不同。循证思维和辨证思维各有优势，在临床决策中应结合应用。

中医药学的创新源于其独特的原发创生体系，其核心就是“象思维”。“象思维”是从“形象”到“表象”再到“原象”的认知过程，以及应用“原象”进一步解决问题的思维过程。象思维与循证的逻辑思维过程无论在形式上还是内容上都有很大不同。象思维具有整体性、自主性、随机性的特点，是中医药学原发创生之源。

另外，本书还创新性地阐述了叙事医学与循证医学的关系。叙事医学的出现是生物-心理-社会系统医学模式实践的产物。目前的循证医学主要解决了最佳临床证据的产生、获取和应用问题，象思维则从医师个人的角度解决了中医药学理论、方法和技术的创新发展问题。叙事医学的同理心、归属感、感同身受的抚慰有超越疾病痛苦的疗效，这是循证医学的向思所旨。叙事医学或将弥补循证医学在如何考虑患者价值观和意愿上的不足，从而为循证医学注入更多的人文关怀，为循证临床决策三要素中“患者价值观和意愿”的获取提供可操作的方法，促使这一富有人文精神的理念真正得到贯彻实施，使医学真正成为科学和人文相融合的学科。

此外，本书在循证医学基本方法的基础上进行创新，形成了一系列符合中医药特点的循证研究方法，包括循证中医药安全性证据体构建，循证中医药经济性评价，中医药真实世界证据研究，循证中医药临床实践指南的制定、评价与应用等。

全书由浅入深，理论联系实际，重在理论与方法学创新，不仅有助于硕士、博士研究生学习循证中医药基础知识，更有助于提高其开展循证中医药学研究的能力，对培养既懂中医又懂循证的复合型人才具有重要的价值。

王永炎
中国工程院院士
中央文史馆馆员
中国中医科学院名誉院长
2021年6月29日

前 言

中医药学是全球唯一全面系统传承的中国古代医药科学，是我国独具原创思维、原创优势的传统医学体系，在养生保健、治未病、传染病与重大疾病防治和疾病康复等方面发挥着不可替代的作用。中医药学繁荣发展的根基在于临床价值，但中医中药临床有效性和安全性的证据不足成为阻碍中医药振兴的瓶颈。将循证医学的理念和方法应用于中医药的临床研究与评价，通过借鉴循证医学的理论和方法，收集、评价、生产、转化中医药有效性、安全性和经济性证据，有利于揭示中医药临床功效特点和规律，指导临床指南、路径和卫生决策制定。因此，推动并促进循证中医药的发展，是中医药面向未来、面向国际发展的必由之路。

鉴于高等中医药院校研究生较少开设循证中医药相关课程，本教材将系统介绍循证中医药基础知识，全书共12章。首先，提纲挈领地介绍了循证中医药基本概况，包括循证思维、辨证思维与象思维，叙事医学与循证医学等内容。其次，阐释中医药证据相关内容，包括证据的来源、分类、分级与推荐，证据的严格评价等。再次，专章介绍了循证中医药安全性证据体构建，循证中医药经济性评价，中医药真实世界证据研究，系统综述和Meta分析，循证中医药临床实践指南的制定、评价与应用及医学伦理问题。最后，介绍医学研究报告规范、临床试验与系统评价注册、国际中医药临床研究机构及基金组织等内容，可供学习参考。

本教材创新性地阐述循证思维与中医辨证思维、概念思维与具象思维的关系，并将叙事医学与循证实践相结合，阐述叙事医学为循证临床决策中“患者价值观和意愿”的获取提供可操作的方法，促使人文精神理念的真正贯彻实施。通过对循证中医药从基本概念、起源与发展，到理论、方法、实践全方位、多角度的阐述，使读者对循证中医药有全面的了解和掌握。本教材的主要读者对象为高等中医药院校研究生，从事中医药、中西医结合的研究人员、临床医师及科研管理人员，也可以作为科研参考书使用。

本教材的主要编写人员来自中国中医科学院、北京中医药大学循证医学中心、兰州大学循证医学中心、北京大学药学院、首都医科大学公共卫生学院，他们均是国内中医药领域长期从事临床科研的研究人员，承担或参与多项国家级循证医学研究项目，在循证中医药方法学、循证指南制定方法学、循证中医药安全性证据等研究方面均有较深的造诣。在本教材修订过程中，编委会精心斟酌书稿目录及内容，充分讨论，所有编委都付出了艰辛的劳动。在此，向所有参与、支持本教材撰写和出版的专家、工作人员、编辑出版人员及参与编写工作的张成、孙梦华、张利丹三位同学，致以最诚挚的感谢。

循证中医药正处于快速发展的初级阶段，相关理论、方法尚不完善，甚至有些研究还在探索之中，因此需要在不断的实践中进一步发展和完善。同时，限于编者个人的水平和经验，书中难免出现纰漏，恳请各位专家及读者不吝赐教，提出宝贵意见，以便再版时修订提高。

谢雁鸣

中国中医科学院中医临床基础医学研究所

2021 年 3 月 9 日

目 录

第一章　循证中医药概述

循证医学（evidence-based medicine，EBM）是一种基于将科学方法应用于医疗实践的医学运动，循证医学是认真、明确和明智地使用当前最好的证据，同时结合医生的个人专业技能和临床经验，考虑患者个人意愿，对患者做出医疗决策。在过去的300年里，要求医学实践建立在科学可信的循证证据上的呼声越来越高。随着中医药科研工作在国际社会上得到的广泛关注，循证中医药学相关研究也正在逐步快速的发展。本章将从循证医学起源和发展，循证医学的理念、基本理论与原则，循证思维、概念思维与具象思维，循证医学与叙事医学，循证中医药的机遇与挑战五个方面进行概述。

第一节　循证医学的起源和发展

EBM是现代临床医学诊治决策的科学方法学，是在继承临床传统医学决策模式基础上的创新。循证医学的发展，改变了传统经验医学的认识和实践模式，现已成为临床疾病诊断、药物治疗的重要思想指南和实践工具。循证医学证据有别于传统经验医学证据，围绕“证据及其应用”涉及产生、评价、推荐与应用等内容。循证医学系列证据分级、分类体系也是通过这几方面的逐渐演进而变得成熟。在医药科学的发展过程中，循证的思想和方法逐渐成为临床实践中的重要指南。这主要归功于近20年来诸多临床医学工作者的研究和实践，尤其是临床流行病学专家Archie Cochrane、Alvan Feint、David Sackett等的开拓性工作，他们对循证医学内涵的定义得到了多数医务工作者的认可。

一、国内外循证医学起源和发展

20世纪70年代，由于医疗需求不断扩大和医疗资源日益不足的矛盾，发达国家开始反思医疗资源的投入和产出问题，如何提高效率受到重视。1972年，Archie Cochrane教授在《疗效与效益：对健康服务的随想》一书中指出“由于资源终将有限，因此应该使用已被证明的、有明显效果的医疗保健措施”，强调应用临床随机对照试验（randomized control trial，RCT）的证据，希望在医疗服务中做到既有疗效，又有效益。20世纪70年代后期，随着临床流行病学不断完善，临床研究方法学日益成熟，临床研究广泛地为欧美发达国家临床医生所接受，尤其是RCT在这些国家开始得到临床医生的广泛认可，并开展了大量多中心RCT。许多大样本RCT结果与之前的认识，无论是理论还是常规上均出现了差异，一些理论上认为应该有效的治疗方案实际上无效或弊大于利，反之亦然。这些临床研究的结果成为早期循证医学证据，RCT 也是最早被作为循证医学证据的生产技术。随着科学研究的进步，临床流行病学家逐渐认识到 RCT 也存在不足，临床医学的实践也并非局限于对疗效的评价，还涉及病因、诊断、预后、安全性等方面。针对各类临床问题非 RCT 的临床研究也可获得可信的循证医学证据，这些方法是经典的流行病学观察性研究方法，包括队列研究、病例对照研究，甚至是横断面研究、病例系列报告。近年来，临床流行病学家认为即使是疗效的证据，经典 RCT 侧重于回答效力（efficacy）问题，虽具有较好的内部有效性（真实性），但与在实际医疗卫生条件下（真实世界）干预措施所能达到的效果相差甚远，所以提倡应用真实世界的证据。经典研究方法，如观察性研究、结局研究、比较效果研究等方法受到了广泛的重视。同时，为了使这些研究结果作为循证医学证据应用于临床实践，1976 年，荟萃分析（Meta analysis，Meta）与系统评价（systematic review，SR）概念的提出对循证医学的发展起了举足轻重的作用，被认为是临床医学研究史上一个重要里程碑。20 世纪 80 年代初，加拿大 McMaster 大学的 David Sackett 等教授建立了一套系统的文献检索和评价体系来培训临床医师，并以“Readers Guides”为名将系列文章发表于《加拿大医学会杂志》（*Canadian Medical Association Journal*，*CMAJ*）上，涵盖了严格评判、诊断、治疗、病因及预后。随后于 1990 年起，《美国医学会杂志》（*The Journal of the American Medical Association*，*JAMA*）开辟“临床决策——从理论到实践”专栏，邀请全球著名流行病学家 David Eddy 撰写临床决策系列文章并展开讨论。1992 年，基于长期的临床流行病学实践基础，David Sackett 教授首次提出循证医学的基本概念，并于 JAMA 等杂志上发表一系列循证医学文献，受到了广泛关注。1997 年，David Sackett 教授出版了《怎样实践和讲授循证医学》（*Evidence-Based Medicine*：*How to Practice and Teach*，*EBM*）一书，明确指出循证医学是最佳证据、临床经验和患者价值观三者的最佳结合，这三者即为循证医学的三要素，为实践循证医学建立了重要的理论体系和方法学。1993—2000 年，Gordon H．Guyatt 教授团队陆续在 JAMA 上发表了 25 篇“Users' guides to the medical literature”系列文章。指导临床医生怎样正确地分析和评价医学文献；怎样将文献研究结果应用于临床实践；怎样寻找最好的临床证据。专家意见过去被认为可以作为医学证据，但是近几年，国际证据质量与推荐强度分级标准，首推“推荐分级的评价、制定与评估”（the grading of recommendations assessment，development and evaluation，GRADE）系统，GRADE 系统取消了专家意见作为分级的说法，但提出了“good statement”的概念。

系统评价 /Meta 分析是循证医学证据中最核心的标志。系统评价的定义旨在收集所有符合预定纳入标准的研究证据并进行整理评价来回答某一个具体的研究问题。其采用明确、系统的方法降低偏倚，提供更为可靠的结果，促进决策。Meta 分析是将系统评价中的多个不同结果的同类研究合并为一个量化指标的统计学方法。系统评价可以包含 Meta 分析从而进行定量分析，也可以不包含 Meta 分析，只进行定性描述。如文章只有定性分析，则文章标题中只出现“a systematic review”，如文章同时还有定量分析，则文章标题一般为“a systematic review and meta–analysis”。1987 年 Iain Charlmers 等收集了 1972 年以来 7 篇关于皮质类固醇短程疗法治疗先兆早产的随机对照试验，撰写系统评价，并进行了 Meta 分析。结果发现皮质类固醇可有效降低新生儿死于早产并发症的危险，早产儿死亡率下降 30% ～ 50%。通过系统评价的结果改变临床实践，对西医学发展产生了划时代的影响，被认为是临床医学发展史上的一个重要里程碑。目前系统评价已成为国际上非常流行的一种临床研究方法。近年来，借助统计学发展，产生了诸多新的 Meta 分析方法，如 Meta 回归、个体病例数据（individual patient data，IPD）、网状 Meta 分析、率的 Meta 分析、生存资料的 Meta 分析等。

从 1981 年起，原华西医科大学陆续选派 15 位医生，先后赴加拿大、澳大利亚、美国、泰国、印尼和菲律宾等国的临床流行病学资源与培训中心（CERTC）接受理学硕士（MSc）正规培训，返校后创建了我国临床流行病学新兴学科领域一支高质量、高水平的专业教学和研究队伍。1983 年，原华西医科大学率先在全国高等医学院校中成立隶属国际临床流行病学网（INCLEN）的临床流行病学教研室，率先为本科生、研究生开设课程，编著出版了我国第一部临床流行病学专著和卫生部规划教材，为原北京医科大学、中国协和医科大学、原上海第二医科大学、原湖南医科大学、第四军医大学等十多所院校和中华医学会培训了 40 多名授理学硕士学位的临床流行病学骨干人才，并于 1993 年获国家级优秀教学成果一等奖。因此，原华西医科大学被誉为我国临床流行病学的发源地、学术带头单位和人才培养基地，为我国循证医学的发展提供了人才基础。

1999 年 3 月获 Cochrane 协作网批准，中国 Cochrane 中心正式注册为 Cochrane 协作网第 13 个国家中心，成为继巴西、南非后第三个发展中国家中心，并申请获准 Cochrane 协作网 Logo 在中国的商标注册，是迄今唯一在中国可合法使用 Cochrane 协作网 Logo 的单位。

在理念创新方面，中国循证医学中心于 2003 年提出“广义循证观”，之后正式提出“循证科学”，定位循证医学是一门科学快速处理海量信息，合成复杂问题、综合干预证据的方法学，因而其应用远远超出临床和医学范畴，甚至被用于医学领域之外，充分发挥卫生技术评估、临床流行病学、循证医学和 Cochrane 协作网各自和整合的优势，迅速推动了循证医学的学科领域从狭义循证临床医学，向循证公共卫生发展，再向更广泛的学科领域拓展。

二、循证中医药学发展现状

（一）循证中医药的源流与发展

1998 年，国家中医药管理局举办了中医药科研院所学术带头人高级培训班，邀请专家赴会分别介绍临床流行病学、循证医学的知识和进展，并讨论了中医药系统学习和引进循证医学的想法与计划。

1999 年，循证医学专家发表了题为《循证医学与中医药现代化》的文章，指出：“采用国际公认的方法学和标准去评价中医药的疗效，帮助传统中医走出国门，临床流行病学和循证医学应是目前最好的方法之一。”此外，中医学专家学者均发表观点，讨论引入循证医学对推动中医药发展的重要性、可行性及任务。

2000 年，广州中医药大学中医专家发表了题为《循征医学与中医药临床研究》的文章，认为应用循征医学方法围绕上述领域开展中医药的临床研究，有可能对“中医药临床疗效的客观评价”这一具有挑战性的命题做出有价值的回答。

2003 年，中国循证医学中心专家正式提出“循证科学”，将循证医学定位于适用于多学科的方法学，而具有中医特色的循证实践，促进了“循证中医药”的形成与发展，循证医学与中医药学在不断的实践中走向融合。

2006 年，专家评价了中医药 RCT 质量，发现了一系列方法学和报告质量问题，对推动中医药循证评价实践和临床研究质量提升起到促进作用。

2004—2010 年，在国家“十五”科技攻关计划和中医药行业专项资助下，中医团队组织完成了第一个在 WHO 临床试验平台注册以终点事件为评价指标的中医药大规模随机对照试验（MISPS–TCM），这是中医药循证评价实践的一个标志性成果。

2007 年，循证医学专家等发表了题为《中国循证医学中心促进中医药现代化的策略》的文章，这些举措在国家中医药管理局和各级学会的支持下，在实践中逐步得到落实，推动了中医药循证评价实践和方法学进步。

2000 年至今，中医团队利用循证医学理念与方法，开展了大量中医药相关的循证评价，并在国际高水平期刊发表多篇文章，获得国家级、省部级奖项多项，培养了一大批中医药循证评价人才，进一步推动循证中医药的发展。

近年，循证中医药专家提出了循证中医药的证据等级及分级标准。

（二）循证中医药的概念

循证中医药的概念指“慎重、准确、明智地应用当前所能获得的最佳中医药研究证据来确定患者的治疗措施”。循证中医药的证据来自中医药临床研究，需要体现中医药临床实践的特点，要考虑证据如何与中医的辨证论治相结合，根据中医的辨证论治、同病异治、异病同治等特点进行临床研究。中医药的临床研究较西医临床研究重在理性客观指征更为复杂，需要不断完善现有的临床研究方法。循证医学与中医药经过近 20 年的碰撞融合，符合中医药理论和实践特点的循证评价技术方法不断发展，循证中医药学逐步形成，成为中医学的重要分支。

（三）循证中医药借鉴的相关方法

围绕中医药治疗疾病临床疗效和安全性评价，基于“药物临床试验质量管理规范（the good clinical practice，GCP）”相关法规和操作规程，将临床流行病学、循证医学、生物统计学等方法学引入中医临床研究，建立符合中医临床实践特色的研究方法，是中医临床科研面临的关键问题，也是中医药现代化的重要内容。

1. 临床流行病学方法在中医药临床研究中的应用 20 世纪 80 年代中后期，临床流行病学引入中医药临床研究。临床流行病学的核心可以概括为设计、测量和评价。研究对象是以个体病例为基础扩大到相应的患病群体，主要研究内容是与临床密切关联的病因学研究、诊断性试验评价、治疗性研究以及预后研究。通过良好的设计、严谨的测量和严格的评价获得真实、可靠的结果，为临床决策提供证据。中医临床研究领域引入临床流行病学研究方法后，结合中医学特点，将中医药临床研究水平提高到一个新的高度。特别是采用现况调查方法研究中医证候学，对复杂的中医指标进行定量化研究，对中医药临床疗法的有效性和安全性进行验证，提供了方法学依据，保证其结果的科学性、真实性和可靠性。中医药临床研究既体现中医药的特色和优势，也反过来丰富了临床流行病学方法学。

2. 循证医学方法在中医药研究中的应用　循证医学将最佳的医学证据，结合医生的经验和患者的价值观进行临床实践。其内涵中非常强调个体化医疗，即利用证据对个体患者进行诊治时，医生必须根据患者的具体生理病理状态和自己的临床经验，判断患者从治疗中获益的可能性及其大小，并根据患者的意愿，做出最适合该患者的决定。这种方法与中医传统的理念非常符合，所以从某种程度上看，中医开展循证医学有先天的优势。

循证医学强调证据以及利用证据进行实践，它有一套完整的形成证据的方法学和规范的循证实践步骤。循证中医药完全可以将这些成熟的方法应用于中医药临床研究的各个领域，包括证据的临床研究、指南研究、中医理论体系研究等方面。在中医药实践的同时进行中医药临床研究评价，获得循证中医药证据，运用中医药理论进行思辨，开展循证中医药实践，反过来验证并发展中医理论体系。循证医学可以成为中医理论、实践相互转化的桥梁。

3. 药物流行病学在中医药领域的应用　安全性是任何医疗行为的必要条件。药品的安全性评价，尤其在药品上市后开展药物警戒活动，成为世界各国药品监管机构最重要的工作之一。长期以来中药被国人认为是来自天然的，安全无害，成为一个极端；而西方国家人们对中药不了解，认为其成分复杂，毒性不明，再加上近年来中药引起的严重不良反应的报道，对中药极力否认又成了另一个极端。

药物流行病学作为临床药理学和流行病学的结合，探索真实世界中人群用药的效应。近年来，中医药界对中药安全性的重视促进药物流行病学在中医药领域的应用，中药上市后开展真实世界药品不良反应监测研究，参照国际上处方药医院集中监测，监测中成药的不良反应，对中药的安全性进行全面准确的评价。

（四）目前方法学存在的问题

基于循证理念的中医药临床试验是20世纪80年代中后期才开始受到重视的，近年来中医药的循证研究呈增长趋势，但仍存在一些问题。这些问题包括：

1. 中医药理论体系的特殊性　循证医学证据的定量化研究是循证医学的一个明显优势，传统中医有些问题更习惯于定性化研究。定性化研究对临床异质性问题往往难以驾驭，中医药临床研究多为复杂干预，在方法学上难度更大。

对研究对象的定义，中医药临床试验中的辨证分型异质性问题突出，对同一纳入标准，如气虚血瘀证，不同的研究者对各种中医辨证要素的选择有所不同，甚至差异很大，造成研究对象的异质性。对干预措施的定义，相同中药组方会有类似效果而被认为是同一干预措施，但中医实践中，中医药的干预远为复杂，中药方讲究君臣佐使，中药复方可随证加减，中医药的干预存在异质性。另外，中药疗效还受其他因素的影响，如中药产地、种植方式、提取工艺、炮制方法等。对结果因素的定义，从中医的理论体系来说，中医评价强调人整体上的变化，集中于证的要素在治疗过程中的动态变化。这类评价指标很多属于主观指标或者软指标，而不是靠长期随访所获得的终点“硬”指标（如病死率、致残率等）。这类主观的评价指标异质性大，目前没有客观的、先进的测量工具，可重复性低，不易被接受。

2. 中医药临床试验的方法学问题 循证中医药研究最主要的内容是中医药临床研究，尤其是中医药的临床试验。国内高质量的临床试验不多，中医药临床试验也不例外，几乎存在着临床试验所有的通病。中医药的临床试验在设计、实施、评价和报告中也存在一些问题，如随机分组方法的描述、随机分组的隐藏、盲法的使用、对照组设置、依从性及疗效指标的定义等方面。

（1）*随机方法以及方案隐藏* 中医药临床试验报告中存在对随机描述不正确的情况。随机对照试验对研究对象进行随机分组，其目的是为了使进入试验的各组在基线特征上保持一致，即组间可比性，以避免选择性偏倚，保证试验结果的真实可靠。随机分组后尚需对分配方案隐藏，同样避免选择性偏倚。

国内很多中医药临床试验报告中会提到“采用随机分组”，但对随机序列如何产生、分配方案的隐藏描述不详，无法证明是否进行了随机分组及分配方案隐藏。很多试验对随机分配方案隐藏不够重视，有些研究人员破坏了随机分组的实施，夸大治疗效果。另外，中医药临床试验中即使是严格遵照纳入排除标准的研究对象，其临床特征的异质性也较大，会给组间可比性带来影响，这也是中医药临床试验的复杂性。

（2）*临床试验的对照、安慰剂和盲法* 中医药临床试验中对照的设置相对困难，这与中医的理论体系有关。中医强调辨证论治，理论上说，临床试验中辨证过程是可控的因素，应该具有规则性和可重复性，所以对每一个患者来说，在某一特定的时间点，其辨证状况是固定的。在同一个理论体系下，根据辨证结果给予的治疗应该也是一致的。但是，限于医生水平差异，不同医生辨证结果往往不一致，这给对照的设置带来了技术上的困难，伦理上的障碍。另外，患者的证候也会改变，对照组的措施也要根据辨证做相应的调整，干预组也是如此。

安慰剂是临床试验中无法回避的问题，美国食品药品管理局（Food and Drug Administration，FDA）规定临床新药必须有与安慰剂对照的证据。有关安慰剂对照的伦理学问题，国际上一直存在着争议，同样存在于中医药的临床试验中，而且，研究者对中医药安慰剂需要有更多的考虑。严格来说安慰剂要求没有有效的药物成分，但在物理感官上与试验药物相似，即在剂型、外观以及色、香、味等感官指标方面尽量一致。很多情况下，安慰剂的这些特征对中医药来说是一个挑战。比如某些中药的功效通过气味刺激而发生作用，如麝香的香味，通过气味刺激，艾灸的气味有一定的治疗作用。对制作工艺不高的安慰剂，患者简单地采用“望、闻、嚼”等手段，就可以分辨阳性药物和安慰剂。

临床试验非常强调盲法，盲法要求参与试验的人员，包括申办方、临床监察员、医生、患者以及数据统计人员等各方面人员不知道临床试验随机分组方案，可以是单盲、双盲甚至更多。设盲可以避免实施偏倚（performance bias）和测量偏倚（detection bias）。有证据表明采用双盲法与未采用双盲法的临床试验比较，后者会夸大治疗效果约15%，尤其是对中医药临床试验中常用的主观性指标影响更大。对中医药临床试验来说，很多干预措施盲法比较难实现，有些是不可能做到，或者是不必要的。可以根据具体情况进行调节，不能死守双盲。比如对于针灸临床试验，有时还能应用假针灸组作为对照，对受试对象进行设盲；如评价的结局指标为客观指标时，可以不对患者进行设盲。

（3）临床试验的样本量　临床试验对样本量有要求，在研究设计阶段需要预先估计样本量。样本量的估计方法比较成熟，根据研究假设，设计类型和一些参数就确定符合统计学要求的样本量。现阶段，中医药临床试验报道中样本量估计还不是很规范，很多时候对样本量的估计是基于可行性，而不是统计学要求。另一方面，中医药临床试验有自身的特点，如上文中提到的受试对象复杂性，研究实施阶段辨证动态变化导致干预措施/对照的变化，以主观评判的结果变量为主要结果等，中医药临床试验的样本量估计确实更困难。还有中医药临床试验中两组疗效相差较小、临床试验时间长容易失访等也增加了样本量估计的难度。

（4）临床试验的意向性治疗分析　临床试验中存在着依从性问题，依从性是指在实施过程中按照试验设计方案执行的程度，即有无偏离原先的设计方案及偏离的程度。它在一定程度上反映研究的质量和方案的可行性。在分析依从性时，涉及另一个重要的概念——意向性治疗分析（intent to–treat analysis，ITT）。它是指参与研究的对象，随机分组后无论其如何完成研究，最终应纳入所分配的组中进行疗效的统计分析。根据ITT原则，相对应地在临床试验分析阶段，设定全分析集和符合方案分析集。在报道的中医药临床试验中，很多研究者往往忽视ITT问题，通常只将完成研究的对象进行最后的分析，相当于只做了符合方案分析集统计分析，导致最后的结论不可靠。因为随机分配是为了确保组间的可比性，这种可比性是指随机分组后的组间有所夸大，如果排除退出和失访病例，不依从临床设计方案者，剩下的所谓“资料完整”者无法保证组间平衡，也就失去了随机分组的意义。

（5）体现中医特色的循证证据体　证据体（body of evidence）的概念由证据推荐分级的评估、制定与评价GRADE系统提出，GRADE手册（GRADE Handbook，https://gdt.gradepro.org/app/handbook/handbook.html）中提及证据体是基于结局指标对多个研究结果的合成（如Meta分析）。另外，Cochrane系统评价手册中也明确阐述了如何基于结局指标对证据体的应用。然而，中医药研究领域提出的证据体是指针对某一临床问题，从多个角度不同来源构建一个连续的证据体系，形成的有机整体。循证中医药证据体不但要包括来自不同研究类型的证据，还要包括来自经典古籍文献、验方、人间经验等方面的证据，所以不能简单地照搬GRADE系统。早在2007年，中医药研究领域就有学者提出“基于证据体的临床研究证据分级参考建议”，考虑将古代医家的证据纳入中医证据分级体系，接着也有学者强化了中医古代名家经验作为循证中医证据的地位，将“基于古今文献的中医专家共识”“当代中医专家共识”“专家意见”纳入循证中医证据分级体系，这些都是建立循证中医证据分级体系的很好探索。

第二节　循证医学的理念、基本理论和原则

循证医学概念提出之初，医界对循证医学证据的认识存有疑问，认为循证医学的提出否定了传统医学对证据的应用。不可否认，传统医学也强调应用证据，只是传统医学的证据主要基于传承和经验、基于生物学上的推理；而循证医学证据是针对临床研究进行科学的评估、归纳和总结，并接受临床实践检验。两者的区别从证据来源、证据收集方法、对证据评价的重视程度、证据应用等方面都有明显的差异。这些差异使得循证医学证据在帮助医生、患者和社会对医学的不确定性有充分认识和理解，在临床决策和卫生政策制定中均有明显的优势。

循证医学从临床问题出发，将临床技能与当前可得最佳证据结合，同时考虑患者价值观、意愿及临床环境后做出最佳决策。强调循证临床决策的基础是临床技能，关键是最佳证据，实践必须考虑患者意愿和决策环境。现代循证医学要求临床医师既要努力寻找和获取最佳的研究证据，又要结合个人的专业知识包括疾病发生和演变的病理生理学理论以及个人的临床工作经验，结合他人（包括专家）的意见和研究结果；既要遵循医疗实践的规律和需要，又要根据“患者至上”的原则，尊重患者的个人意愿和实际可能性，尔后再做出诊断和治疗上的决策。

一、循证医学理念

循证医学是指任何临床的诊治决策，必须建立在当前最好的研究证据与临床专业知识和患者的价值相结合的基础上。它是把最佳研究证据与临床专业技能和患者的价值整合在一起的医学，其核心思想是：任何医疗决策的确定都应基于客观的临床科学研究依据。循证医学的实施步骤包括：①从患者存在的问题提出临床面临的要解决的问题；②收集有关问题的资料；③评价这些资料的真实性和有用性；④在临床上实施这些有用的结果；⑤进行后效评价。

循证医学直译为“以证据为基础的医疗科学”，它是现代流行病学与现代临床医学结合的智慧结晶，是流行病学原理方法在临床医学领域的具体实践应用。其核心思想表现为任何医疗诊断的确定均应基于客观的最新的临床科学研究证据，即医生为患者做出诊断、专家确立治疗指南和政府制定相关医疗卫生政策时都应依据现有最可靠的科研进展来实行具体方案。这也就要求医生在临床诊治过程中，以患者为中心，不断更新临床知识，将现有最好的研究证据、个人经验与患者的意愿综合考虑，以达到最佳诊疗效果。

循证实践的本意是“源于证据的实践”，其理念始于 20 世纪末的循证医学，之后便迅速向邻近学科和其他学科渗透，形成了多个新的学科领域。医学需要传承，但也需要

不断地创新和实践，创新才能逐渐突破无法治愈的疾病，获得治疗的途径和思路。

二、循证医学基本理论和原则

循证医学证据具有融合性。早期循证医学所指的临床证据要求证据“来自高质量临床研究、与临床相关、可用于临床决策研究的证据”。后期，循证的范围得到较大的扩展，要求证据来源于：①高质量转化研究证据，如循证指南；②二次研究证据，如系统评价和 Meta 分析；③高质量临床原始研究证据。近年来，证据的范围进一步扩展，大数据在医学上的应用使得 RCT 的地位受到挑战，即会出现大数据时代的临床研究证据，而随着精准医学的发展，循证医学证据甚至还会打破临床研究来源的局限。所以，最近提出循证医学证据要求来自经过系统化的评价和合成。

同时，循证医学证据涉及多个领域。早期的循证医学证据集中在疗效，紧接着循证医学问题延伸到病因、预防、诊断、预后、安全性、经济学分析等。随着循证医学逐渐从临床领域向卫生决策领域，甚至向循证科学的延伸，其循证医学问题也随之扩展到医学的各个方面。

循证医学证据具有可信性。只有直接相关的、高质量的科学研究，才能提供准确可靠的决策信息。早期的循证医学证据强调原始研究证据的可信性，要求来自高质量的临床研究，实际上是对 RCT 结果的依赖。后来认为大样本、设计良好的队列研究、病例对照研究等观察性研究也有良好的可信性，强调了真实世界的研究结果，并发展了比较效益研究（comparative effectiveness research，CER）的临床研究理念。真实世界研究是基于大数据的，因此，大数据在医学上的应用使得抽样的概念受到挑战，看到了穷举的希望。另外，基于高质量原始研究的系统评价 /Meta 分析也能为医疗卫生决策提供最全面、最可靠、最权威的证据，也是开展循证实践最先考虑的证据来源。

循证医学证据具有时效性。循证医学证据要求是现有的最佳的研究证据，这就涉及两个问题，即“当前的”和“最佳的”特征。证据“当前的”特征强调证据的时效性、动态性、被否定性。随着医学科学的迅速发展，临床研究、临床实践源源不断产生新证据，或填补证据的空白，或迅速地更正、替代原有的旧证据，不使用陈旧的证据。循证医学实践要求临床医生有效地获取最新的证据。

循证医学证据具有等级性。证据的“最佳的”特征涉及了对证据进行分类和分级的评价，这也是循证医学证据最突出的特征之一。在大数据时代，临床医生面对的是浩瀚的信息，让他们花费大量时间和精力去检索、评价和整合这些信息应用于临床是不现实的，即使做了也不太可能准确。这些原始信息只有通过专业人员采用科学方法加工后才能构成证据，用于指导临床实践。现实情况中证据质量良莠不一，为了帮助临床医生有效地使用证据，专业人员在整合证据的过程中，需要有统一的证据分级标准和推荐意见，让临床医生对证据有充分的认识，避免偏倚，以减少误导和滥用。

证据由方法学家对其真实性、有效性进行分级，同时由临床专家评价其临床相关性。证据分级标准主要依据临床流行病学原理，从原始研究的试验设计、研究实施、研究结局及其效应大小等方面判断其证据的证明力。证据分级概念在 20 世纪 60 年代由美国社会学家 Campbell 和 Stanley 首次提出，认为 RCT 的级别最高，提出了内部真实性和外部真实性的概念。1979 年，加拿大定期体检特别工作组（Canadian task force on the periodic health examination，CTFPHE）首次对研究证据进行系统分级并给出推荐意见。对证据分级和推荐强度的理念逐渐为医学界所接受，但具体的概念并不统一。从 20 世纪 90 年代开始，不同的机构就致力于建立具有权威效力的证据分级标准，产生了证据的五级分类、九级分类等。这期间建立的多个对证据分级和推荐强度的推荐标准，方法学不一，标准各异，有时结果甚至彼此矛盾。直到 2004 年，GRADE 工作组推出证据分级和推荐意见标准，是目前应用最广泛的标准之一。2011 年，牛津大学循证医学中心修订了之前的证据分级和推荐意见，继续保持其在循证医学证据分级中的一席之地。

循证医学证据来自临床研究，其目的是为了应用于临床实践，并指导临床实践，所以需要对循证医学证据进行评价。如何评价循证医学证据有不同的理解，传统上，医生对证据需要了解四个基本要素，即证据的内部真实性、临床重要性、临床适用性、时效性与更新速度。

内部真实性（internal validity）是指研究的测量值是否真实反映了真实值，即研究结果能否正确反映研究人群真实状况。研究测量值与真实值之间的偏离称为误差（error），误差包括随机误差和系统误差，偏倚就是由系统误差造成。研究的真实性反映了研究的质量，而研究的设计方案、实施过程、资料分析和结果报告都有可能发生偏倚，可在不同程度上影响研究的真实性。影响内部真实性的主要因素有研究对象、研究的环境条件、干预措施等。临床重要性（clinical importance）是指其是否具有临床应用价值，是对研究结果临床意义的评判。它包括两个方面的内涵：首先要明确治疗措施的效果有多大，其次要明确效应值的精确性如何。循证医学强调采用客观指标来评价研究结果的临床意义。临床研究问题不同，其评价指标也会不同。临床适用性（clinical applicability）的本质是外部真实性，是指研究结果与外推对象真实情况的符合程度，其目的是评价证据外延性。从循证医学临床实践来看，就是证据能否指导医生做出临床决策，研究证据的整体与所应用的环境特征是否一致，包括患者与获得证据的研究对象、能提供治疗的医疗条件、患者对干预措施的价值取向和意愿等。时效性指证据随着治疗措施在临床中使用时间延长、适用人群的扩大等，疗效或安全性不断发生改变，因此，应评价获得证据的时效性和更新速度。

循证医学的最新定义为"慎重、准确和明智地应用目前可获取的最佳研究证据，同时结合临床医师个人的专业技能和长期临床经验，考虑患者的价值观和意愿，完美地将三者结合在一起，制定出具体的治疗方案"。将循证医学证据应用于临床是一个复杂的过程。临床医学家可以将原始的临床研究证据进行评价、综合并形成循证医学证据，通过对证据质量进行分级与推荐，应用于临床实践指南、专家共识、医保目录、基本药物目录等所有医疗卫生决策中。

将循证医学证据应用于临床有多个证据质量与推荐强度分级标准，其中最被接受的是 GRADE 系统，它将证据分为强推荐和弱推荐两个层次、支持应用和反对应用两个方向。强推荐的含义是指几乎所有患者会采纳推荐方案；临床医生会对几乎所有患者推荐该方案；政策制定者一般会直接采纳该推荐方案到政策制定中去。弱推荐的含义是指多数患者会采纳推荐方案，但仍有不少患者不采用；临床医生充分考虑患者的特征，帮助每个患者做出体现他（她）价值观和意愿的决定；政策制定者应对这个方案进行实质性讨论，并需要征求众多利益相关者意见。

推荐强度是在充分权衡不同治疗方案利弊基础上的利弊平衡。其核心内容包括四项：①利弊平衡：利弊间的差别越大，越适合做出强推荐；差别越小，越适合做出弱推荐。②证据质量：证据质量越高，越适合做出强推荐，反之亦然。③偏好与价值观：患者之间的偏好与价值观差异越大，或不确定性越大，越适合做出弱推荐。④成本（资源配置）：干预措施的花费越高，越不适合做出强推荐。

循证医学证据综合过程中更多的是将临床特征平均化处理，所以在应用过程中需要大量的证据还原，了解患者的临床特征，了解患者及其家属的价值观和意愿，才能充分有效地应用证据。

第三节　循证思维与辨证思维

中医观象议病辨证，对病象、证象、舌象、脉象、情绪心理折射之镜象综合归纳分析，降维升阶，尤其核心病机是逻辑推理的“概念”，所以逻辑概念思维与具象可以互融互补互动。以中国人的大成智慧，还原分析与归纳整合统一的方法学，符合大科学、高概念、数字化科技文明进化，体现信息守恒定律的新趋势。对于20世纪被悬置的原象思维必然回归，“西方中心论”有长有短，同样，原象思维的寥廓幽玄亟待发掘。宇宙苍穹的创新时空、暗知识、AI与IT的结合、激活数据学、非线性混沌性的探索已进入巨大先导工程领域。重始源，以历史范畴看待科技文明，将为多学科多元化带来充分的循证证据。

一、循证思维、辨证思维与临床决策

“循证”的概念引入中医药后，人们常常将其与中医药学的“辨证”相关联，因此对二者的关系产生混淆或误解。有人认为传统中医药学的辨证本质上就是循证，中医药实践就是遵循着“证”开展治疗的。然而从思维的层面来看，循证和辨证代表了不同的世界观，具有本质的不同。

（一）循证思维和辨证思维的区别

循证思维的核心是“循证”，即遵循临床证据，强调任何临床的诊疗决策都必须建立在当前最好的研究证据之上。循证医学建立了较完备的证据检索、证据评价、证据综合、证据分级、证据推荐的体系，这个体系完全围绕证据，一切的出发点都是为了能更好地遵循证据。

辨证思维的核心是“辨证”，就是将望、闻、问、切四诊收集到的资料、症状和体征，通过分析、综合，“辨”清疾病的原因、性质、部位以及邪正之间的关系，概括、

判定为某种性质的“证”，以探求疾病的本质，从而得出结论，并在此基础上确定治疗原则与具体治法。

可见，循证的“证据”与辨证的“证候”是不同的，更重要的是循证思维和辨证思维的过程也是不同的。它们至少在以下三个方面具有根本性的不同。

1. 循证体现还原论的思想，辨证则是系统论的反映 循证的“证”指证据，而辨证的“证”指证候。循证的着眼点是“人的病”，并且只从一个维度来考虑疾病的发生发展和治疗；辨证的着眼点是“病的人”，从诊断和调节人体的整体状态来诊疗疾病。

循证医学的证据针对的是可回答的临床问题，一般以 PICO 加以概括：P（patient/population）即患者的临床特征，I（intervention or exposure）即处理措施或暴露因素，C（comparison）即对照措施，O（outcome）即结局指标。PICO 是对临床问题的简化，是格式化的，它将一个疾病、一个干预措施、一个临床结局从纷繁复杂的众多因素中剥离出来，不考虑一个因素与其他因素之间的相互关系，假设了对不同因素的孤立研究最终会形成对整体的正确认识。这是还原论思想指导下的临床实践。

辨证的证候则是对人体当前状况的整体性和系统性认识。辨证思维认为人体是一个非线性系统，疾病是这个非线性系统整体失调的表现。对于疾病的诊断应该充分考虑各种因素之间的相互作用，从系统整体的角度把握疾病的发生和发展。对于疾病的治疗，也应充分考虑疾病之间的相互作用，考虑各种干预措施的相互影响，综合考虑干预措施产生的效果，而不是只孤立地考察一个结局。

2. 循证追求群体性规律，辨证强调个体化诊疗 循证证据来源于对群体规律的研究，不论何种级别的循证证据，判断其质量的一个重要因素就是其代表性。循证医学中对于选择偏倚的种种控制，如随机抽样、随机分组都是为了保证研究的对象能代表群体的情况；临床研究中对样本量计算的重视，也是为了减小系统误差，使针对研究对象所发现的规律与群体规律更大程度地吻合。

辨证的证候则不同，它是高度个体化的。辨证要考虑非线性系统中众多的因素，尤其要考虑因素之间的相互作用。循证医学常将一个疾病与其合并疾病分开来考虑，但是在辨证体系中则常常将其认为是同一证候的不同表现。因此，循证医学体系认为的同一个目标疾病，在辨证论治的体系中有时则会被归属于不同的证候。

循证医学更多的是强调大样本、统一的治疗方案。循证临床实践中，基于循证证据的推荐意见往往以指南的形式推广应用于某一特定的人群。循证医学较少鼓励对特定个体的个体化诊疗。辨证论治强调针对单个患者的因时、因地、因人制宜的个体化诊疗，很少有一个基于辨证论治的临床治疗方案可以不加变化地大规模应用于临床。

3. 循证是客观的，而辨证是主客一体的 循证中的证据来源于临床研究，最高级别的证据来自大样本、多中心、双盲、随机对照临床试验。辨证中的证候来源于医生的思维过程，是对疾病进程中当下阶段患者躯体情况、心理情况、环境情况的综合概括。

循证追求的是一个完全客观的过程。循证的临床实践是对证的遵循，证是确定的，循证是程式化的，不鼓励医生对客观证据的个人加工。辨证则具有主观性，从根本上说是主客一体的。辨证的临床实践强调体悟，是医生对患者的形象、动作、语言、气味等信息，结合地理环境、季节气候及患者的禀赋、年龄、性别、职业、饮食、起居等情况的综合判断，是一种专家式的直觉，要求破除成见，其最高明的境界是“物我两忘”。

（二）临床决策中循证思维和辨证思维的结合

循证思维和辨证思维各有优势也各有不足，应在临床决策中结合应用。循证的线性思维过程在处理复杂的临床问题时存在不足。产生于多中心、大样本、随机、双盲、平行对照试验及其系统评价的高级别临床证据，因其外在真实性较低，因此适用面狭窄，证据的产生与应用之间存在鸿沟。基于 PICO 原则的系统评价无法全面涵盖纷繁复杂的临床问题。因此，循证医学强调临床决策要将最佳的临床证据、医生的个人经验与患者的实际状况和意愿三者结合起来，在证据的基础上发挥医生的主观能动性，审慎地评估在适用条件发生细微差别的情况下，一种干预措施能否取得理想的效果。

辨证思维适用于非线性系统，从理论上来看应对复杂疾病具有优势。但辨证受医生个人学术水平的影响太大，辨证的结果是否恰当，其干预措施是否能起到预期效果，需要科学的方法予以评价。辨证思维的“圆机活法”往往能产生出创新疗法，其中也可能存在超越现有疗法的更佳疗法，也可能存在尚不如现有疗法的疗法，这就需要采用循证方法对其优劣加以甄别。反过来，证据也可作为辨证施治临床思维过程中重要的参考因素，深入参与到辨证思维之中，提高辨证的科学性和准确性。

二、象思维与中医药学的原发创生性

循证医学并不是一个完整的医学体系。循证医学解决的核心问题是如何做到临床决策的最优化，就是将最佳的临床证据、医生的个人经验与患者的价值观和意愿三者相结合。临床决策是临床医学应用的核心环节，但是除了这一环节之外，一门医学科学还包括更多的不可或缺的环节。

一个现实的问题是，循证临床决策建立于最佳证据之上，而最佳证据来自对干预措施的科学评价。如果一项干预措施已经有高级别证据证明其有效，从而被各种指南所推荐，并且临床医生都遵循指南，那么指南的推荐无疑会提升该领域的整体水平。但是，如果临床医生都遵循指南推荐的干预措施，那么新的，可能更安全、更有效、更经济的干预措施就将永远无法出现。创新来自不确定性，循证医学证据评价体系高度的确定性与其创新性是相背离的，确定性越强，则创新性越弱。对一门医学科学来说，确定性很重要，但是，由创新驱动的可持续发展更重要。

循证临床决策也强调医生的个人经验，这在一定程度上缓解了创新性的问题。医生因其知识背景、生活经历、价值取向、宗教信仰等而表现出鲜明的个性特点，这为循证医学在高度确定性的证据评价体系之外带来了不确定性。然而毋庸讳言，虽有循证临床决策三要素的提法，目前循证医学的体系仍然是以证据为主体的。循证证据的产生、评价、报告、使用都有完备的技术体系，但循证临床决策“须结合医生的个人经验”却仍停留在概念层面。2014 年 Spence D 医生在《英国医学杂志》上发文称循证医学如同“一把上了膛的枪”，顶着医生的头，“你最好乖乖地按照证据说的做”。循证临床决策中，循证医学仍然是“证据”的医学，更糟糕的是，“从经验医学走向循证医学”的提法，正在事实上将医生的个人经验排除于循证医学体系，从而扼杀创新仅有的一线生机。

循证临床决策必须充分结合医生的个人经验，循证医学也应深入研究医生个人经验的价值及其形成规律。这对于中医药学而言尤其重要。中医药学是一门实践医学，遵循“从临床中来，到临床中去”的发展路径。绝大部分的中医药学疗法都来源于临床，并在临床中验证、总结、提高、升华，从而形成良性循环，不断促进更好的新疗法的产生和应用。

人是一个学科发展的最终推动力量，中医药学的发展，离不开临床决策对于循证证据的科学应用，更离不开临床医生这一主体对于新理论、新方法、新技术、新工具的创新发展。中医药学的创新源于其独特的原发创生体系，其核心就是“象思维”。

“象思维”是从“形象”到“表象”再到“原象”的认知过程，以及应用“原象”进一步解决问题的思维过程。象思维既是中国传统认知思维的主流，也是中医药学认知思维的主要形式。象思维与现代主流的概念思维和逻辑思维不同，具有自己独特的方法论体系。理解“象思维”先要从理解“象”开始。

（一）“象”的基本含义

“象”，甲骨文写作[illegible]，或[illegible]，是一个象形字。《说文解字》释曰：“象，南越大兽，长鼻牙，三年一乳。像鼻牙四足尾之形。”上古至中古早期，我国中原地带气候温暖湿润，有大量象群在此生息，因此河南地区古称为豫州。《说文解字》释：“豫，象之大者。”殷商末期开始，气候开始逐渐转冷，同时人类活动也侵蚀了大象的栖息地，大象逐渐向南迁徙，春秋战国之后在中原已极为少见。北方地区的古人很难见到活的大象，但因经常可以获得大象的骨骼，可以通过大象的骨骼想象活着的大象，这一思维的过程被称为“象”。《韩非子·解老》载：“人希见生象也，而得死象之骨，案其图以想其生也，故诸人之所以意想者皆谓之象也。”这是“象”的第一步引申，即人们基于有限的线索在思维中建构的事物，基本上相当于现在所谓的“想象”。

《易经》的哲学体系对此做了进一步的引申。《易传·系辞上》曰：“圣人有以见天下之赜，而拟诸其形容，象其物宜，是故谓之象。”古人观察世界，通过爻、卦的符号系统来模拟事物的形象、容貌和特点规律，就叫作“象”。这是人们对于现实事物特点和规律的抽取。象不是事物本身，是经过人的意识思维加工的产物，能反映现实事物的特征和规律。特征是对事物空间个体的共性和个性的认识，规律则是对事物个体之间或随时间变化的共性和个性的认识，这就涉及思维对一类事物的映射和简化，即从众多的具体事物中，抽取共同的、本质的属性，舍弃个别的、非本质的属性，基本上相当于现在所谓的“抽象”。

当抽象思维产生的“象”在人群中形成广泛共识时，就产生了概念。概念是抽象的、普遍的想法，是充当指明实体、事件或关系的范畴或类的实体。概念有两方面的特点，即抽象和普遍。概念是经过抽象的，是人脑对一类事物区别于其他事物的共同特征的认识，是经过高度简化的符号；同时，概念也是一定范围内人们的共识，是普遍的想法。

概念是语言文字的基础。如果不存在人群对一类事物的共同特点和规律的普遍认同，借由语言文字的交流是不可能的。语言的出现，使得思想能够突破生物学的个体边界，实现人与人之间的沟通和交流；文字的出现，使得思想能够跨越遥远空间并进一步突破时间的束缚，传递到很远的地方，流传于久远的时代。思想的沟通和交流促进了人类思维的发展，形成群体智能，人类从此超越了由基因突变的缓慢时钟标记的生物学意义上的进化，进入了思想进化的快车道。

中国古代用以表“象”的符号系统包括《易经》“爻”“卦”，也包括“书”和“画”。南宋郑樵在《通志·六书略》中说：“书与画同出。画取形，书取象；画取多，书取少。”汉字是一种“象”的符号系统，是对事物形象、特点、规律的刻画，即所谓象形文字；中国画的特点是写意，所谓“得意忘形”，强调对事物意象的刻画。

从“想象”“抽象”的角度来看，“象”是认知的基础。“象”不仅是象思维的基础，同时也是概念思维和逻辑思维的基础。但是，与概念思维和逻辑思维相比，“象思维”的“象”则因其独特的方法论而有所不同。

（二）“象思维”的“象”

人脑的构造，决定了我们认识世界不可能把感觉器官采集到的图像、声音、气味、味道、触感等信息全部记录下来，只能通过抽取其中的重要特征和规律形成记忆，这就是抽象广泛存在的原因。然而，当抽象形成概念，并且将之后的思维过程都建立于概念之上时，思维就会出现固化。因为概念虽能反映事物本质，但却是有局限性的。

认知心理学认为，个体对信息进行加工受到两个方面因素的影响，分别是来自环境的信息和来自个体自己的经验知识。个体的知识结构影响其抽象过程，面对相同的事物及其场景，不同知识背景的个体往往注意到不同的信息。认知事物有各种各样的角度，人们往往根据自己认知的目的选择特定的角度。然而概念是固化的，如果在概念的指引下去认知，就只能关注到概念涉及的信息，会忽略其他更多层次的丰富信息。人类认知上的这一特点，形成一种事实上的思维牢笼，将我们对未知世界的探索潜能禁锢在已有知识的框架中，难以产生突破性、创新性思维。

古代先贤已经注意到这一思维的局限性。《道德经》开篇即讲：“道可道也，非恒道也。名可名也，非恒名也。无名，天地之始。有名，万物之母。”这是中国古代“名实之辩”的一个重要发端。“名”即概念，是对事物（“实”）特征和规律的概括，概念一旦形成就产生了一定程度的固化和简化。然而，概念对事物特征和规律的概括源于我们的认知，是有角度的，是局限的；同时，事物还处在不断的运动变化中，概念不能完全地、适应性地表现事物的特征和规律，更无法表达事物特征和规律的变化，那么“名”就不能是固定的，即“非恒名”。这里，老子强调概念并不能完全反映事物的特征和规律，强调了概念自有其局限性。

以概念为基础的语言文字的局限性也受到古贤重视。《周易·系辞上》载：“子曰：‘书不尽言，言不尽意。’然则圣人之意，其不可见乎？子曰：‘圣人立象以尽意，设卦以尽情伪，系辞焉以尽其言，变而通之以尽利，鼓之舞之以尽神。'”文字不能完全表达语言所能传达的意思，而语言也不能完全表达个体思维的成果，古人深刻洞悉了以概念为基础的语言文字的局限性，强调“立象”“设卦”等多种表达方式的综合应用。

因此，“象思维”的“象”，从其获取过程开始就与概念形成的抽象过程不同，要求去除执念，最大程度减少已有知识和内心欲望对于抽象过程的影响，尽可能全面地获取事物的特征。古人用“心如明镜”来形容这种状态，即强调人脑对于世界的真实全面的反映，而不是因执念而出现片面或扭曲。对于语言文字的应用更加谨慎，或是强调“言外之意”，或是“不立文字，明心见性”。

（三）“象思维”的特点

现代科学强调逻辑思维的应用。象思维与逻辑思维的过程无论在形式上还是内容上既有关联又有不同。为理解象思维的特点，有必要重新审视逻辑思维的过程。

逻辑思维又称抽象思维，是人们在认识事物的过程中借助于概念、判断、推理等思维形式能动地反映客观现实的理性认识过程。逻辑思维基于概念并遵循特定的规则运行，是脱离客观世界完全在人的思维意识中进行的，其过程是形而上的，具有规范、严密、确定和可重复的特点。但是其过程的程式化，虽然保证了逻辑的准确性，但同时也牺牲了随机性和不确定性，而随机性以及由于随机性而产生的不确定性是现实世界的本质属性之一，也是创新思维的源泉。

“象思维”是从“形象”到“表象”再到“原象”的认知过程，以及应用“原象”进一步认知世界解决问题的思维过程。“形象”是指可感知的“具象”，就是人们视觉、听觉、嗅觉、味觉、触觉等可以收集到的信息，是客观存在的具体形象；“表象”是指形象在人脑中形成的最初级的认识，是人脑基于个体的知识结构和认知目的对形象的抽象；“原象”则是表象在人脑中积累、印证，不断修订、渐臻完善的整体动态之象。象思维的这一认知过程被称为“筑象”。在应用“原象”进一步认知世界解决问题时，象思维主要是采用非理性的、体悟式的专家式直觉来进行理解和判断。

具体而言，与逻辑思维相比较，象思维具有如下特点：

1. 整体性 概念是对现实世界的离散化，因此建立于概念之上的逻辑思维对事物的认识也不可避免地陷入了孤立、静止和片面，这导致逻辑思维不善于对复杂问题的快速处理。

象思维则要获得动态整体的原象。原象是人脑对现实世界的动态整体认识，所谓动态整体，就是说这一认识是不可分割的，既不能如概念一般对现实世界进行分类和离散化，也不能割裂事物发生发展的过程。同时，主体的“我”也是事物整体运动发展的一部分，也应纳入对这一动态整体的体悟之中，而不能将其与客观世界对立起来。因此，原象对事物的模拟是连续的，这种连续性不仅表现在对事物之间绝对分类的否定，也表现在对主客二元对立的否定，还表现在对事物运动变化不间断过程的把握。

为获得动态整体的原象，象思维强调对概念的中止，即海德格尔所说的“解蔽”“无蔽”“澄明”。概念是语言文字的基础，运用语言文字就不能不应用概念，因此

《庄子·外物》曰："言者所以在意，得意而忘言。"禅宗参禅悟禅，有时宁可诉诸棒喝，也不尚言谈，更"不立文字，直指人心，见性成佛"，不受任何概念条条框框的局限，超越语言文字以顿悟的方式明心见性。

象思维通过爻、卦、诗、画、书法、音乐等方式表达动态整体的象，但正所谓"大象无形、大音希声、道隐无名"，只要有形、有声、有名难免会陷入对原象的割裂和固化。古贤强调通过对言外之意、话外之音的体会来感知原象，中国画主张写意，诗、词、音乐重在营造意境，这些表达不在于其本身所呈现的内容，而在于其在读者的大脑中激发了哪些联想，从而传递了哪些象的信息。

另外，作为整体性的一个重要方面，象思维强调主客一体，其在实践中表现为对"体悟"的重视。体悟是对主客二元对立的否定，强调"天人合一"，如庄子所说"天地与我并生，而万物与我为一"(《庄子·齐物论》)。主客二元对立，是在混沌一体的原象上强行切上一刀，必须会阻碍象的流动与转化，影响对事物的把握；大象无形、主客一体，融于天、地、人、神的道通为一，这种心灵状态的高境界、大视野对于现实世界具有更加敏锐的感知与诠释。

2. 自主性 逻辑思维遵循特定的模式，这种模式是程式化的，需要思维专注地控制这一过程；而象思维则强调思维意识不受约束地自由流动，即强调这一过程的自主性，强调其不要被注意力、记忆力以及各种欲望和情绪所干扰。

社会思想领域专家、诺贝尔奖得主丹尼尔·卡尼曼提出大脑存在快思考和慢思考两套系统。其中，快思考由系统 1 产生，慢思考由系统 2 产生。系统 1 的运行是无意识且快速的，不费脑力，没有感觉，完全处于自主控制状态；系统 2 将注意力转移到需要费脑力的大脑活动上来，其运行通常与行为、选择和专注等主观体验相关联。系统 2 会影响到系统 1 中随性的冲动及其诱发的联想。

象思维的运行方式与系统 1 相似，在屏蔽系统 2 的环境条件（比如在禅宗所谓"无念、无相、无住"的"禅定"状态，或是"自如不羁、圆融无碍"的"道境"）下，原象的自由流动与转化不受干扰，则内心澄明，洞见世情。象思维形成正确的认识，关键在于表象对形象的正确反映，在于中止概念、欲望、情绪等对表象的扭曲，保证思维运转充分的自主性。因此象思维强调放下执念、放空自我、不立规则，不干涉"象的流动与转化"，从而感受到它的存在和走向。

《道德经》曰："为学日益，为道日损，损之又损，以至于无为，无为而无不为。"学习使人们掌握的知识越来越多，同时思维中各种规则和约束也越来越多，这是象思维的障碍；象思维就要将这些约束和规则逐渐去掉，最终达到无执念（无为）的境界，无执念就能探知原象，以象思维来解决难题。而要达到为道日损的境界，就要做到直达本真，摒弃欲望、成见和情绪，即"见素抱朴，少私寡欲，绝学无忧"。《道德经》曰："致虚极，守静笃，万物并作，吾以观其复。"这就是象思维在充分自主性的情况下观察世界以发现规律的指南。

3. 随机性 随机性是人脑发现特征、发现规律，进而创造新理念、新事物的基础。人脑有着上千亿的神经元和上百万亿的突触链接，形成目前所知最为复杂的网络。事物的形象通过视觉、听觉、嗅觉、味觉、触觉等进入人脑，激活不同的神经元，信号在神经网络中传递，进一步激活其他的神经元，最终形成不同数量、不同的区域、不同范围神经元的激活状态，这就是表象。同一表象的神经元被反复激活，神经通路连接日渐增强，形成较为固定的神经簇，这就形成了记忆。一簇神经元的激活可能是某个表象的组成部分，也可能是另一些表象的组成部分，这就在不同的表象间建立了相关性；形成不同表象所激活的神经元总体不同，但相关性强的表象可能具有更多的重叠的部分，这就使人脑具备了联想的功能。从一个表象联想到另一个表象，一方面取决于神经元之间突触信息传递的效率，另一方面体现在环境刺激所激活的神经元，即神经信号起始的状态。

人脑这一无与伦比的复杂网络是一个典型的非线性系统。混沌理论认为，非线性系统具有多样性和多尺度性。混沌系统中，初始条件十分微小的变化，经过不断放大，对其未来状态会造成极其巨大的差别。象思维的筑象过程，作为其初始条件的形象在不同的时空中因不同的环境和心理状态等而具有差异性，因此，其所能激发的表象也有所不同。这种细微的不同，经过人脑这一混沌系统的不断放大，可能产生出巨大的差异，从而表现出完全不同的随机结果，这种因随机性而产生的不同结果是中医药学创新理论和技法产生的源泉。

（四）象思维是中医药学原发创生之源

象思维强调主客一体、物我两忘，强调不割裂事物的联系，不打断其运动变化的过程，强调放下执念，体悟原象的自然流动与转化，这对于处理影响因素众多、非线性发展、存在广泛交互作用的复杂事物具有优势。与逻辑思维通常以一种凝固不变的模式解决简单、机械、线性的确定性问题不同，象思维尤其适用于人体、健康、疾病这类充满不确定性的复杂系统。

1. 取类比象是中医药学体系构建的方法论基础 中医药学一直以“象思维”为主体。《素问·五运行大论》曰：“夫阴阳者，数之可十，推之可百，数之可千，推之可万。天地阴阳者，不以数推，以象之谓也。”象是中医药学体系建构的基本要素，取象比类则是其方法论基础。就像分形理论所揭示的自相似性一样，事物总是在某些维度表现出相同或相似的模式，这种相同或相似的模式不一定只存在于逻辑思维的同一概念的类别之下，可能也存在于毫不相干的两类概念之间。面对新问题时，将事物的形象，依据认知的目的抽象其特征和规律形成表象，将之映射到原象中，从原象的动态整体中找寻相同或相似的模式，举凡阴阳、动静、邪正、胜复、顺逆既对立又关联的事物，正反相抵，同步消长而辩证统一是中华传统科技文明的大成智慧，从这一流动和转化中体悟其思能旨向。这种基于象的广泛关联想象为发现新的药物、新的疗法、完善更新理法方药框架提供了线索。

在两个表面上不同的事物之间发现抽象的相似性的能力，是智能的基本特点之一。这种类比不仅在象思维中广泛应用，也在直觉思维中普遍存在。比如物理学家汤川秀树（Hideki Yukava）用电磁力作类比来解释核力，并据此推断出核力也存在媒介粒子，其性质类似于光子。后来确实发现了这种粒子，性质也与预测相符。但是象思维中的取象比类，其核心是“象”，其目标和过程都具有象思维整体随机的特点，符合象思维的方法论。这就保证了取类比象在中医药学原发创生上的重要作用。

2. 以象为素是中医药学临床诊疗的开端　中医药学的临床实践可以概括为“以象为素，以素为候，以候为证，据证言病，病证结合，方证相应”。这也是以象思维开端，象思维与逻辑思维有机结合的临床决策过程。中医药学临床诊断的信息来源于对患者容颜、步态、神识、言语等的观察，高明的临床医生往往能在全面接触患者的第一时间得出准确的临床诊断。毫无疑问，这种被称为专家式直觉的思维过程是典型的象思维。症有症象、脉有脉象、舌有舌象，感觉器官感知的形象进入人脑，在个体的知识结构和注意力的引导下形成表象，这就是象思维的“筑象”阶段。千万次的临床实践就是临床医生千万次的筑象，视觉、嗅觉、听觉、味觉、触觉的动态整体的信息形成的表象反复叠加，患者表象之间的联系就会逐渐显露出来。在新的临床实践中，当临床医生保持恬淡虚无的“道境”时，患者的容颜、步态、神识、言语等形成的表象再一次自主地投射到原象中，在千万次筑象的过程中形成的象与象的联系自然而然地显露，成为临床诊疗的最基本依据。以象为素是中医药学临床诊疗中象思维的主导阶段，它给中医药学的临床诊疗带来整体观、系统观，它是中医医师成长为感性、理性、悟性结合的关键，将综合归纳与还原分析相结合的方法学也是中医学能有效应对人体疾病与健康的非线性混沌系统的主要原因。以象为素使得中医药学能有效应对混沌的不确定性，也使得中医药学临床实践产生丰富的不确定性。不确定性朝向确定性线性产生新的线索，有些可能会被证明无效或疗效不佳，但也有较大可能从中筛选出比目前的干预措施疗效更好，或更安全、更经济的治疗方法。这就是中医药学原发创生性的源泉。

第四节　循证医学与叙事医学

循证临床决策的三要素：最佳临床证据、医师的个人经验、患者的基本价值观和意愿。目前的循证医学主要解决了最佳临床证据的产生、获取和应用问题，象思维则从医师个人的角度解决了中医药学理论、方法和技术的创新发展问题，那么患者的基本价值观和意愿如何体现呢？叙事医学或将弥补循证医学在如何考虑患者价值观和意愿上的不足，从而为循证医学注入更多的人文关怀。

一、叙事医学概述

叙事医学（narrative medicine）是一种医学的实践模式，是指在临床诊疗、研究及教育中，将患者的叙事作为一种帮助痊愈的方式。在进行叙事医学的过程中，不单是确认患者的体验，也鼓励医师的创造力以及自我反思。

叙事医学的出现是“生物－心理－社会”系统医学模式实践的产物。“生物－心理－社会”系统医学模式将生理特征与心理能力、社会作用并置，认为人是一个有机的动态整体，人体的健康和疾病不仅仅是躯体上的生理和病理现象，也是与心理、社会环境广泛关联着的复杂系统的涌现。“生物－心理－社会”系统医学模式在理念上确认了健康和疾病的非线性，并以此为基础重塑了生命、医疗和死亡等医学观念，改变了临床诊疗、卫生服务、社会功能乃至医疗教育等实践的思路。

“生物－心理－社会”系统医学模式的实践推动临床医学进入以患者为中心的时代。有效的医患沟通被认为是实现以患者为中心的医学的第一要素。患者对疾病的解释往往基于他对疾病的感受，因此，以患者为中心的临床实践要求医生不仅从生理、病理、病因、治疗选择等纯粹生物医学的视角来解释患者的病痛，还要关注患者的叙事。

2000年，美国哥伦比亚大学内科学教授丽塔·卡伦正式提出“叙事医学”的概念。2006年，卡伦出版主标题为《叙事医学》的专著，标志着“叙事医学”概念的成熟，成为一个具有充分学理性和操作性的体系。她指出，叙事医学是“由叙事能力所实践的医学”，而叙事能力指的是“认识、吸收、解释并被疾病的故事所感动的能力”。叙事医学结合了疾病叙事、文学理论、以患者为中心的医疗、医患共同决策等领域的研究成果，探索出了一种操作性极强的实践方式，提供了丰富的医疗照护价值、医学反思价值和医学教育价值。

叙事医学的主要内容，可以概括为“三焦点、三要素、两工具”。

“三焦点”指的是：人与人之间的关联性；人与人之间的共情；人类的情感，特别是负面情感。

“三要素”指的是关注、再现和归属，具体而言即关注人，倾听患者的故事；再现第一步中所接收到的信息，为之赋予合适的意义；通过前两个步骤，形成归属感，建立积极的关系。

叙事医学提供了两个工具——细读和反思性写作。细读来源于文学研究，指关注文本，重视语境，把握文本的形式特征，从而得出文本的意义。此处的“文本”在广义上来看，也可以包括人在内的认知对象。已经有研究发现，细读训练能够提升医务人员的共情力。如果说细读重视“输入”，那么反思性写作则着重“输出”，希望医务人员通过创意性的书写和交流，完成情景再现和意义建构。

叙事医学的“三焦点”“三要素”“两工具”相互交织，各有侧重，构建了一个具有实操性的体系。

二、叙事医学与循证临床实践

循证临床实践提出的三个要素中，患者价值观和意愿的表达受到多方面的影响。患者一般不具备医学知识，不了解自身疾病的发生、发展和转归情况，不理解各种循证证据的具体含义，因此，在面对医生“列出最优的治疗方案选项，征求患者意见”时，只能沦为“患者或家属签字同意”。医生应帮助患者理解疾病的严重性和防治措施的风险、益处、替代方案和不确定性，以及如何权衡其价值和利弊；患者则需提供自身病情、生活方式、过往经历、社会关系、资源、选择、价值和希望等重要信息，双方综合以上信息，考虑实际情况，针对不同方案进行讨论，最后达成一致。然而实践上“达成一致”的过程中，医患双方，尤其是患者是否真正明白了对方的陈述并充分地表达了自己的意愿值得怀疑。事实上，更多的情况是患者因无法理解医生陈述而将决定权完全交给医生；而医生则自以为了解了患者的意愿而片面地做出决定。

叙事医学则从方法学角度创造性地解决了这一问题。叙事医学提倡医生把诊疗过程中正规病历之外的细枝末节、心理过程乃至家属的感觉都以非技术性的语言记录下来形成平行病历，重点在于训练医生如何见证患者的疾苦，如何体验患者的内心世界，表达对患者的关怀与同情，使得“关注患者价值观”成为标准临床程序的重要一环。叙事医学的核心在于“倾听患者的故事”，在倾听和记述的过程中，医者实历了患者的心理过程，更容易达到“共情”，因而可以从患者角度更好地理解和把握患者真正的价值观和意愿。叙事医学的同理心、归属感、感同身受的抚慰有超越疾病痛苦的疗效，这是循证医学的向思所旨。叙事医学为循证临床决策三要素中“患者价值观和意愿”的获取提供了可操作的方法，促使这一富有人文精神的理念真正得到贯彻实施，将使医学真正成为科学和人文相融合的学科。

第五节　循证中医药的机遇与挑战

一、循证中医药的发展机遇

机械医学论走向“生物－心理－社会”医学模式的发展进程是循证中医药发展的机遇。

西医学在相当长的一段时期都是还原论指导下的实验科学体系，人们相信生命活动就是机械运动，人体的各个组成部分如同机械的零件一样，某个零件的故障最终在整体上表现出机械的故障，治病如同修理机械，解决了零件的故障即可解决整体的故障。机械医学论抹杀了人体作为一个复杂的非线性系统在整体上的涌现，因此，在临床实践中出现诸多问题。机械医学论最著名的代表人物是乔治·巴利维（Giorgio Baglivi，1668—1707），他狂热地鼓吹机械医学论，但在临床实践中却不得不灵活处理，他的实践原则和他的理论背道而驰。事实证明，医学的复杂问题远非简单的机械论所能处理。

当人们开始意识到人体的复杂性时，生物医学模式开始逐渐兴起并取代机械医学模式。生物医学模式将研究的重点放在生物体本身结构和功能及其对各种内外环境因素的生物反应和疾病过程中。生物医学模式承认人体的复杂性，关注人体细胞、组织、功能之间的复杂非线性交互关系，引入系统论的方法开展医学研究，取得了巨大的成就。

生物医学模式的进一步发展，人们认识到人体也并非孤立的系统，而是社会环境中的一个要素；同时，人体的健康和疾病也并非仅仅是躯体意义上的，心理在疾病的发生发展过程中具有重要意义。人之为人，具有肉体、精神和社会三个方面的含义，因此，健康不仅是躯体没有疾病和不虚弱，还要具备良好的生理、心理状态和社会适应能力。

医学模式的变革使得西医学的理念逐渐与中医药的传统理念相融通，这给中医药在现代社会的发展创造了条件。循证医学是基于西医学的实践体系，其理念也随着西医学模式的发展而发展。然而一个体系的发展成熟需要漫长的时间，从理念到实践需要人们不断努力。循证医学从临床决策以证据为依据，发展到兼顾临床证据、医生个人经验、患者价值观和意愿也需要漫长的过程。循证医学虽然提出了临床决策的三要素，但除临床证据之外，如何结合医生的个人经验，如何充分考虑患者的价值观和意愿都仍在概念层面，尚无完整的实践体系。在这一方向上，中医药系统观、整体观、主客一体、天人相应的传统具有先天优势，这使得循证中医药能更快地、更深入地理解临床决策三要素的意义所在，并率先行动起来完善这一理论构架，这是循证中医药的机遇所在。

抓住机遇，循证中医药应从两个方面努力。

（一）夯实循证基础，彰显临床疗效

中医药学赖以生存和发展的基础是临床疗效，临床疗效体现学科的生命力。传统的中医药要在现代社会仍然能服务民众，甚至走向世界，成为科学前沿，不断汲取现代科学成果而发展完善，就必须融入主流医学体系，其关键是取得“共识疗效”。共识疗效要求评价反映临床疗效的真实性，达到中医认可，西医也认可，中国人认可，外国人也认可，其途径是严格的循证评价。循证评价抛开了对医学基本原理的探讨，淡化了医学本身的学科归属，对各种医学理论不做评价、改造或排斥，仅用严谨的方法进行验证与分析，做出客观的评价，是不同医学体系对话的通用语言。然而，循证医学要解决中医药的疗效评价问题，仍有很长的路要走，未来尚需解决中医证候疗效评价方法，探讨建立临床研究评价方法、评价指标体系和相关标准，建立适合中医药需要的、包括中医证候和生存质量评价在内的，系统综合的临床疗效评价方法、指标和标准。

（二）立足中医药学传统，完善循证医学体系

中医药在传统上即富含丰富的人文内涵。与西医学关注“人的病”不同，中医药关注“病的人”。“医乃仁术”的箴言启示我们中医药的科学方法应建立在人文关怀之上。从《黄帝内经》开始，中医学即倡导以人为本，了解社会环境对人之影响，强调体察人情，剖析诊疗易发之过失，倡导医之四德，诊治贯穿人文关怀，贯彻医患配合，而标本相得。中医药学与叙事医学有着先天的共鸣。循证中医药应率先引入叙事医学的理念、技术和方法，将之提高到伦理哲学的高度去认真对待，培育医者对职业的敬畏和与患者的同理心，在科学素养之外，着力培养对生命的悲悯心、对患者的亲和力、对患者心灵抚慰的能力，促使医患双方需求一致，营造和谐的医患关系。

同时，循证医学尚未涉及医学体系持续发展、不断提高的内在机制。而象思维作为中医药学传统的思维方式，本身即具有鲜明的原发创生性。象思维与循证思维的有机结合，是临床证据与医生经验的有机结合，也是确定性与非确定性的有机结合，既保留了中医药学圆机活法的精髓，又保证了临床决策的水平，对于循证中医药的发展具有重大意义。

因此，立足于中医药学传统，以象思维来促进医生个人经验在临床决策中的应用，以叙事医学来促进患者价值观和个人意愿在临床决策中的充分表达，将彻底改变循证医学的现有格局，促进循证临床决策三要素从理念走向实践。这是循证中医药学发展的机

遇，也是循证医学发展的机遇。

二、循证中医药的挑战

如前所述，中医药学是整体观指导下的医学体系，而循证医学是还原论指导下的医学体系，二者的结合乃至融合还有很长的路。

循证中医药的挑战根本上来自整体观和还原论两种世界观的冲突，具体表现为以下三个方面。

（一）中医药的证候评价问题

辨证是以象思维为基础的，证候具有整体性、动态性、随机性的特点，反映的是人体这一非线性混沌系统的特点；而目前来看，循证医学的证据都是孤立的，是针对PICO的格式化问答。那么，关于证候的循证证据如何产生？这是循证中医药发展所面临的首要问题。

（二）中医药复杂干预的评价问题

循证医学将多中心、大样本、随机、双盲、平行对照临床试验及其系统评价产生的证据作为最高等级的证据，在临床决策中优先推荐。然而，临床实践中，尤其是中医药的临床实践中，单纯的一种疾病、一种干预措施的情况十分罕见。中医药的干预措施往往是复杂干预。复杂干预是由多种干预成分综合在一起的干预，这些成分彼此独立或相互影响。复杂干预的方案往往不是固定的，而是随着患者的不同情况而有加减变化。复杂干预中各种措施的相互影响使得这种细微的加减变化被不断放大，可能最终决定了干预的整体效果。

目前已有一些研究试图解决复杂干预的评价问题。2000年英国医学研究理事会（Medical Research Council，MRC）制定的《复杂干预设计及评价框架》，从研究方法的选择、研究过程的控制、结果的评价等方面做了初步探讨，之后学者也开展了大量研究，开发了众多评价模型，但仍面临实施评价困难、数据分析复杂、盲法的实施问题、学习曲线效应等问题。

复杂干预问题严重限制了中医药的循证评价，是循证中医药面临的另一个重大挑战。

（三）多结局评价问题

中医药整体调节的特点，必然带来多结局评价的问题。如何综合评价多个结局，以反映患者的整体获益，是循证中医药面临的另一个挑战。

中医药整体调节的作用对象是“病的人”，中医药对人的整体状态的改善很难用生物医学模式下的主要疗效评价指标如发病率、患病率、病死率等来评价。随着疾病谱的变化，慢性疾病、复杂疾病逐渐成为主流，西医学也越来越多地面临这一问题。目前医学界也开展了较多的多结局评价研究，如直接并综合地评价患者的感觉、功能状态和生存质量，并以此作为新的临床疗效评价指标。然而这一问题仍未得到根本性解决。应该从哪些方面评价患者从中医药治疗中的获益，如何综合患者获益的多个指标，如何建立多个获益指标与复杂干预的因果链，如何据此推荐适宜的干预措施等，这些问题将作为循证中医药的挑战在相当长的时间内存在。

第二章　证据的来源、分类、分级与推荐

循证医学中的“证”就是对临床研究的文献，应用临床流行病学的原则和方法，经过科学分析和评价获得的新近的最真实可靠且有临床重要应用价值的研究成果。临床研究证据主要包括病因、诊断、预防、治疗、康复和预后等方面的研究。循证医学倡导的临床实践决策三要素（医生、证据、患者）中，证据是循证医学的核心，证据及其质量是实践循证医学的决策依据，临床医生的专业技能与经验是实践循证医学的基础，充分考虑患者的期望或选择是实践循证医学的独特优势。临床医生要想从海量的医学信息中快速准确地获取循证医学的证据，必须依赖相应的技术、方法和手段。医疗卫生研究中的证据不同于生活中的证据，也有异于法律中的证据。当前大家普遍将随机对照试验和系统评价作为高级别证据。循证医学与传统医学的不同之处在于更加重视临床研究所得到的证据，在医疗模式上从以疾病或医生为中心，转变到以患者为中心，这与中医用药强调患病的“人”这一特点十分相似。循证医学为中医辨证论治研究提供了可以借鉴的方法，实践循证医学的目的是解决中医临床医疗中的难题，促进临床医学的发展。本章将阐述证据的来源、分类、分级与推荐。

第一节　证据来源

一、循证医学证据资源分类

Hayes 等在 2001 年和 2006 年分别提出了循证医学资源的“4S”和“5S”模型（图 2–1），但“5S”模型是比较理想化的模型，因此我们根据“4S”模型将信息资源分为 4 类，即证据系统（system）、证据摘要（synopses）、系统评价（syntheses）和原始研究（studies），见表 2–1。

1. 证据系统（systems） 计算机决策支持系统（computer decision support system，CDSS）针对某个临床问题，概括总结所有相关和重要的研究证据，并通过电子病历系统与特定患者的情况自动联系起来，为医生提供决策信息。现有的数据库尚不能达到如此高智能化程度，但已有一些循证医学数据库具有部分功能，如 PIER、up to date、clinical evidence。

2. 证据摘要（synopses） 循证杂志摘要，用来帮助繁忙的临床医生快速、有效地查寻文献，方法学家和临床专家共同组织起来，制定严格的评价标准，对主要医学期刊上发表的原始研究和二次研究证据从方法学和临床重要性两方面进行评价，筛选出高质

量的论著以结构式摘要的形式再次出版，并附有专家推荐意见。

3. 系统评价（syntheses） 原始研究的系统评价，是循证医学的奠基石。它是针对某一具体的临床问题，系统全面地检索文献，用统一的科学评价标准，筛选出符合标准、质量好的文献，通过综合分析和统计学处理，得出可靠的结论，用于指导临床实践，并随着新的临床研究结果的出现及时更新。

4. 原始研究（studies） 发表在杂志和综合文献数据库、未经专家评估的文献资料，临床医生在应用此类文献时，需要自己评估研究结果的真实性、重要性和实用性。

表 2–1 循证医学资源的分类

分类	易用性和局限性	举例
证据系统	快捷易用，随时更新；但目前数量少，覆盖面小，主题面窄，费用高	ACP PIER、DynaMEd、GIDEON、UpToDate 等
证据摘要	较易用；但分布零散不够系统，且更新机制不佳	ACP Journal Club、EBM、NGC、Clinical Evidence 等
系统评价	易用性不佳，数量较多，报告冗长，质量参差不齐，需使用者自己判断，更新难以保障	Cochrane Library、发表在各种期刊上的系统评价
原始研究	易用性差，数量庞大，质量没有保障，必须严格评价	PubMed 等

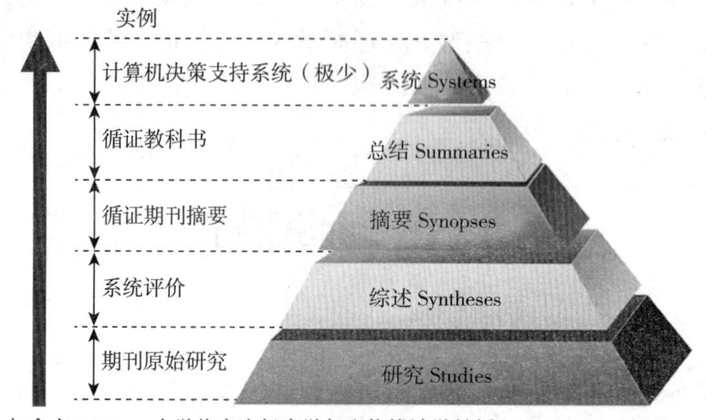

图 2–1 循证医学资源的"5S"模型

二、原始研究检索来源

1. 外文文献数据库 常见的收集原始研究证据的外文数据库为 MEDLINE、EMBASE（excepta medica database）和 CENTRAL（Cochrane central register of controlled trials）等文摘型原始文献数据库。

（1）MEDLINE MEDLINE 是美国国立医学图书馆（National Library of Medicine，NLM）创建的综合性生物医学信息书目数据库，是当今世界最大和最权威的生物医学文献数据库。检索 MEDLINE 的常用途径有：PubMed 和 OvidSP 检索平台。PubMed 是 NLM 和美国国家生物技术信息中心联合开发的基于网络的信息检索平台，通过

PubMed 可以免费检索 MEDLINE，是国际公认、首选的生物医学文献免费检索系统，其中的 PubMed Central（PMC）提供免费全文下载。PubMed 收录了自 1950 年以来 37 种语言、5200 多种杂志，涵盖了 80 多个国家发表的生物医学期刊，内容涉及生命科学、自然科学、社会科学、化学、药物、技术与设备、信息科学等与医学相关的众多学科，是世界生物医学文献最为重要的数据库之一，也是我国医学工作者检索 MEDLINE 最常用的途径。MEDLINE 联机数据库为周更新。PubMed 提供了方便的检索界面及检索方式，部分文献的全文链接及相关资源站点链接，更多相关信息可上网查阅（http://www.ncbi.nlm.nih.gov/pubmed/）。

（2）EMBASE　EMBASE 是荷兰 EIsevier Science 编辑出版的大型生物医学及药理学文献书目数据库，与 MIEDLINE 一样，该库也是目前世界上最常用的生物医学文献库之一，涉及的主要学科领域有生物学、药学、医学及心理学等。该数据库为每日更新。ENBASE 收录的部分文献虽与 MEDLINE 重复，但收录了 1800 多种未被 MEDLINE 收录的期刊。EMBASE 以其对药理学研究文献的收录而著名，对于欧洲和亚洲文献的收录也比 MEDLINE 多。65% 以上的文献有英文摘要，报道文献的速度较快，与纸本原始期刊的时差小于 20 天。检索 EMBASE 的常用途径有 www.embase.com 和 OvidSP 检索平台。

（3）CENTRAL　Cochrane 临床对照试验中心数据库是 Cochrane 图书馆的一个子数据库，收录了可纳入 Cochrane 系统评价的临床对照试验文献数据资源，每篇文献包括篇名和来源，多数是文章摘要，不包含全文。CENTRAL 收录的内容主要来源于 MEDLINE 和 EMBASE，但它还有一部分是由 Cochrane 中心负责查找并提交的人工检索文献。CENTRAL 数据库属于高质量的文摘型原始文献数据库。网址：https: //www.cochranelibrary.com/central。

2. 中文文献数据库　较为常用的有中国知网、SinoMed、维普期刊资源整合服务平台、万方等。

（1）中国知网（China National Knowledge Infrastucture，CNKI）　收录自 1994 年以来 700 多种医药类专业期刊的医学全文文献，以及 2300 多种非医药类期刊所提供的文献、280 多种专业报纸及与其相关的其他报纸、医学博硕士论文、中国重要的医药卫生会议论文以及部分医药卫生类工具书、教材等。CNKI 主要包括的数据库：中国期刊全文数据库、中国期刊全文数据库（世纪期刊）、中国优秀博硕士学位论文全文数据库、中国重要会议论文全文数据库、中国重要报纸全文数据库、中国年鉴全文数据库、中国图书全文数据库，以及中国引文数据库。网址：http://www.cnki.net/。

（2）SinoMed（China Biomedical Literature Service System）　SinoMed 是中国医学科学院医学信息研究所开发研制的面向生物医学领域的数据库检索系统，SinoMed 的全部题录均根据美国国立医学图书馆的《医学主题词表》（即 MeSH 词表）、中国中医研究院图书情报研究所的《中医药学主题词表》及《中国图书资料分类法》进行了主题和分类标引。其 Web 检索软件与美国国立医学图书馆的 PubMed 兼容，具有多种词表辅助检索功能，建有主题词表、分类表、期刊表等。可以用中英文主题词检索，可进行主题词的扩展检索、预扩展检索、加权检索、主题词与副主题词的组配检索。可以进行分类号的扩展、概念复分及总论复分检索。可以通过文本词、著者、著者单位、刊名、年代、卷期、文献类型等 30 多个途径进行检索。可以进行截词检索、通配符检索，及进行各种逻辑组配。网址：http:/www.sinomed.ac.cn/。

（3）维普期刊资源整合服务平台（VIP） 源于重庆维普资讯有限公司 1989 年创建的《中文科技期刊篇名数据库》，其全文和题录文摘版一一对应，解决了文摘版收录量巨大但索取原文繁琐的问题。全文版的推出受到国内用户的广泛赞誉，同时成为国内各省市高校文献保障系统的重要组成部分。涵盖自然科学、工程技术、农业、医药卫生、经济、教育和图书情报等学科的 8000 余种中文期刊数据资源。主要包括的数据库有中文科技期刊数据库（全文版）、中文科技期刊数据库（文摘版）、中文科技期刊数据库（引文版），以及外文科技期刊数据库（文摘版）。网址：http://lib.cqvip.com/。

（4）万方 万方数据库是由万方数据公司开发的，涵盖期刊、会议纪要、论文、学术成果、学术会议论文的大型网络数据库。网址：http: //www.wanfangdata.com.cn/。

3. 其他国家和地区的文献数据库

韩国：KoreaMed（http: //www.koreamed.org ）

日本：CiNii（http://ci.nii.ac.jp/）

东南亚：IMSEAR（http://imsear.hellis.org）

印度：IndMED（http: //indmed.nic.in）

欧洲：PASCAL（http://www.ebscohost.com/academic/pascal）

非洲：AJOL（http://www.ajol.info）

澳大利亚：AMI（http://www.informit.com.au/products/indexes.aspx ？ id=AMI）

地中海东部地区：IMEMR（http://applications.emro.who.int/library/Databases/wxis.exe/Library/Databases/iah/ ？ IsisScript=iah/iah.xis&lang=I&base=imemr）

拉丁美洲和加勒比海地区：LILACS（http://bases.bireme.br/cgi-bin/wxislind.exe/iah/online/ ？ IsisScript= iah/iah.xis&base=LILACS&lang=i）

乌克兰和俄罗斯 : Panteleimon（http://www.panteleimon.org/maine.phps）

西太平洋地区：WPRIM（http: //www.wprim.org）

南美洲多国及西班牙、葡萄牙：SciELO（http://www.scielo.org/php/index.php ？ lang = en）

三、二次研究检索来源

二次来源证据是对原始文献研究进行了处理的二次研究证据，与循证医学相关的二次研究证据可以在满足一定的质量标准，通过筛选、整理、评价后，与临床决策直接相关。二次来源证据可分为数据库、期刊和指南三种。

1. 数据库

（1）Cochrane 图书馆（Cochrane Library，CL） 是临床疗效研究证据的基本来源，也是目前临床疗效研究证据的最好来源。它的制作者是国际 Cochrane 协作网。国际 Cochrane 协作网是一个旨在制作、保存、传播和更新系统评价（systematic review，SR）的国际性、非营利的民间学术团体。其制作的 SR 主要通过 CL 以光盘形式每年 4 期向全世界公开发行。主要由系统评价资料库（Cochrane database of systematic review，CDSR）、疗效评价文摘库（database of abstracts of reviews of effectives，DARE）、Cochrane 临床对照试验中心数据库（CENTRAL）、方法学数据库（Cochrane database of methodology reviews）等组成。Cochrane 系统评价的摘要可在互联网上免费查询，网址：www.cochranelibrary.com。

（2）EBMR（Evidence Based Medicine Reviews） EBMR 是由 OVID 科技公司制作与更新的付费数据库，以 Ovid 在线和光盘形式发表，是目前指导临床实践和研究的最好证据来源之一。EBMR 包括两个部分内容：最佳证据（best evidence，BE）数据库及 Cochrane 图书馆中的系统评价资料库，并与 MEDLINE 和 Ovid 收录的杂志全文相链接。BE 收录《美国医师学会杂志俱乐部》（ACP Journal Club）及英国《循证医学》两个杂志发表文章的全文，主要内容为从 100 余种著名临床杂志中依照文献科学性和临床实用性筛选、评价后所撰写的文摘，因此，EBMR 被认为是目前指导临床实践和研究的最好证据来源。网址：http://gateway.ovid.com。

（3）临床证据数据库 临床证据数据库由英国医学杂志（BMJ）出版，每 6 个月更新一次，以在线和文字形式发行，网络版可免费查询。针对具体的临床问题提供实用的证据或明确有无证据（系统评价、RCT、队列研究及其参考文献），是一个对临床实践有指导意义的数据库。网址：http://clinicalevidence.bmj.com/ceweb。

2. 期刊

（1）*ACP Journal Club* 美国内科医师学会主办的双月刊。筛选和提供已出版的最佳原始研究文献和文献综述的详细文摘，并附以专家述评。主要为治疗、预防、诊断、病因、预后和卫生经济学等方面的重要进展。网址：http://www.acpjc.org。

（2）*Evidence Based Medicine* 双月刊，由 BMJ 杂志和美国内科医生学院（American College of Physicians，ACP）联合主办。提供从 130 余种医学杂志中筛选出来的与临床实践密切相关、研究设计严格的医学文献的摘要，并附以专家述评。涉及全科、外科、儿科、产科和妇科方面的治疗、诊断、临床预测、病因、预后、效价比及研究质量方法学的研究进展，使医疗卫生工作者掌握治疗、预防、诊断、病因、预后和卫生经济学等方面的重要进展。网址：http: //ebm.bmjjournals.com。

（3）*Bandolier Bandolier* 是英国 Oxford HS R&D Directorate 于 1994 年创办的月刊，网络版始于 1995 年，可免费获取全文。Bandolier 登载使用循证医学方法制作的，为临床医生等提供诊治信息等的印刷型和电子版刊物，收集的信息包括以临床研究为基础制作的系统评价以及从二级杂志中选择的信息等，为医学专业人员或患者提供有关疾病，特别是治疗方面的科学依据。网址：http://www.medicine.ox.ac.uk/bandolier。

3. 指南

（1）美国国立指南文库（National Guideline Clearinghouse，NGC） NGC 是一个提供临床实践指南和相关证据的功能完善的数据库，由美国负责卫生保健研究质量的政府机构（Agency for Healthcare Research and Quality，AHPQ）与美国医学会（American Medical Association，AMA）等合作建立，始建于1999年1月。NGC每周更新，更新的内容为新的或已修改的指南。目前包含来自全世界200多个指南制定机构提供的大约1000个指南的结构式摘要。NGC的检索分为基本检索和详细检索。此外，NGC还提供对两个或两个以上的指南进行比较的功能。网址：http://www.guideline.gov。

（2）NICE　英国国家卫生与临床优化研究所（National Institute for Health and Clinical Excellence）是为英国卫生服务体系开发技术指南并提供决策建议的国家级研究机构，它成立于1999年，前身是英国临床优化研究院（National Institute for Clinical Excellence），2005年与英国卫生发展中心（Health Development Agency）合并后更名为英国国家卫生与临床优化研究所。其开发的指南包括五类：医疗技术指南（medical technologies guidance）、诊断评价指南（diagnostics assessment guidance）、技术评估指南（technology appraisal guidance）、干预性操作指南（interventional procedure guidance）及高度专业的技术评估指南（highly specialist technologyevaluation guidance）。在该网站上不仅可以检索NICE制定的英国临床实践指南，也可对美国NGC、新西兰指南库（New Zealand Guidelines Group）、澳大利亚医学临床实践指南库（Australian National Health and Medical Research Council: Clinical Practice Guidelines）进行一站式检索。网址：http://www.nice.org.uk。

（3）SIGN　苏格兰院间指南协作网（Scottish Intercollegiate Guidelines Network，SIGN）1993年成立于爱丁堡皇家医学院，其宗旨是帮助和支持国家循证临床实践指南的发展，促进有益于患者的多地区临床实践。SIGN的工作由爱丁堡的专员提供支持，2005年1月SIGN成为苏格兰国民保健服务（NHS quality improvement scotland）的一部分。目前SIGN已发布了148个临床实践指南，覆盖了临床大部分领域，大部分的SIGN临床实践指南与英国国家医疗服务体系优先领域的疾病相关，如癌症、心血管疾病和心理健康等。网址：http: //sign.ac.uk/。

（4）加拿大医学会（Canadian Medical Association，CMA）临床实践指南文库（CMA Infobase）始建于1995年，由加拿大医学会编辑维护，目前收录了加拿大各地权威医疗保健机构发布的1200多个临床实践指南，该数据库提供多种途径检索，可以选择关键词检索、开发指南的机构检索、近期发布的指南检索、卫生新闻专题检索，还可以进行基本检索和高级检索，在高级检索中可以对疾病的类型、疾病的目标人群、指南发布时间等进行限定。网址：http: //www.cma.ca/。

第二节　证据分类

在当今信息社会，医生们需要紧跟时代步伐，具有较高的诊疗水平，并要对医疗保健的质量和安全负责，为患者及社会节约医疗成本，需要胜任临床工作，随时掌握最佳的研究证据，了解如何恰当地使用证据。证据分类的主要目的在于更好地使用证据，给医生和患者使用的证据不尽相同，给研究人员和决策者使用的证据也各有特色。因为不同人群对证据的需求不同，对同一证据的理解也不同，而分类的主要依据是各类证据应该互不交叠。由于当前尚无国内外公认、统一的分类方法。临床研究证据种类繁多，根据研究和应用的不同特点和需求划分。

一、按研究问题的不同分类

按临床研究问题类型分为病因临床研究证据、诊断临床研究证据、预防临床研究证据、治疗临床研究证据、预后临床研究证据。

二、按照研究方法分类

临床研究证据分为原始研究证据和二次研究证据。

1. 原始研究证据 直接在受试者中进行单个有关病因、诊断、预防、治疗和预后等试验研究所获得的第一手数据，进行统计学处理、分析、总结后得出的结论。原始研究的设计方法分为观察性研究（未向受试者施加干预措施）和试验性研究（给予受试者一定的干预措施）。观察性研究主要采用的设计类型包括队列研究、病例对照研究、横断面调查、描述性研究、病例系列和个案报道；试验性研究主要采用的设计类型包括随机对照试验、交叉试验、自身前后对照研究、非随机同期对照研究。

2. 二次研究证据 指全面收集某一问题的全部原始证据，进行评价、整合处理、分析最终结果后所得出的结论，是对多个原始研究证据再加工后得到的更高层次的证据。主要包括：系统评价（systematic review，SR），临床实践指南（cinical practice guideines，CPG），临床决策分析（cinical decision analysis），临床证据手册（handbook of cinical evidence），卫生技术评估（health technology assessment，HTA），实践参数（practice parameter）。

二次研究证据主要有三种类型，即系统评价 /Meta 分析、二次数据分析和补充研究。系统评价 /Meta 分析是针对一个具体的研究问题，对所有相关的原始研究数据进行合并分析，从而提高研究效应估计精确度的一种方法。

通常系统评价 /Meta 分析可以按照研究内容和研究方法进行分类；按照研究内容分类，系统评价 /Meta 分析包括干预性系统评价（systematic review of intervention）、诊断试验系统评价（diagnostic test accuracy systematic review）、病因性系统评价（systematic review of etiology）、预后性系统评价（prognostic systematic review）；按照研究方法分类，系统评价 /Meta 分析包括单病例数据（individual patient data，IPD）Meta 分析、剂量 – 反应关系 Meta 分析（dose–response Meta–analysis，DRMA）、网状 Meta 分析（network Meta–analysis，NMA）、非随机试验系统评价（systematic review of non–randomized study）和系统评价再评价（overviews of reviews，Overviews）。另外，按照研究关注有效性和安全性不同也可分为有效性系统评价和安全性系统评价。在对安全性文献进行评价时，除基本的文献系统检索、评价和综合的步骤，还应该在检索时注意纳入已发表及未发表的个案研究，以及在资料提取时重点关注不良反应或事件的名称、例次、用药情况、合并用药、不良反应转归、因果关联等内容。

二次数据分析指对已有数据库的利用，进行深入挖掘和二次分析。二次数据分析旨在可以更加充分地利用已有数据库，挖掘出有意义、有价值的结果和结论，避免大量的资源浪费和重复劳动。例如，基于10家医院的医院信息系统（hospital information system，HIS）临床数据，通过清理、整合形成海量真实世界数据仓库。从数据仓库中提取中成药单品种数据，对上市后中成药的安全性做出评价。补充研究指针对研究对象的某一子集，增加一项或多项测量以回答另一个独立的研究问题，例如，利用研究骨质疏松性骨折的队列研究数据分析某药与肝肾损害风险的影响。

三、按使用情况分类

立足使用者角度，可将证据分为政策制定者、研究人员、卫生保健提供者与普通用户四种类型，见表2–2。

表2–2　从使用者角度的证据分类

项目	政策制定者	研究人员	卫生保健提供者	普通用户
代表人群	政府官员、机构负责人、团体领袖等	基础、临床、教学研究者等	临床医生、护士、医学技术人员等	普通民众，包括患病人群和健康人群
证据来源	文件资料为主（法律、法规、报告）	一次数据为主（原始研究、方法学研究等）	二次数据为主（指南、摘要、手册等）	大众媒体为主（电视、广播、网络、报纸）
证据特点	简明概括、条理清晰	详尽 细致、全面系统	方便快捷、针对性强	形象生动、通俗易懂
证据要素	关注宏观层面，侧重国计民生，解决复杂重大问题	关注中观层 面，侧重科学探索，解决研究问题	关注中观层面，侧重实际应用，解决专业问题	关注微观层面，侧重个人保健，解决自身问题

四、按研究方法特征分类

按照研究方法特征对临床原始研究设计类型进行划分是较为传统的一种分类方法，见表2–3、图2–2。此种分类方法的优点是概括性较全面，而不足是试验方案种类不够具体，无法体现临床研究的进展；此外，此方法学框架是针对病因研究发展起来的，临床医生在选择研究方法时往往无法找到最适合的设计类型。

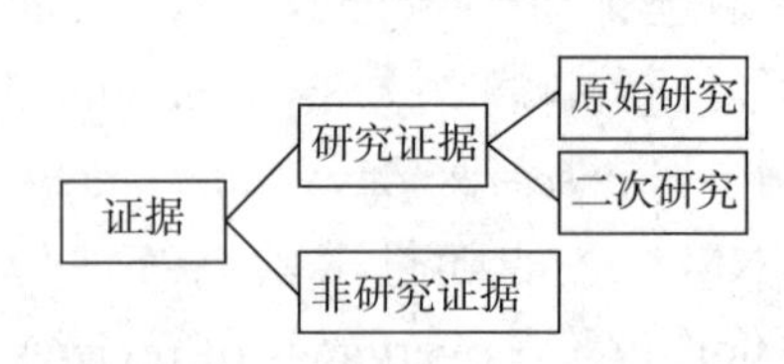

图2–2　证据的一般分类

表 2-3 按研究方法特征分类

方法学分类	研究方法	
观察性研究（observational study）	描述性	病例报告（case-report）
		病例分析（case-analysis）
		横断面研究（cross-sectional study）
	分析性	病例对照研究（case-control study）
		队列研究（cohort study）
实验性研究（experimental research）	临床试验（clinical trial）	
	现场试验（field trial）	
	社区试验（community trial）	

五、按研究内容分类

临床原始研究内容较为广泛，包括疗效及安全性评价、疾病预后评价、诊断试验、病因研究、卫生经济学评价、决策分析等。每类研究内容所对应的方法学设计类型都有一定的不同点。按研究内容分类不仅考虑了不同方法学设计类型的因果论证强度，而且考虑了各种研究设计的可行性，更切合临床实际。其中主要的研究方法见表 2-4。临床研究人员可以根据原始研究内容，结合开展临床研究的可行性，尽量选择因果论证强度较好的研究设计类型。RCT 可以确保已知和未知的混杂因素对各组的影响相同，被国际上公认为临床防治性研究方法的金标准，但是由于其经费昂贵、费时，并不适用于研究日常临床实践中所有问题，而高质量的观察性研究结果同样可以获得较高级别的证据。

表 2-4 按研究内容分类的临床原始研究设计类型

研究内容	备选方案	因果论证强度	可行性
病因 / 危险因素	随机对照试验	++++	+
	队列研究	++++++	++++++
	病例对照研究	++	++++++
	描述性研究	±	+++++
诊断试验	横断面研究	++++	+++
	队列研究	++++	++
	随机对照试验	++++	+
	病例对照研究	+	+++
防治性研究	随机对照试验	++++	++
	交叉试验	++	++
	病例对照研究	+	+++
	前后对照试验	+	++
	描述性研究	±	++++
预后研究	队列研究	+++	++
	病例对照研究	+	+++
	描述性研究	±	++++

续表

研究内容	备选方案	因果论证强度	可行性
卫生经济学评价	随机对照试验	++++	++
	横断面研究	+	+++

六、按因果关联强度分类

按因果关联强度分类是根据每种方案的设计特点和因果论证强度将研究设计方案分为实验性研究和观察性研究两类。实验性研究所得结果的论证强度高于观察性研究，实验性研究的各方案均为前瞻性，其研究因素（治疗或预防措施）多由研究人员设计施加。根据不同实验设计是否满足平行对照、随机化分组与重复的原则，又将其分为真实验研究和类实验研究（quasi-experimental study）。类实验研究的论证强度弱于真实验研究。研究人员在观察性研究中则由于无法通过随机化分组而限制了其因果论证强度，即使为前瞻性队列研究设计，其设计内容与实验性研究方案也有明显不同。此外，观察性研究还包括病例对照研究、现况调查和叙述性研究（病例分析）等。此种分类方法较为清晰，方法学设计类型可以随研究进展而不断更新，最重要的是易于被临床医生理解与掌握。当研究人员或临床医生了解了循证医学证据的特征和分类后，首先应建立起查证用证的基本思路，即到相应的数据库中检索该主题的所有相关研究，如检索到符合该问题的系统评价，且已能够得出明确的答案，则可进一步分析该系统评价纳入的原始研究是否包含本土证据，如果是，则考虑直接应用该系统评价的结果，并重新构建研究问题，如果不是，则考虑是否需要开展研究生产本土证据；如果没有检索到符合该问题的系统评价，但有原始研究，则建议先就该问题制作一个系统评价 /Meta 分析，寻找解决方案；当系统评价尚不能形成明确的结果或者系统评价的结果基于非当地证据，则可利用相关的原始研究。此外，也可选择其他两种类型的二次研究，尤其是对于资源有限的初级研究人员，学会按证据等级高低和相关性大小灵活检索和利用证据，是提高临床决策效率与质量的优选捷径。

第三节 证据级别

证据质量与推荐强度分级方法的发展主要经历了三个阶段，第一阶段单纯以研究设计为基础进行判断，以随机对照试验为最高质量证据，主要代表有加拿大定期体检特别工作组（Candian Task Force on the Periodic Health Examination，CTFPHE ）的标准和美国纽约州立大学下州医学中心推出的"证据金字塔"，其优点在于简洁明了，可操作性强，可重复性强。但存在的主要问题在于分级依据过于简易和片面，结论可信度较低，仅用于防治领域。

第二阶段在研究设计的基础上额外考虑了精确性、一致性以及特殊的偏倚。以随机对照试验系统评价 /Meta 分析作为最高级别的证据，主要代表有英国牛津大学循证医学中心推出的标准。该标准还建议，证据评估应按照不同的研究问题分别进行。常见研究问题包括治疗、预防、病因、危害、预后、诊断、经济学评价等七个方面。这样就使得证据质量的评估更具针对性和适应性，结论更加可靠。牛津大学的证据质量评估工具一度成为循证医学教学和循证临床实践中公认的经典标准，也是循证教科书和循证指南使用最为广泛的标准之一。但由于其级数太多（共 10 级），将证据质量和推荐强度直接对应（高质量证据对应强推荐，低质量证据对应弱推荐），且未充分考虑比较的间接性、发表偏倚和观察性研究的升级等问题，所以仍然存在理论和实践方面的问题。

第三阶段开始于 2000 年，针对当前证据质量与推荐强度分级存在的不足，包括来自世界卫生组织（Word Health Organizatioa，WHO）在内的 19 个国家和国际组织 60 多名循证医学专家、指南制定专家、医务工作者和期刊编辑等，共同创建了“推荐分级的评估、制定与评价”工作组，即 GRADE 工作组，网址为 http: //gradeworkinggroup.org。该工作组旨在通力协作，遵循证据，制定出国际统一的证据质量和推荐强度分级系统。GRADE 系统于 2004 年正式推出，由于其方法科学、程序严密、过程透明等优点，目前已经被包括 WHO 和 Cochrane 协作网在内的 100 多个国际组织、协会和学会采纳，成为循证医学发展中的一个重要事件。

证据质量（quality of evidence）衡量的是研究的内在真实性或可信性，即研究结果和结论能够正确预测真实情况的程度。推荐强度（strength of recommendation ）是建议采用一项医学干预措施的推荐力度，其立足点是遵守推荐意见时利大于弊的把握度。在医学领域，“利”是指健康获益，如降低发病率、病死率和提高生活质量等，“弊”是指与“利”相反的结果，如增加发病率、病死率和降低生活质量等。据估计，2010 年一年全世界大约发表了 27 000 个随机对照试验和 4 000 个系统评价，其他观察性研究、动物研究和体外研究的数量更为庞大，虽然临床实践中它们的使用程度要低于随机对照试验和系统评价，但也为决策者提供了不可或缺的证据来源。医务人员和决策者要有效地判断这些研究的好坏，遴选出高质量证据，并确定目前最好证据可信度的相对高低，将其转化为推荐意见进而促进循证实践，那么一套科学、系统和实用的证据分级工具必不可少。过去 40 年间超过 50 多个机构和组织就如何对证据质量和推荐强度进行分级展开了大量积极的探索与尝试，该领域也逐渐成为循证医学方法学中的一个热点和前沿问题。

一、牛津大学 EBM 中心证据等级标准

2001 年牛津大学 EBM 中心联合循证医学和临床流行病学领域最权威的专家，根据研究类型分别制定了详细的分级并沿用至今。这个版本将证据仍分 5 级，但对每个级别进行了细化（表 2–5）。

表 2–5 牛津大学 EBM 中心关于文献类型的五级标准

	等级	治疗 / 预防，病因学 / 危害
证据力强、设计严谨、偏差少	1a	随机对照的系统评价
	1b	随机对照
	1c	全或无病案研究
并非所有临床问题都可找到最高等级文献，但应尽可能使用等级高的证据来源	2a	队列研究的系统评价
	2b	队列研究或较差随机对研究
	2c	“结果”研究；生态学研究
	3a	病例对照研究的系统评价
	3b	病例对照研究
证据力弱、设计薄弱、偏差多	4	单个病例系列研究
	5	未经明确讨论或基于生理学、实验室研究或“第一原则”的专家意见

并非所有临床问题都可找到最高等级文献，但应尽可能使用等级高的证据来源。推荐强度分 A ～ D 四级。A：结果一致的Ⅰ级临床研究结论；B：结果一致的Ⅱ、Ⅲ级临床研究结论或Ⅰ级临床研究的推论；C：Ⅳ级临床研究的结论或Ⅱ、Ⅲ级临床研究的推论；D：Ⅴ级临床研究的结论或任何级别多个研究有矛盾或不确定的结论。

二、美国纽约州立大学证据分级系统

2001 年，美国纽约州立大学下州医学中心推出证据金字塔，首次将动物研究和体外研究纳入证据分级系统，拓展了证据范畴，加之简洁明了、形象直观，得到了非常广泛的传播。如图 2–3 所示。

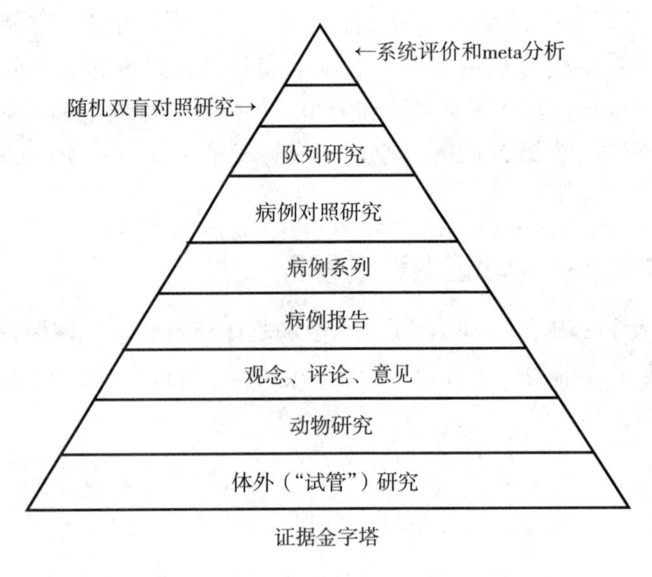

图 2–3 美国纽约州立大学证据分级系统

第四节 GRADE 证据分级及推荐系统

一、GRADE 系统的原理

GRADE 将证据质量分为高、中、低、极低四个等级，推荐强度分为强、弱两个等级，详情见表 2-6。GRADE 方法相对之前的众多标准，其主要特点体现在以下几个方面：由一个具有广泛代表性的国际指南制定小组制定；明确界定了证据质量和推荐强度及其区别；明确指出对证据质量的评估是对报告了重要临床结局指标的证据体的评估，而非对一个系统评价或临床试验质量的评估；对不同级别证据的升级与降级有明确、统一的标准；从证据到推荐的过程全部公开透明；明确承认价值观和意愿在推荐中的作用；就推荐意见的强弱，分别从临床医生、患者、政策制定者角度做了明确、实用的诠释；适用于制作系统评价、卫生技术评估及医学实践指南。

表 2-6 GRADE 的证据质量与推荐强度分级

证据质量分级	具体描述
高（A）	非常有把握：观察值接近真实值
中（B）	对观察值有中等把握：观察值可能接近真实值，但也可能与真实值差别很大
低（C）	对观察值的把握有限：观察值与真实值可能有很大差别
极低（D）	对观察值几乎没有把握：观察值与真实值可能有极大差别
推荐强度分级	**具体描述**
强（1）	明确显示干预措施利大于弊或弊大于利
弱（2）	利弊不确定或无论质量高低的证据均显示利弊相当

和此前的分级系统一样，GRADE 对证据质量的判断始于研究设计。一般情况下，没有严重缺陷的随机对照试验的证据起始质量为高（即 A 级），但有五个因素可降低其质量。没有突出优势的观察性研究的证据起始质量为低（即 C 级），但有三个因素可升高其质量（表 2-7）。

表 2-7 影响证据质量的因素

可能降低证据质量的因素	可能增加证据质量的因素
研究的局限性	效应值很大
结果不一致	可能的混杂因素会降低疗效
间接证据	剂量 – 效应关系
精确度不够	
发表偏倚	

二、GRADE 系统推荐强度的含义

影响推荐强度的因素包括证据质量、利弊平衡、价值观和意愿、成本等。推荐强度为强，即明确显示干预措施利大于弊或弊大于利（强推荐或强不推荐）；推荐强度为弱，即明确显示利弊不确定或者无论质量高低的证据均显示利弊相当。强推荐表示该推荐方案在多数情况下会被采纳；弱推荐则表示绝大多数患者会采纳，但仍有不少医生及患者不采用，应该认识到不同患者各自适合的方案，帮助每位患者做出体现其价值观和意愿的决定，制定政策需要实质性讨论，并需要众多利益相关者参加。

三、GRADE 使用注意事项

GRADE 指出其分级系统适用于三个研究领域：系统评价、卫生技术评估以及指南，但在各自领域的应用不完全相同。对于系统评价和卫生技术评估，GRADE 仅用于对证据质量分级，不给出推荐意见；对于指南，需在对证据质量分级的基础上形成推荐意见，并对其推荐强度进行分级。虽然 GRADE 没有明确指出 GRADE 在具体临床实践和卫生决策中的适用性，其应用价值是不言而喻的，完全可以借鉴。但是，无论在哪个方面使用 GRADE，应特别注意以下几点（表 2–8）。

表 2–8 影响证据质量的因素

可能降低随机对照试验证据质量的因素及其解释	
偏倚风险	未正确随机分组；未进行分组方案的隐藏；未实施盲法（特别是当结局指标为主观性指标，其评估易受主观影响时）；研究对象失访过多，未进行意向性分析；选择性报告结果（尤其是仅报道观察到的阳性结果）；发现有疗效后研究提前终止
不一致性	如不同研究间存在大相径庭的结果，又没有合理的解释原因，可能意味着其疗效在不同情况下确实存在差异。差异可能源于人群（如药物在重症患者中的疗效可能更显著）、干预措施（如较高药物剂量的效果更显著），或结局指标（如随时间推移疗效减小）的不同。当结果存在异质性而研究者未能意识到并给出合理解释时，需降低证据质量
间接性	间接性可分两类：一是比较两种干预措施的疗效时，没有单独的研究直接比较二者的随机对照试验，但可能存在每种干预与安慰剂比较的多个随机对照试验，这些试验可用于进行二者之间疗效的间接比较，但提供的证据质量比单独的研究直接比较的随机对照试验要低。二是研究中所报告的人群、干预措施、对照措施、预期结局等与实际应用时存在重要差异
不精确性	当研究纳入的患者和观察事件相对较少而导致可信区间较宽时，需降低其证据质量
发表偏倚	如果很多研究（通常是小的、阴性结果的研究）未能公开，未纳入这些研究时，证据质量亦会减弱。极端的情况是当公开的证据仅局限于少数试验，而这些试验全部是企业赞助的，此时发表偏倚存在的可能性很大
降级标准：以上五个因素中任意一个因素，可根据其存在问题的严重程度，将证据质量降 1 级（较为严重）或 2 级（非常严重）。证据质量最多可被降级为极低，但注意不应该重复降级，例如，如果分析发现不一致性是由于存在偏倚风险（如缺乏盲法或分配隐藏）所导致时，则在一致性这一因素上不再因此而降级	

续表

可能提高观察性研究证据质量的因素及其解释	
效应值很大	当方法学严谨的观察性研究显示疗效显著或非常显著且结果高度一致时，可提高其证据质量
负偏倚	当影响观察性研究的偏倚不是夸大，而可能是低估效果时，可提高其证据质量
有剂量－效应关系	当干预的剂量和产生的效应大小之间有明显关联时，即存在剂量－效应关系时，可提高其证据质量。
升级标准：以上三个因素中任意一个因素，可根据其大小或强度，将证据质量升1级（如RR值大于2）或2级（如RR值大于5）。证据质量最高可升级到高证据质量（A级）	

1. GRADE的证据质量分级不是对单个临床研究或系统评价的分级，而是针对报告了某个结局指标的证据体的质量分级。这种分级是建立在系统评价的基础上的。即使系统评价最终仅纳入了一个研究，但其中报告了不同的结局指标，证据质量分级仍然应针对不同结局指标分别进行。此时，降级的五个因素里面，不一致性不适用，因为只有一个研究，而其他四个降级因素均适用。

2. 对于随机对照试验和观察性研究，均可以进行降级，因为其研究设计均可能存在缺陷。对随机对照试验应重点考虑降级，且在一般情况下，不考虑升级，因为如果设计无缺陷，本身就是最高级别，无须升级，如果设计有缺陷，则应降级。对于观察性研究，在无降级因素存在的情况下，如果有符合条件的升级因素，则可考虑升级。

3. 对于精确性和不一致性这两个条目，在指南和系统评价中的含义和用法有所不同。在指南当中是否需要在这两个方面降级，取决于其是否能够明确支持或反对指南制定者给出一个一致的推荐意见。

4. 结局指标较多，首先应按它们对患者的重要性进行排序，最多纳入7个指标并分为3个等级：至关重要指标，如死亡、严重的不良反应等；重要指标，如疼痛缓解、糖化血红蛋白降低等；一般指标，如轻度发热或胃肠道反应等。

5. 当一项干预措施可以同时影响多个结局时，关于该干预措施的总体证据质量则取决于至关重要结局的证据质量或者它们中证据质量较低的那个。例如，抗病毒药物治疗流感的有效性，病死率和重症监护室（intensive care unit，ICU）患者收治率均被列为至关重要的结局指标，但如果病死率的证据质量为高，ICU患者收治率的证据质量为中等，则总的证据质量为中等而非高。主要原因是在考虑结局指标相对重要性的基础上，下结论应保守。如果一旦将该证据质量定为高，则意味着将ICU患者收治率这一关键结局从中等升级为高，夸大了干预的有效性，可能会给出不恰当的推荐意见。

尽管在GRADE方法中证据质量的升级和降级都有较为具体、明确的标准，但这并不能确保所有人对同一个证据分级的结果是完全一致的。GRADE的优势在于提供了一个系统化、结构化和透明化的分级方法，但由于分级人员本身水平的差异以及证据体的复杂程度，对同一个证据体有可能得出不一样的分级结果。研究显示，经过培训的分级人员较未经过培训的人员，其分级结果更为趋同，两人以上的分级结果相对于一个人更为客观。

四、GRADE 的问题与挑战

GRADE 具有国际化、系统化、规范化、公开透明、严密严谨等优点，但也存在明显的问题和挑战，主要集中在以下几个方面。

1. 证据质量分级的合理性 目前使用的初始分级因素（即研究设计类型）和进一步的升降因素的赋值都是人为规定的。例如，如果证据可以分为 4 级，抛开所有其他因素，一个高质量的 RCT 与一个高质量的队列研究的证据质量的差别为什么是 2 个级别而不是 1 个级别？升降因素是否是等同的，即每一个因素都升或降一个级别？如果这是不合理的，我们应如何制定各因素的权重，例如发表偏倚和一致性到底哪个对证据质量的影响更大？又该如何制定因素内包含的条目的权重，例如偏倚风险中所包含的随机序列号的产生、分配方案的隐藏以及盲法，哪个更容易夸大疗效？目前没有足够的研究证据支持证据评级系统对这些因素升降赋值的建议。因此，即便是 GRADE 的分级系统，也是基于以往经验和 GRADE 工作组专家共识的基础之上，估计的证据质量与真实的可信性的差别仍是一个未知数。

另外，除 GRADE 目前纳入的五个降级因素和三个升级因素外，还存在其他已知和未知的影响证据可信性的因素。例如，队列研究中研究间的基线差异对于证据质量的影响如何？而且各升降级因素之间存在交叠和互相影响。例如，未对随机分组的方案进行分配隐藏，既是造成偏倚风险的重要因素，也可能是造成异质性的原因（方法学异质性），还可能会导致漏斗图的不对称。再比如，干预措施相同，但对照不同，则会造成间接性方面的降级，但同时也会影响到研究间的异质性，以及结果的精确性。如何处理同一因素造成的多重降级或升级的可能性？ GRADE 已关注到了这些问题，但目前尚没有给出指导意见。

2. 推荐强度的主观性 主要反映在以下三个方面：① GRADE 尚未给出如何平衡证据质量、患者偏好、经济学、可实施性以及公平性之间的关系，从而提出有关干预利弊的具体指导意见。经济状况、可支付能力、患者的价值取向等证据以外的因素都会影响推荐的强度，而不同人群中这些因素可能千差万别，可能没有一个建议可以适用于所有的人群或患者，这将使 GRADE 的推荐意见受到一定的限制。② GRADE 尚未给出如何收集患者偏好、恰当考虑经济学及公平性的原理、方法和步骤。这将对 GRADE 的应用者在从证据到推荐这一环节造成实际操作的困难。③ GRADE 的推荐分级没有考虑权衡利弊的可操作性细节，从而给指南制定者实际应用带来困难。

3. 分级人员的影响 GRADE 方法对初学者较为复杂，对分级人员的要求较高，需具备扎实的临床流行病学、医学统计学、卫生经济学、循证医学、系统评价和临床指南等方面的理论基础和实践经验，不利于其快速推广应用。

4. 适用性 目前 GRADE 仅在干预性、诊断性、预后性系统评价和网状 Meta 分析中有明确的分级方法和步骤。但在病因学、中医药以及卫生管理等领域的分级方法还面临着很大挑战，主要原因是这些领域本身的方法学还正在完善，其推荐意见的制定也更具复杂性。

5. 推广实施 很多机构和组织目前仍然在使用其之前的分级系统，部分还在不断研发新的分级系统，GRADE 如何与不同分级组织间进行有效沟通并达成共识，建立一个统一规范的分级体系，也是 GRADE 工作组面临的重要挑战。研究的方法学质量是研究结果可信的前提。GRADE 是国际上对证据质量和推荐强度进行分级的一整套方法与标准，可用于系统评价、卫生技术评估、实践指南，以及具体决策。GRADE 的证据分级是对证据体内有关某个结局指标的证据的可信性的评估，而不是对整个研究（如一个系统评价或一个随机对照试验）的证据质量的分级。GRADE 将证据质量分为高、中、低和极低四级，将推荐强度分为强和弱两个级别。影响证据质量的因素有五个：分别为研究的偏倚风险、研究间的不一致性、证据的间接性、结果的不精确性以及发表偏倚。随机对照试验证据起始质量为高，但由于以上因素的存在，质量可以降低。观察性研究起始质量为低，可由于以上五个原因降级，也可以由于以下三个原因升级，即效应值大、可能的偏倚减弱而非夸大疗效，以及存在剂量 = 效应关系。影响推荐强度的因素包括证据质量、利弊平衡、患者偏好与价值观以及经济学成本。在证据质量分级和做出治疗推荐的问题上，GRADE 系统透明、严谨的特点是一个很大的进步，也提出了很多新的见解。但是，GRADE 尚没有明确给出各种证据质量决定因素的相对权重，因此证据质量评级的原始主观性依然存在，而且把需要高度兼顾实际决策人群和环境的治疗推荐进行国际化的统一，是 GRADE 未来需要解决的艰巨任务。

第五节 中医药与循证医学证据

随着循证医学在我国医学领域的兴起，面对循证医学的挑战，中医临床诊疗技术的疗效如何评价，中医有效方法或药物的科学证据如何体现，中医临床医生如何实践循证医学？这些问题将影响到中医药研究成果的评价与推广及我国医疗卫生决策的制定。

中医学者最开始致力于从辨证论治到循证医学的思考。辨证论治是中医学的精髓，早在明末周子干《慎斋遗书》中即已出现，清末章楠《医门棒喝》中亦提及。辨证论治中的“证”指证候，虽与循证医学中的“证”均有证据的意思，但其内涵有所不同。如《素问·至真要大论》记载：“气有高下，病有远近，证有中外，治有轻重。”吴崑注：“证候有中外。”《内经》中用“病形”“病状”“病之形能（态）”等表述同“证”一样的内涵，即症状、体征之类的表现，是“证候”之义。而证候的“候”，还表示时间的序列。因此，证候不仅仅是指患者的临床症状体征，还表示“证”的动态变化，而且蕴含着丰富的中医病机理论。可以认为证候是由中医四诊获取到的信息综合集成的“病象”，是诊治疾病的依据，它是动态的、有时相的，是与疾病的演变、预后密切相关的。中医临床中的“辨证”是指辨析证候而言，是根据四诊收集的信息，运用中医基本理论分析病机的过程，其目的是“论治”。因此，辨证论治的核心是治疗，但必须以中医证候为依据。从辨析证候到确立治则治法，选择方药，均是以中医理论为基础，将经过医疗实践的反复验证而积累的经验，用于对患者的诊治。而“同病异治”“异病同治”的关键是证候相同，即以辨析证候作为诊治疾病的重要依据，也是中医不同于西医的独特的临床思维体系。中医辨证论治与循证医学在寻求诊治疾病的依据这一原则上是一致的，但在方法学和研究对象上又不尽相同，而共同目标均是提高临床疗效，解决医学疑难问题。中医症状群，舌诊、脉诊等都是中医特色的证据来源，人工智能等现代化手段提供了中医四诊证据来源的检测手段，但评价中医证候证据的方法学体系尚未建立。循证医学为中医辨证论治研究提供了可以借鉴的方法。实践循证医学的目的是解决临床中的难题，促进临床医学的发展。如：搞清疾病的病因与危险因素，以利于预防疾病的发生；提高疾病早期的正确诊断率；帮助医生为患者选择最真实、可靠、实用的治疗措施，指导合理用药；改善疾病的预后，提高患者生存质量；提供最佳的科学证据，促进管理决策的科学化，以避免卫生资源浪费等。循证医学提倡经济而有效的干预措施，重视对成本－效果的分析与评价。因此，在中医药防治重大疾病的研究中，应学习和借鉴循证医学的理念和方法，通过开展大样本、随机、对照临床试验，优选出具有最佳科学证据的有效治疗方法或方案，用于临床实践，以减少卫生资源的浪费。

循证医学是寻求个体治疗基础上的整体效果，而中医学更重视对个体的辨证论治。因此，中医药重视对个体化的具体治疗效果的评价，而这种评价难以用多中心、大样本、随机对照的方法完全解决，这也是中医药循证医学实践的特殊性，尤其是一些针对个体化治疗的有效方法，难以做到随机对照研究。如何对非随机对照试验的疗效进行客观评价将是一个值得探讨的重要课题。因此，中医药人应建立符合中医药特色的证据分级和推荐系统的方法体系。

第三章　证据评价

证据质量是指真实效应值接近效应估计值的把握程度，主要是指研究方法学质量。单个研究的设计和实施质量影响研究结果的真实性。中医药证据质量评价（assessment of quality）主要是评估单个研究在设计、实施和分析过程中，防止或减少偏倚或系统误差的情况，又称"方法学质量评价"，是中医药证据评价的主要内容。本章将总体介绍证据评价的基本要素、证据评价内容和工具。详细展开介绍几种常见原始研究设计类型（RCT、非随机对照试验、队列研究和病例对照研究、横断面研究、病例报告与病例系列研究）的证据评价内容与方法，以及定性研究、系统评价和 Meta 分析、临床实践指南和卫生技术评估的证据评价方法。

第一节　证据评价的基本要素、内容与工具

一、证据评价的基本要素

在循证医学实践过程中所获得的各种信息能否成为临床决策可遵循的证据，还需要进行科学的评价。只有经过严格评价证实为真实、可靠、适用、有临床价值的信息方可作为临床证据用于临床决策。

临床医学研究的目的是通过严谨的设计、测量和评价，探讨疾病的病因和危险因素、疾病的发生和发展、疾病的诊断、疾病的预后和防治，为临床决策提供科学的证据。临床科研的所有结论都应该以真实可靠的证据为基础。然而，由于各种生物、心理、社会因素的复杂作用，研究结果的真实性和可靠性不可避免地受到影响。为了获得真实可靠的临床研究结果，应该在研究的设计、实施和分析的每一环节中认识、控制和消除导致错误结论的各种误差。

证据评价的基本要素包括以下四个方面：①内部真实性（internal validity）；②临床重要性（clinical importance）；③适用性，即外部真实性（external validity）；④时效性与更新速度，即随药物使用时间的延长、使用人群的扩大而不断发生改变。

研究证据要想应用到实际工作中，首要条件就是研究结果必须是真实的，即经过严谨的科研设计与严格的质量评价取得的研究结果；只有在研究结果真实的基础上我们才考虑其在临床应用的价值有多大；最后我们还要考虑其是否适合我们具体应用的患者或环境，即使再完美的研究证据如果与我们具体要应用的患者条件不相符也不能盲目使用。

（一）证据的内部真实性

真实性又称为效度，是指研究收集的数据、分析结果和所得结论与客观实际的符合程度。在进行科学研究的整个过程中由于设计、资料的收集、整理和分析、结果报告的各个环节均可能由于各种因素的影响而产生误差，造成观察值与真实值不一致，产生误差（error），从而影响结果的真实性。误差是指对事物某一特征的度量值偏离真实值的部分，即测定值与真实值之差，包括系统误差（systematic error）和随机误差（random error）。系统误差是指测量结果与真实值之间的偏差，其大小通常具有方向性或周期性，是按照一定规律变化的误差。可以通过试验设计和一些措施来控制或减少。随机误差是指测量结果和真实值的偏差是随机产生，没有固定的方向性。随机误差可能是由于生物体本身的变异、不可预知因素，或者各种原因的测量误差产生的。两种误差往往同时存在，不能孤立对待。

实际上大多数情况下我们无法预知真实值的情况，因此，我们根据误差的大小来评价研究结果的真实性。要使一项研究或测量产生真实的结果，就要控制和防止误差。消除系统误差的影响，就可以提高临床医学研究的真实性。真实性可以分为内部真实性和外部真实性。

内部真实性（internal validity），是指单个研究结果接近真实值的程度，即研究结果与实际参与调查的研究对象真实情况的符合程度，它回答一个研究本身是否真实或有效。它强调研究结果没有系统误差，即没有非机遇产生的，偏离真实情况的错误，也就是说预期的研究结果与研究人群真实值的差异是随机误差产生的。内部真实性反映了研究本身受各种偏倚因素如选择偏倚、实施偏倚、失访偏倚和测量偏倚的影响情况。通过限制研究对象的类型和研究的环境条件，提高其同质性可以有效提高内部真实性。比如RCT设计在选取研究对象的时候，要求使用金标准对患者进行诊断，要有严格的纳入排除标准，尽可能排除危重患者选择依从性较好的患者，在筛选研究对象的时候还要考虑符合伦理，入选研究对象要签署知情同意书，多种设计要求、严格的限制提高了入组研究对象的同质性，使其在干预前即基线的时候组间均衡性较好，降低了非研究因素对研究结果的影响，有效提高了研究结果的内部真实性。

内部真实性是临床研究的必要条件，研究结果的内部真实性越高，说明该项研究越有价值。

（二）证据的临床重要性

临床重要性（clinical importance）是指研究结果在临床应用的价值，可以通过客观指标来评价研究证据的临床意义。不同研究设计其临床意义的评价指标有所不同。常用于评价结局的指标包括：

1. 相对危险度（relative rate，RR） 是指暴露组的事件发病率与未暴露组事件发生的比值，是前瞻性研究，如队列研究、RCT研究的常用指标。在有效性评价中可以反映药物与治疗结局之间的关联强度。

表 3–1 A 药有效性评价的临床试验研究

分组情况	治愈事件		合计
	发生	未发生	
A 药组	30	970	1000
安慰剂组	3	997	1000

如表 3–1 所示，A 药组的治愈率 =30/1000（3%），安慰剂组的治愈率 =3/1000（0.3%）。相对危险度即为 RR= A 药组的治愈率 / 安慰剂组的治愈率 =3%/0.3%=10。说明接受 A 药物治疗者治愈概率是使用安慰剂接受治疗者的 10 倍。RR 值越大，因果效应的强度越大。

2. 比值比（odds ratio，OR） 在流行病学研究中，由于病例对照中无法计算发病率，而用比值比作为评价关联强度的指标。其意义是病例组中暴露于该因素者与未暴露者之间的比值与对照组中该项比值的比，故称为比值比。OR=ad/bc。例如，在回顾性病例对照研究中，发生 100 例 AE 的人群中，有 90 例使用了 B 药物；100 例未发生 AE 的人群中，10 例使用了 B 药，整理成下表（表 3–2）。

表 3–2 B 药安全性评价的病例对照研究

暴露情况	不良反应事件		合计
	发生	未发生	
B 药组	90	10	100
安慰剂组	10	90	100
合计	100	100	200

OR= ad/bc=（90×90）/（10×10）=81，说明出现不良反应的患者是因为服用了 B 药的可能性为未服用 B 药可能性的 81 倍。

因为 RR 的计算需要使用发病率，因此队列研究、随机对照试验等前瞻性研究均可使用 RR；但若是开展回顾性研究，如病例 – 对照研究，只能根据研究对象状态分组，无法直接计算暴露人群和非暴露人群的发病率，这种情况则需要使用 OR。当某种疾病或结局指标发生率较低时（罕见），其 RR 值和 OR 值的大小是近似的。一般对于这种罕见结局的测量，若无法实施队列研究，则可采用病例 – 对照研究中的 OR 值替代 RR 值。

3. 绝对危险增加率（absolute risk increase，ARI） 也称为归因危险度 AR，是指与非暴露组相比，暴露组发病率的增加。ARI= 暴露组发病率 – 非暴露组事件发病率。如试验组和对照组不良反应事件率的绝对差值，它反映事件发生归因于暴露因素的程度，表示暴露可使人群比未暴露时增加的超额发生事件的数量，如果暴露去除，则可使事件发生率减少多少（AR 的值）。

4. 相对危险增加率（relative risk increase，RRI） 也称为归因危险度百分比 AR%，

病因分值（attributive fraction），是暴露人群中全部发病的事件归因于暴露部分所占的百分比。RRI=（暴露组事件发生率 – 非暴露组事件发生率）/ 暴露组事件发生率。即与对照组相比，试验组不良反应事件增加的百分比。

除了上面介绍的表示效应强度点估计值的指标，还需要考虑区间估计，即按照一定的概率估计总体参数所在的范围，反映研究结果的精确性。通常使用95% 可信区间（95%CI），表示效应强度的范围，可信区间越窄，研究结果的精确性越好。进而根据可信区间的上下限值判定研究结果是否有临床意义。

（三）证据的适用性

适用性，即外部真实性，指研究结果是否可以应用于研究对象以外的其他人群，即研究结果与推论对象真实情况的符合程度，又称为普遍性（generalizability），反映研究结果的适用价值与推广应用的条件。主要与研究对象的特征、研究措施的实施和结果的选择标准密切相关。通过提高研究对象的异质性，如增加不同分期、进展程度、是否有合并症等增加不同特征的研究对象，提高其异质性使得研究对象的代表性范围扩大，可以有效提高外部真实性。比如在研究吸烟对肺癌的影响时，纳入不同年龄、不同性别、不同职业的研究对象进行研究，其结果也可以在更广泛的人群中进行推广应用。外部真实性反映研究结果外推到其他人群的能力大小，外部真实性越高，研究结果的推广范围越广泛，体现其普遍的推广意义。

（四）证据的时效性与更新速度

时效性，是指证据随药物使用时间的延长、使用人群的扩大而不断发生改变，应该评价获得的研究证据的时效性。例如，药品上市前在进行药物安全性研究的设计时，研究对象多排除了特殊人群（如孕妇、老年人和儿童），样本量有限，纳入研究病种有限，因此，药品说明书中尽管列出了一些不良反应，而在实际应用到更广泛人群时，可能会还会出现一些罕见不良反应、迟发型超敏反应或者发生在特殊人群中的不良反应。对于上市后新出现的有效性、安全性问题需要及时修改说明书，不断完善，但是说明书的更新存在一定的滞后期。药物学专业、期刊和数据库同样存在滞后期，在进行安全性证据评价的时候需要评价研究证据的时效性和更新速度。

二、证据评价的内容及评价标准

（一）证据评价的具体内容

证据评价的内容包括信息源的可靠性、证据质量、临床价值和适用性等。只有经过严格评价证实为真实、可靠、适用、有临床价值的信息方可作为证据用于循证决策。证据评价的具体内容主要依据证据产生的各主要环节，包括：研究目的、研究设计、研究对象、观察或测量、结果分析、质量控制、结果表达、卫生经济学和研究结论。在进行证据评价的时候应该结合证据评价的基本要素，分别评价其真实性、可靠性和适用性。

（二）不同临床问题证据评价标准

针对不同的临床问题如病因、诊断、治疗、预后和不良反应的研究，其采用的原始研究的设计类型和实施方法不同，因此其评价标准与指标也不同。以下汇总了病因与不良反应研究证据的评价标准、诊断性研究证据的评价标准、治疗性研究证据的评价标准、预后研究证据的评价标准（表3-3～表3-6）。

表3-3　病因和不良反应研究证据的评价标准

真实性评价原则
1. 病因与危险因素研究是否采用了论证强度高的研究设计方法
2. 研究的两组间除暴露因素 / 干预措施不同，其他重要特征在组间是否具有可比性
3. 在测量暴露因素 / 干预措施和结局指标时，对两组是否采用了客观一致的方法（是否客观或采用了盲法）
4. 随访研究对象（患者）时间是否足够长，是否随访了所有纳入的研究对象
5. 研究结果是否符合病因的因果推断标准
（1）是否有明确的因果时序性
（2）关联强度大小如何？是否存在剂量 - 反应关系
（3）是否存在实验性研究证据结果
（4）暴露因素与结局之间是否存在某种特异性关联
（5）不同研究背景 / 研究者用不同的研究方法是否能获得重复性的结论
（6）是否符合生物学规律，能从生物学发病机理上建立因果关联的合理性
重要性评价原则
1. 暴露因素 / 干预措施与不良反应之间的关联强度如何
2. 多发生1例不良反应所需要治疗的患者数（NNH）
3. 暴露因素 / 干预措施与不良反应之间关联强度的精确度如何
适用性评价原则
1. 你的患者与研究中的研究对象是否存在较大差异，导致研究结果不能应用
2. 你的患者可能接触到的暴露因素和研究中的暴露因素是否有重要不同
3. 是否应该停止接触该暴露因素（或停止治疗或处理），是否有备选的治疗措施
4. 你的患者最关注什么？希望从治疗中获得哪些益处

表3-4　诊断性研究证据的评价标准

真实性评价原则
1. 研究对象是否包括临床试验中将使用该诊断试验的各种患者
2. 是否将诊断试验与金标准进行独立、盲法和同步比较
3. 是否每个被测者都做参照试验进行评价
4. 诊断试验的结果是否影响金标准的使用

续表

重要性评价原则
1. 该真实的研究结果具有重要性吗？验前概率、似然比、灵敏度和特异度是多少
2. 该真实的研究证据能否证明该试验具有准确区分患者和非患者的能力
适用性评价原则
具有真实和重要性的诊断试验结果能否用于解决患者问题
1. 该诊断试验在你所在医院是否可行、准确、精确且患者能否支付费用
2. 能否从临床上合理估计患者的验前概率
3. 验后概率是否影响我们对患者的处理并有助于解决患者问题

表 3-5　治疗性研究证据的评价标准

真实性评价原则
1. 研究对象是否进行了随机化分组
2. 分配方案是否进行了隐藏
3. 实验开始时试验组和对照组的基线可比性如何
4. 研究对象的随访是否完整？随访时间是否足够
5. 统计分析是否按照最初分组进行
6. 对研究对象、研究执行者和资料分析者是否采用盲法
7. 除试验措施外，不同组间接受的其他处理是否一致
重要性评价原则
1. 治疗措施的效应大小如何
2. 治疗措施效应值的精确性如何
适用性评价原则
1. 自己患者的情况是否与研究中的患者相似
2. 治疗措施在你的医院能否实施
3. 治疗措施对患者的潜在利弊如何
4. 患者对治疗措施的价值取向和意愿如何

表 3-6　预后研究证据的评价标准

真实性评价原则
1. 研究对象是否有代表性？定义是否明确？是否以相同病程为起点开始随访
2. 随访时间是否足够长，随访是否完整
3. 对结果的评价标准是否客观，没有偏倚
4. 是否校正了重要的预后因素

续表

重要性评价原则
1. 一段特定时间内，所研究结果发生的可能性有多大
2. 对所研究结果发生的可能性的估计是否精确
适用性评价原则
1. 研究结果中患者是否与你的患者相似
2. 研究结果是否能改变对患者的治疗决策，有助于向患者解释

三、证据质量评价工具

一项研究的质量同时包括方法学质量和研究报告质量，为了客观评价研究质量，指导循证决策，证据质量评价可以从两个方面同时进行评价，即方法学质量评价和研究报告质量评价。

方法学质量评价，主要是评估单个研究在设计、实施和分析过程中，防止或减少偏倚或系统误差的情况，是证据评价的主要内容。

研究报告质量是指研究者在撰写研究报告过程中是否能够清晰、客观、真实、详细地报告研究的整个过程，使读者能够通过报告了解该项研究的设计、实施和分析方法及其存在的偏倚；是否按照相应报告规范撰写，内容是否全面完整。

方法学质量高的研究，可重复性越好，其结果的真实性越好。报告质量高的研究，其方法学不一定设计合适，研究质量未必是最好的；而报告质量低的研究，也可能其方法学质量本身很好，可能是因为研究者撰写论文的能力和水平有限，在撰写论文时报告质量较低，不能充分体现出研究质量的真实情况而导致影响对研究质量的正确评估。

循证医学强调采用客观量化指标来评价研究结果的研究质量，很多学术机构已经研发了一些证据评价工具，分别适用于不同设计类型的研究证据，如横断面研究、病例对照研究、队列研究、诊断试验、随机对照试验和系统评价等不同科研设计类型的证据。因此，在选择和使用工具进行证据评价时要审慎对待，还需结合各种研究的重要性和适用性进行综合评价。

（一）方法学质量评价工具

1. 原始研究方法学质量评价工具 单个研究的设计和实施质量影响研究结果的真实性，因此，原始研究方法学质量评价主要是评价单个研究在设计、实施和分析过程中防止或减少偏倚和随机误差的程度，以作为纳入原始文献的阈值、解释不同文献结果差异的原因、进行系统评价敏感性分析和定量分析（Meta 分析）时给予文献不同权重值的依据。目前，很多专业机构和科研组织已经建立了完善的质量评价工具，以下将根据不同研究设计类型介绍常见评价工具。

（1）横断面研究质量评价工具

1）美国医疗保健研究与质量局（The Agency for Healthcare Research and Quality,

AHRQ）横断面研究质量评价清单，包括11个质量条目，针对每个条目问题回答“是”“否”和“不清楚”。

2）环境医学横断面研究严格评价的质量评价工具（a primer for evaluating the quality of studies on environmental health critical appraisal of cross-sectional studies），该工具于2011年由加拿大国家环境医疗卫生合作中心（National Collaborating Centre for Environmental Health，NCCEH）制作，评价内容涉及3大部分（标题页和前言介绍、研究方法、结果和讨论），共涉及11个问题。

（2）病例对照研究质量评估工具

1）病例对照研究纽卡斯尔－渥太华质量评价量表（Newcastle-Ottawa Quality Assessment Scale，NOS），现已被Cochrane协作组织的非随机研究方法学组用于培训中并推荐使用。NOS量表共包括选择、可比性和暴露3个项目8个条目，可在网站上下载使用，网址为http://www.ohri.ca/programs/clinical_epidemiology/oxford.asp。

2）严格评价技能项目（Critical Appraisal Skills Programme，CASP）病例对照研究质量评价清单，CASP是由英国NHS公共卫生资源部门开发的包括病例对照、队列研究和RCT等8种类型的质量评价工具。CASP病例对照研究质量评价清单包括3部分（研究结果是否真实、临床重要性及研究结果是否适合现实所需）11个问题。可在网站上下载使用，网址为http://www.casp-uk.net/#!checklists/cb36。

3）苏格兰地区学院之间指南网络（Scottish Intercollegiate Guidelines Network，SIGN）病例对照研究质量评估清单，SIGN制定了7个研究设计类型的质量评估量表，病例对照研究质量评估清单包括完成清单前考虑内容（先筛选）、内部真实性、研究总质量评估3个部分16个评价条目。可在网站上下载使用，网址为http://www.sign.ac.uk/methodology/checklists.html。

4）Downs-Black病例对照研究质量评估清单，由英国伦敦大学卫生和热带医学学院公共卫生政策中心制定，该清单包括5个部分27个质量条目，给予每个条目定性的回答“是”或“否”，同时给予1和0的评分，总分为30分。网址为http://bjsm.bmj.com/content/suppl/2011/12/22/bjsports-2011-090428.DC1/bjsports-2011-090428_ds2.pdf。

（3）队列研究质量评估工具

1）队列研究纽卡斯尔－渥太华质量评价量表（Newcastle-Ottawa Quality Assessment Scale，NOS），共包括队列选择、可比性和结局3个项目8个条目。可在网站上下载使用，网址为http://www.ohri.ca/programs/clinical_epidemiology/oxford.asp。

2）严格评价技能项目（Critical Appraisal Skills Programme，CASP），队列研究质量评价清单，包括3部分（研究结果是否真实、研究结果及研究结果是否有助于当前实践）12个问题。可在网站上下载使用，网址为http://www.casp-uk.net/#!checklists/cb36。

3）苏格兰地区学院之间指南网络（Scottish Intercollegiate Guidelines Network，SIGN）队列研究质量评估清单，包括完成清单前考虑内容（先筛选）、内部真实性、研究总质量评估3个部分20个评价条目。可在网站上下载使用，网址为http://www.sign.ac.uk/methodology/checklists.html。

4）乔安娜·布里格斯研究所（Joanna Briggs Institute，JBI）队列研究质量评价清单，包括 9 个质量条目，回答包括 4 种结果“是”“否”“不清楚”或“未应用”，最后对该项研究做出“纳入”还是“剔除”的评价结果。可在网站上下载使用，网址为 http://www.joannabriggs.org/research/critical-appraisal-tools.html。

5）英国国家卫生研究院评价与传播中心（NHS-CRD）队列研究质量评估标准，由设立于英国 York 大学的英国国家保健服务部（NHS）评价与传播中心（centre for reviews and dissemination，CRD）制定的量表，共计 10 个质量评价条目。可在网站上下载使用，网址为 http://www.york.ac.uk/crd/。

（4）个案报道与病例系列研究质量评估工具

1）乔安娜·布里格斯研究所（JBI）叙述性 / 病例系列研究质量评价清单，可在网站上下载使用，网址为 http://www.joannabriggs.org/research/critical-appraisal-tools.html。

2）英国国立健康和临床优化研究所（National Institute for Clinical Excellence，NICE）病例系列研究质量评分包括 8 个质量评价条目，每个条目定性的回答“是”或“否”，同时给予 1 和 0 的评分，最后总计评分。可在网站上下载使用，网址为 https://www.nice.org.uk/。

3）加拿大卫生经济研究所（Institute of Health Economics，IHE）制定的病例系列研究质量评价工具，包括 6 个研究领域，20 个评价条目。

（5）RCT 质量评估工具

1）Cochrane 偏倚风险评估工具：由 Cochrane 协作网推出的 Cochrane 偏倚风险评估工具（Cochrane collaboration’s tool for assessing risk of bias）主要是从 7 个领域对偏倚风险进行评价，对每条指标采用“低度偏倚”“不清楚”和“高度偏倚”进行判定。可在网站上下载使用，网址为 http://handbook.cochrane.org/chapter_8/table_8_5_a_the_cochrane_collaborations_tool_for_assessing.htm。RoB1.0 于 2008 年公布并在 2011 年更新，在 2016 年，Cochrane 方法学工作组对该工具再次进行了更新，在项目网站上发表了 RoB2.0。2018 年 9 月，Cochrane 官网公布了修正版 RoB2.0（http://training.cochrane.org/version-6）。

2）CASP 清单（CASP checklist）：用于评价 RCT 的清单包括 11 个条目，其中前 3 条是筛选问题，1 ～ 6 和 9 条均是用“是”“否”及“不知道”判定，10 和 11 条是用“是”和“否”判定。可在网站上下载使用，网址为 http://www.casp-uk.net/#!checklists/cb36。

3）乔安娜·布里格斯研究所随机对照试验质量评价清单（JBI critical appraisal checklist for randomized controlled trials）：共 13 个条目，均用“是”“否”“不清楚”和“不适用”判定。可在网站上下载使用，网址为 http://www.joannabriggs.org/research/critical-appraisal-tools.html。

4）苏格兰学院间指南网络 SIGN 50 方法学清单：苏格兰院间指南网络提出 SIGN 50 方法学清单，用于评价 RCT 的质量。该标准的评价内容基本覆盖了 RCT 的各个方面，包含 RCT 的实施方法、重要性和适用性等方面。同时该标准还强调研究者在评价临床试验时要根据实际情况灵活运用标准，避免了其他标准程式化评价的缺点。可在网站上下载使用，网址为 http://www.sign.ac.uk/guidelines/fulltexff50/ehecklist2.html。

5）Jadad 量表（Jadad scale）：从随机方案及其隐匿、盲法、退出与失访病例的原因及例数这 3 个方面进行评价，采用 0 ～ 5 分积分法，≤ 2 分认定为低质量研究，≥ 3 分认为质量较高。可在网站上下载使用，网址为 http://www.anzjsurg.com/view/0/JadadScore.html。

6）Delphi 清单（Delphi list）：用以评价 RCT 质量，共 8 个条目，其中第 1 条又包括 2 个部分，均采用"是""否"和"不知道"进行判定。可在网站上下载使用，网址为 http://www.sciencedirect.com/science/article/pii/S0895435698001310。

7）Weintraub 清单（Weintraub checklist）：主要用于药物疗效的 RCT 研究，共有 57 个条目，条目内容包括患者的招募、盲法、随机与失访、统计学分析、重要性、适用性评价和其他偏倚。可在网站上下载使用，网址为 http://ssrc.tums.ue.idSystematieReview/Weintranb.asp。

（6）非随机试验研究质量评估工具

1）ACROBAT-NRSI 偏倚风险评估工具：Cochrane 协作网于 2014 年推出了非随机干预研究偏倚风险评估工具（Cochrane risk of bias assessment tool：for non-randomized studies of interventions，简称 ACROBAT-NRSI）。该评估工具从干预前、干预中和干预后分别进行偏倚风险评价，再汇总形成总偏倚风险。汇总偏倚评估原则为：所有部分为低偏倚风险则总偏倚风险为"低"，所有部分为低或中风险则总体偏倚风险为"中"，至少一个部分风险高但无任何部分为极高风险则总体偏倚风险为"高"，若至少一个部分风险极高则总体偏倚风险为"极高"，若风险高或极高不清楚或缺乏关键部分的相关信息则总体偏倚风险为"缺乏信息不能评估"。可在网站上下载使用，网址为：https://sites.google.com/site/riskofbiastool/。2016 年，英国布里斯托尔大学（University of Bristol）社会医学部制定了一种全新的非随机干预研究评价工具—ROBINS-I（risk of bias in non-randomized studies-ofInterventions）。网址为：http://www.riskofbias.info/welcome/home。

2）MINORS 条目：非随机对照试验方法学评价指标（methodological index for non-randomized studies，MINORS）特别适用于外科非随机对照干预性研究（non-randomized surgical studies）质量的评价。评价指标共 12 条，每一条分为 0 ～ 2 分。前 8 条针对无对照组的研究，最高分为 16 分；后 4 条与前 8 条一起针对有对照组的研究，最高分共 24 分。0 分表示未报道；1 分表示报道了但信息不充分；2 分表示报道了且提供了充分的信息。可在网站上下载使用，网址为：http://onlinelibrary.wiley.com/doi/10.1046/j.1445-2197.2003.02748.x/abstract。

3）Reisch 评价工具：主要是针对临床药物治疗质量的评价，因此很多条目具有明显的临床药物特殊性。其归纳了 12 个类别共 57 个条目，其中包括设计、样本量、随机化和对照组的相关内容。清单的主要作用是评价研究的设计和绩效而不是数据的分析。该工具的每个条目都是以确定的问题形式出现，回答方式包括"是""否""不知道或不清楚”或“没有合适的答案”。

4）乔安娜·布里格斯研究所类试验研究质量评价清单（JBI Critical Appraisal Checklist for Quasi–Experimental Studies）：共9个条目，均用“是”“否”“不清楚”和“不适用”判定。可在网站上下载使用，网址为 http://www.joannabriggs.org/research/critical–appraisal–tools.html。

（7）危害证据质量评估工具

1）Cochrane 不良反应偏倚风险评估：Cochrane 不良反应偏倚风险评估分别针对临床试验、病例对照研究和队列研究及个案报道的不良反应进行质量评估。可在网站下载使用，网址为 http://handbook.cochrane.org/。

2）Chou 与 Helfand 危害证据质量评分：该工具包括 8 个质量评分，其中 4 个直接与评估不良反应偏倚风险相关。该工具的一个优势为纳入了研究设计的要素，同时一些条目为危害专用。

3）加拿大麦克马斯特大学危害证据质量评估与报告清单（McHarm）：该工具专门用于评估危害性证据质量，并适用于干预性研究（包括随访与非随机研究）。McHarm 工具假定一些研究实施偏倚独一无二，属于危害证据收集，因此应当与获益结局分开评估，并考虑对每个条目进行评分。

2. 系统评价和 Meta 分析的方法学质量评价工具 1997 年 Trisha 等在 BMJ 杂志上发表论文，针对系统评价和 Meta 分析的研究如何进行质量评价提出了 5 条标准：系统评价是否解决了重要的临床问题？是否进行了全面系统的文献检索，选择的数据库是否合适，潜在重要数据是否能够检索全面？是否对纳入的研究根据所赋予的权重进行了质量评估？是否按照系统评价的制作流程完成研究结果？对定量分析的结果是否进行了合理的解释？

目前用于系统评价的质量评估量表有 20 多种，Cochrane 公共卫生组健康促进与公共卫生干预系统评价指南推荐使用严格评价技能项目（critical appraisal skills programme，CASP）系统评价质量评价清单和 McMaster 大学系统评价研究质量评分表。CASP 系统评价质量评价清单共包括 3 部分（研究结果真实性，结果是否有助于当前实践）10 个问题进行评价。Mcmaster 大学系统评价研究质量评分表包括 10 个条目，每个条目给出评分（1 或 0）共 10 分，根据评分结果将研究质量分为弱（0 ～ 4 分）、中（5 ～ 7 分）和强（8 ～ 10 分），可以针对定量和定性研究的系统评价进行质量评价。

目前用于系统评价 /Meta 分析的方法学质量评价的工具量表推荐使用 AMSTAR 质量工具（a measurement tool to assess systematic reviews），包括 11 个条目，每个条目均采用“是（yes）”“否（no）”“不知道（can’t answer）”和“不适用（not applicable）”进行判定。此外，苏格兰学院间指南网络在 AMSTAR 的基础上改良制作的 SIGN 系统评价方法学质量评估清单（http://www.sign.ac.uk/methodology/checklists.html），包括 3 部分（初筛、内部真实性、总体质量），共 14 个条目。2017 年，由原研发小组专家成员联合非随机干预研究领域专家、医学统计学家、工具评价制定方法学家，在综合相关评论性文章、网站反馈意见和自身实践经验的基础上，对 AMSTAR 进行修订和更新，并在2017年9月推出AMSTAR 2，其英文版可从https://amstar.ca/上免费获取。AMSTAR 2的适应范围包括基于随机对照研究（RCT）或非随机干预研究（NRSI）或两者都有的系统评价。

3. 指南研究与评价工具 2003年临床指南研究与评价国际工作组发布了指南研究与评价工具AGREE，2009年由AGREE Next Steps协会对AGREE工具进行了修订推出了AGREE Ⅱ。该工具适用于卫生保健提供者、指南制定者和卫生决策者及相关教育工作者，由6个领域共23个条目和2个总体评估条目组成，详见AGREE Ⅱ用户手册及AGREE官网（http://www.agreetrust.org）及本章第八节。

（二）研究报告质量评价工具

1. 原始研究报告质量评价工具 针对不同研究设计类型，研究者已经发表了一些研究报告质量评价条目清单用于评价研究报告质量。EQUATOR官方网站（http://www.equator-network.org/）上收集了约409个研究报告（截止到2019年2月19日）。常用的报告质量评价工具见表3-7，本章后续节中将针对不同研究设计类型详细介绍几种常用研究报告质量评价条目清单，包括：报告随机平行对照试验的条目清单（CONSORT声明）；报告非随机对照试验的条目清单（TREND声明）；报告实效性临床试验的条目清单（CONSORT声明扩展版之PRCT报告规范）；报告随机对照试验中危害/不良事件的条目清单（CONSORT的补充声明）；报告观察性研究的条目清单（STROBE声明）；报告案例研究的条目清单（CARE共识）；报告常规医疗数据研究的条目清单（STROBE扩展版之RECORD声明）；报告疗效比较研究的条目清单。

表3-7 原始研究常见报告规范

报告规范	发表文章名	官方网站	发表期刊
观察性研究			
强化观察性流行病学研究报告（STROBE）	Strengthening the reporting of observational studies in epidemiology（STROBE）statement: guidelines for reporting observational studies	http://www.strobe-statement.org/index.php ? Id = strobe-home	Int J Surg, 2014, 12（12）:1495-9
STROBE-ME分子流行病学报告规范	Strengthening the Reporting of Observational studies in Epidemiology: Molecular Epidemiology STROBE-ME	http://www.strobe-statement.org/index.php ? Id = strobe-home	J Epidemiol Community Health, 2012, 66（9）:844-54
STROME-ID传染病分子流行病学报告规范	Strengthening the Reporting of Molecular Epidemiology for Infectious Diseases（STROME-ID）: an extension of the STROBE statement	http://www.strobe-statement.org/index.php ? Id = strobe-home	Lancet Infect Dis, 2014, 14（4）:341-52

续表

报告规范	发表文章名	官方网站	发表期刊
RECORD声明使用常规医疗数据的观察性研究报告规范	The REporing of sudies Conducted using Observational Routinely-collected health Data（RECORD）Statement	http://www.record-statement.org/	PLoS Med.2015;12（10）:2003，44（5）:639-50
诊断研究报告规范（STARD）	The STARD statement for reporting studies of diagnostic accuracy: explanation and elaboration. The Standards for Reporting of Diagnostic Accuracy Group	http://www.stard-statement.org/	Croat Med J, 2003，44（5）:639-50
实验性研究			
随机对照试验			
随机对照研究报告规范（CONSORT）	CONSORT 2010 statement: Updated guidelines for reporting parallel group randomised trials	http://www.consort-statement.org/consort-2010	J Pharmacol Pharmacother, 2010，1(2):100-7
整群试验报告规范（CONSORT for Cluster Trials）	CONSORT statement: extension to cluster randomised trials	http://www.consort-statement.org/consort	BMJ, 2004，328: 702-708
伤害随机对照研究报告规范（CONSORT for harms）	Better reporting of harms in randomized trials: an extension of the CONSORT statement	http://www.consort-statement.org/extensions?Content WidgetId=561	Ugeskr Laeger, 2005，167（14）:1520-2
非劣效和等效性试验报告规范（CONSORT for non-inferiority and equivalence trials）	Reporting of noninferiority and equivalence randomized trials: an extension of the CONSORT statement	http://www.consort-statement.org/	JAMA, 2006, 295: 1152-1160
中医药随机对照研究报告规范（CONSORT for herbal medicinal interventions）	Reporting randomized, controlled trials of herbal interventions: an elaborated CONSORT statement	http://www.consort-statement.org/extensions?ContentWidgetId=557	Ann Intern Med, 2006, 144: 364-267
中医药临床随机对照试验报告规范（CONSORT for TCM）	中医药临床随机对照试验报告规范（征求意见稿）	http://www.consort-statement.org/	中国循证医学杂志 2007, 7: 601-605
针刺试验报告规范（STRICTA）	Towards better standards of reporting controlled trials of acupuncture: the STRICTA statement	http://www.ftcm.org.uk/articles.htm	Acupuncture in Medicine, 2002, 20: 22-25
非随机试验			
非随机研究报告规范	Improving the reporting quality of nonrandomized evaluations of behavioral and public health interventions: the TREND statement.	http://www.cdc.gov/trendstatement/	Am J Public Health, 2004，94（3）:361-6

续表

报告规范	发表文章名	官方网站	发表期刊
定性研究			
定性研究报告规范（COREQ）	Consolidated criteria for reporting qualitative research（COREQ）: a 32-item checklist for interviews and focus groups	http://www.equator-network.org/reporting-guidelines/coreq/	Int J Qual Health Care, 2007，19（6）:349-57
卫生技术评估			
国际卫生技术评估机构协作网（INAHTA）HTA 报告清单	Toward transparency in health technology assessment: a checklist for HTA reports.	http://www.inahta.org/hta-tools-resources/briefs/#checklist	Int J Technol Assess Health Care. 2003，Winter;19（1）:1-7
临床病历报告标准	http://www.forumtools.biz/JHA_Journal/upload/CAREchecklist-Eng-20160131.pdf	http://www.care-statement.org/index.html	/
其他			
癌症预测标记物研究（REMARK）	Reporting recommendations for tumor Marker prognostic studies（REMARK）	www.cancerdiagnosis.nci.nih.gov/assessment/progress/remark.html	Br J Cancer, 2005，93: 387-391

2. 系统评价和 Meta 分析的研究报告质量评价工具

（1）PRISMA（preferred reporting items for systematic reviews and Meta-analysis）声明　该标准的制定对于改进和提高系统评价和 Meta 分析的报告质量将起到重要作用。PRISMA 的官方网站上（http://www.prisma-statement.org）可以下载到 PRISMA 详细的报告条目，PRISMA 声明由一个 27 个条目清单和一个四阶段的信息收集流程图组成。清单包括 7 个方面的内容：①标题。②结构式摘要。③引言（基本原理和目的）。④研究方法（方案与注册、纳入与排除标准、信息来源、检索策略、筛选研究、数据收集过程、数据项、单个研究偏倚的风险、结局指标、结果合成、不同研究之间的偏倚风险、附加分析）。⑤结果（研究选择、研究特征、研究中的偏倚风险、单个研究的结果、结果合成、不同研究之间的偏倚风险、附加分析）。⑥讨论（证据小结、局限性、结论）。⑦项目资助情况。

PRISMA 声明虽主要针对的是随机对照试验系统评价和 Meta 分析，也适合作为其他类型研究系统评价报告的基础规范，尤其是对干预措施进行评价的研究。

（2）PRISMA 系列报告规范　PRISMA 还发表了一系列相关报告清单。PRISMA-Abstracts：Beller 等于 2013 年发表了系统评价 /Meta 分析摘要的优先报告条目 PRISMA-Abstracts，旨在规范摘要的报告；PRISMA-protocol：Moher 等于 2015 年发表了 PRISMA-protocol，规范了系统评价 /Meta 分析研究方案的报告；PRISMA-Equity：Welch Vivian 等编制了 PRISMA-Equity，为报告关于健康公平性系统评价的透明报告提供了依据；PRISMA-IPD：2015 年 JAMA 杂志上发表了，即单病例数据系统评价 /Meta 分析的优先报告条目，在标准的 PRISMA 声明的基础上补充了 IPD 的获取、核查、合成以及如何处理没有提供 IPD 的研究；PRISMA-NMA：为了完善网状 Meta 分析的研究报告，Hutton 等人于 2015 年发表了 PRISMA-NMA，用以指导和改善网状 Meta 分析的撰写和报告；PRISMA 伤害清单（PRISMA harms checklist）：对于任何健康干预，我们都需要准确知晓其益处和伤害。在系统评价中，往往混有一些未报道伤害或伤害报道不全面的研究，从而影响我们对证据评价的真实性。PRISMA 伤害清单一共包括 27 个条目，在报道不良事件时，能够确定一套最小化的评价项目，无论伤害作为主要结果还是次要结果，均能提高系统评价中伤害的报道，最终提高益处和伤害评价的均衡性。

（3）*MOOSE 报告规范* 1997 年美国疾病预防控制中心组织专家小组制定了观察性研究的系统评价和 Meta 分析（Meta-analysis of observational studies in epidemiology，MOOSE）的报告规范，该规范包含七大部分内容（研究背景、文献检索策略、研究方法、研究结果、讨论和研究结论），共 35 个条目。主要指导撰写纳入的原始研究是观察性研究设计类型，包括队列研究、病例对照研究、横断面研究进行的系统评价和 Meta 分析的研究报告。

第二节 随机对照试验

一、概述

（一）概念

随机对照试验（randomized controlled trial，RCT）是按照充分的随机化方法，使每位研究对象（患者）有同等机会被分入试验组或对照组，试验组实施治疗措施（intervention），对照组给予对照措施或仅给予安慰剂（placebo），在相同条件下，经一段时间随访观察后，采用客观效应评价指标，通过比较两组的效应差别，对试验组治疗效果进行评价。随机化的意义在于使可能影响疾病转归的基线信息在不同研究组间的分布达到均衡、可比，从而控制选择偏倚和混杂偏倚对研究结果的影响。RCT 的基本原则是随机、对照和盲法，其研究实施的流程见图 3-1。

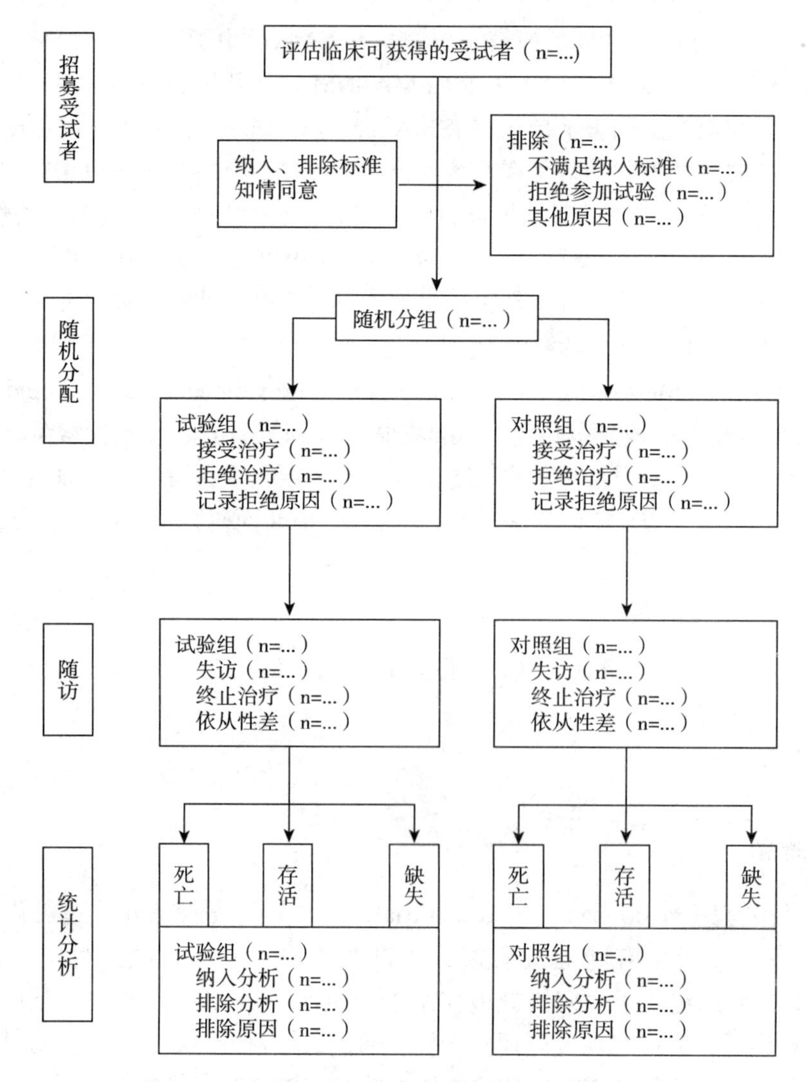

图 3–1　随机对照试验不同阶段进展流程图

（二）RCT 的用途

1. 临床治疗性或预防性研究　临床治疗性或预防性研究是应用 RCT 最多的研究类型，包括以下几种情况：①探讨某一新药或新的治疗措施与安慰剂对照的结果差异，以评价试验药物或治疗措施的有效性及安全性，多见于新药的Ⅱ期、Ⅲ期临床试验。②探讨某一新药或新的治疗措施与传统治疗方法的结果差异，以判定新的疗法能否提高疾病的治疗或预防效果，或减少治疗 / 预防措施导致的不良反应。此种情况应用的前提是目前不能肯定新疗法比旧疗法或传统疗法的治疗效果好。随着医学科技水平的提高，新的药品和新的疗法不断涌现，这些都会在一定程度上影响疾病的预后和病程长短。针对疾病预后开展临床试验可克服凭临床经验判断的局限性，了解疾病预后因素，帮助临床医生做出合理的治疗决策。③用于大样本、多中心的随机对照试验。虽然小样本的 RCT 研究结果提示某种疗法对某种疾病可能有益或者提示存在不良反应，但还不能肯定这种疗法的确实结果，这就需要进行多中心、大样本的RCT研究。

2. 预防和群体干预性研究 RCT还可应用于疾病的群体预防和干预性研究，是群体研究方法中的一种科学性很强的实验性研究。如评价低钠盐对高血压患者降压效果的试验研究，就可以采用随机对照的方法，与临床随机对照实验不同的是，其随机分配的对象常常不是患者个体，而是以社区为“整群”实施整群随机分配。

3. 病因学因果关系的研究 在特定的条件下，RCT也可以用于病因验证的研究，可通过在干预组施加或去除某种因素，比较干预组和非干预组人群发病或死亡水平的差异，从而证实病因假说的真实性。但应用的前提是拟研究的可能致病因素对人体尚无确切的危险性证据，但又不能排除它与疾病的发生有关。在此类内容的研究中，要时刻注意伦理学问题。

（三）优点与局限性

1. 优点

（1）前瞻性的同期对照设计 可以人为控制研究对象的条件和治疗或暴露情况，对试验组和对照组开展同步的前瞻性观察，并对结果进行标准化评价；因此使得外部因素对结果影响较小，可以真实反映研究因素所产生的净效应，从而验证因果关系。

（2）可比性好 随机化分组是RCT必须遵守的原则，将研究对象随机分配，特别是在某些情况下，将研究对象按影响结果的某些重要因素进行先分层、后随机分配进入试验组和对照组，会使各对比组的组间基线状况保持相对一致，具有很好的可比性，从而控制已知尤其是未知的预后影响因素对疾病转归的影响。

（3）诊断和实施标准化 对研究对象采用严格一致的诊断、纳入和排除标准，有利于读者验证研究结果和确定研究结果的推广应用范围。同时实施过程采用明确的标准化方法，能有效地控制各种干扰因素，使结果更趋真实。

（4）控制偏倚 采用随机化分配和分配方案的隐藏，在选择和分配研究对象时可以较好地防止人为因素的影响，即使存在不为人知的干扰因素，也可将其维持在各对比组间的相对平衡，有效地控制了不同组间预后因素基线不可比导致的选择偏倚。采取盲法评价疗效，避免了研究对象和疗效观察者的主观因素所致的非特异性疗效和测量误差，可有效控制信息偏倚。

（5）统计分析简单易懂 由于RCT严格遵循随机化分组、同期对照与盲法实施或测量，因此RCT的统计分析相对于观察性研究而言较简单，只要样本量足够、失访率较低，那么最终结果只需要直接估计不同治疗或预防干预的效应差即可，而不需要考虑混杂因素的控制。

2. 局限性

（1）成本高 由于RCT需要严格的设计，且实施条件限制多，因此时间、人力和财力的耗费较大。RCT从按照严格的纳入排除标准筛选研究对象开始，到基线收集数据、测量、随访、结局评价以及统计设计，每一步都需要有严格质量控制，尤其是采用安慰剂对照时，其研究成本是相当巨大的。

（2）外部真实性受限　RCT 纳入 / 排除标准过于严格，旨在使入选对象具有良好的同质性，限制可能的病例脱落，从而提高研究效率与内部真实性；但是，内部真实性的提高往往会导致其研究结果的代表性和外部真实性受限。从而为临床决策的制定带来很多限制，如一般临床试验不纳入儿童和 70 岁以上老年人；那么，试验治疗是否可应用于这一部分人，是需要审慎决策的。

（3）医学伦理问题　在 RCT 中，如果不恰当地应用安慰剂、选用的对照措施不当，或者让研究对象暴露于某种有害或致病的危险因素，再或者研究对象没有充分的知情同意，都会出现医学伦理问题。

（四）随机对照试验的衍生类型

1. 整群随机对照试验　整群随机对照试验（cluster randomized controlled trial）不同于一般的 RCT，通常情况下，大多 RCT 以患者个体为随机分配单位，而整群随机对照试验是在某些特殊情况下，以多个个体组成的小群体作为分配单位，进行随机分组。整群随机对照试验在设计上与一般 RCT 一样，不同之处在于因随机分配的单位不同，样本含量和结果分析方法有所差异，所需样本含量较大。

2. 单病例随机对照试验　单病例随机对照试验（number of one randomized controlled trial，N–of–1 trial）是应用 RCT 的原理，随机安排治疗药物和对照药物，需要至少进行两轮以上应用于单个病例的自身交叉对照试验，受试者既是试验者也是其自身的对照者，在试验过程中受试者交替接受试验药与对照药，采用随机的方法来确定是先接受试验药物还是对照药物，来评价多种药物的有效性及安全性，以筛选出最适宜的药物。单病例随机对照试验的目的是观察个体病例对多种治疗以及干预措施的反应，以帮助患者进行药物选择及在临床上有针对性地帮助个体病例的制定最佳治疗决策。

单病例随机对照试验主要适用于非自限性疾病及病情较为稳定且需长期服药的慢性疾病，例如冠心病、哮喘、类风湿关节炎等；也适用于一些少见病、特殊病的治疗试验（不易满足样本量要求），如血友病患儿；在临床上，主要用于医生或患者对某治疗措施的疗效及安全性尚存疑虑或者对药物不同剂量的效力不够清楚时；也可以用于一些长期服用多种药物，且对药物的有效性及安全性均不清楚的患者。对于所选用的试验药物要求具有起效快、半衰期短、停止使用后药效消失快的特点，以减少残余效应（carryover effect）对结果的影响。

3. 交叉对照试验　交叉试验（cross–over design）是指试验组和对照组在整个试验过程中通过前后两个阶段互相交叉的方式完成，即分别先后接受两种不同试验措施的处理，最后评价试验结果的一种临床试验性研究。其主要用于临床干预措施的研究和评价，是 RCT 的一种特殊类型。它兼有 RCT 和自身前后对照试验的优点，属于一级设计方案。

在试验开始前，符合纳入标准的试验对象经过一定时间观察后，剔除不合格、依从性差者，再将符合纳入标准的研究对象通过随机的方法分为试验组和对照组，分别接受第一阶段试验，如试验组首先接受方案 A，而对照组接受方案 B，经过一定时间试验观测，并获得相应的结果之后，按设计要求经过洗脱期（washout period）然后进入第二阶段的交叉试验，即试验组换为方案B，而对照组换为方案A。按照第一阶段相同的指标，观测第二阶段的治疗反应。当试验结束时，将其结果与第一阶段的结果进行综合分析和评价。

在交叉试验设计时，一定要注意前后两个试验阶段药物洗脱期的时间设置，通常以药物的5个半衰期为宜，不宜过短或过长，否则易受偏倚干扰的影响。交叉试验主要适用于慢性疾病的疗效观察，因此，病情必须稳定，病程不能太短，且反应出现时间不能太晚，效应持续时间不能太长便成了必要条件，否则不能保证试验的顺利完成。

4. 序贯试验　序贯试验（sequential trial）是在研究之前不规定样本量，而是随着试验进展情况而定。其试验设计是对现有样本按研究次序以单个病例或试验对象展开试验及分析，随后的试验由上一步试验的结果决定。分析的结果一旦达到所规定的标准时，即可停止试验并得出结论。

序贯试验设计的主要优点是省时、省力、省样本，克服了组间比较的盲目性，与其他研究方案的样本量要求相比，这种方法可节省30%～50%的试验对象；其次这种方法比较符合临床实际情况，因为患者就医或入院是陆续而来的，特别是在需要迅速做出判断的单因素研究中，序贯试验常可很快解决问题；序贯试验的统计分析方法也较为简便。序贯试验设计的主要缺点是仅适用于单指标的试验，如果拟观察某一疗法的长期疗效或是进行多因素的研究，则序贯设计难以满足要求，除非将几个因素化作一个综合指标或是将整个试验分解成几个序贯试验进行。

二、质量评价

（一）方法学质量评价

目前研究人员多数采用Cochrane协作网研发的随机对照试验偏倚风险工具ROB1.0从随机序列生成、分配隐藏、受试者及研究人员的盲法、结局评估者的盲法、结果数据不完整、选择性报告结果及其他问题等7方面评价RCT的偏倚风险（包括选择性偏倚、实施偏倚、测量偏倚、随访偏倚、报告偏倚等）。

工具的每一维度在“偏倚风险”表中至少包含了一个条目。每一个条目中，工具的第一部分是给出研究报告中对该条目的具体描述，为第二部分偏倚风险的判断提供依据；工具的第二部分是对该条目偏倚风险的判断结果，需要判断为“低风险”“高风险”“风险不清楚”三种情况之一。随机序列生成、分配隐藏和选择性报告结果这三个维度在工具中应该是每个研究一个条目。对受试者和研究人员实施盲法、结果评估者实施盲法和结局数据不完整，可能有两个或多个条目，因为需分别评估不同结局指标或同一结局指标不同时点的情况。系统评价员应该试着将不同结局指标分组以减少条目数，例如，对结果测量实施盲法评估可分为“客观”或“主观”两类结局指标；对结果数据不完整的评估可分为“6个月随访”或“12个月随访”两类。同样的结局指标分组可用于系统评价的每个纳入研究。偏倚来源的最后一个方面“偏倚的其他来源”建议采用多个预先设定的条目用于评估其他来源的偏倚，这些评价员自拟的条目可将所有纳入的研究视为一个整体评估，也可以对单个研究或分组的结局指标进行评估。

汇总偏倚评估原则为：所有部分为低偏倚风险则总偏倚风险为“低”，所有部分为低或中风险则总体偏倚风险为“中”，至少一个部分风险高但无任何部分为极高风险则总体偏倚风险为“高”，若至少一个部分风险极高则总体偏倚风险为“极高”，若风险高或极高不清楚或缺乏关键部分的相关信息则总体偏倚风险为“缺乏信息不能评估”。具体内容见表 3-8。

表 3-8 Cochrane 协作网偏倚风险评估工具

领域	判断依据	评估者的判断
选择性偏倚		
随机序列生成	详细描述随机分配序列产生的方法，以便评估不同分配组是否具有可比性	由于产生随机分配方案的方法不正确导致的选择性偏倚（干预措施分配偏倚）
分配隐藏	详细描述隐藏随机分配方案的方法，确定干预措施的分配方法在分组前、期间是否被预知	由于随机分配方案隐藏不完善导致的选择性偏倚（干预措施分配偏倚）
实施偏倚		
对受试者、试验人员实施盲法（需对各项主要结局或结局的种类分别评估）	描述所有对受试者和试验人员施盲的方法。提供所有与盲法是否有效相关的信息	由于研究中干预措施的分配情况被受试者及试验人员知晓导致的实施偏倚
测量偏倚		
对结局评估员施盲（需对各项主要结局或结局的种类分别评估）	描述所有对结局评估员施盲的方法。提供所有与盲法是否有效相关的信息	由于干预措施的分配情况被结局评估员知晓导致的测量偏倚
随访偏倚		
结果数据不完整（需对各项主要结局或结局的种类分别评估）	描述每个主要结局指标结果数据的完整性，包括失访、排除分析的数据。明确是否报告失访和排除分析数据的情况，每个干预组的人数（与分配入组时的人数比较），是否报告失访与排除的原因，以及系统评价员再纳入分析的数据	由于不完整结果数据的数量、种类及处理导致的随访偏倚
报告偏倚		
选择性报告结果	阐明评价员如何检查可能发生的选择性结果报告，发现了什么	由于选择性报告结果导致的报告偏倚
其他偏倚		
偏倚的其他来源	工具中没提到的与偏倚有重要关联的情况，如果系统评价的计划书中有预先设定的问题或条目，需一一回答	其他引起偏倚风险的因素

（二）报告规范

1. 概述 随机对照试验中，最常见的设计类型是随机平行对照试验。多年以来，许多随机平行对照试验一直存在未获得充分、完整的报告的问题，并且实证研究发现这种报告不足可能与偏倚有关。1995 年，为了改进随机平行对照试验报告的质量，一个由临床试验学者、统计学家、流行病学家和生物医学编辑组成的国际小组制定了 CONSORT（consolidated standards of reporting trials）声明，即随机对照试验报告规范。1999 年和 2010 年，基于新的方法学证据和累积的经验，CONSORT 小组先后两次组织会议更新了清单、流程图和解释文件，更新后的清单由 25 个条目组成，具体清单内容详见附录 1。针对每个条目，解释文件提供了纳入清单的理由、方法学背景和已发表的报告实例。

CONSORT 声明已经获得了越来越多的支持与认可。迄今为止，已有超过 400 种国际学术期刊（包括 *Lancet*、*British Medical Journal*、*The Journal of American Medical Association* 和 *Annals of Internal Medicine* 等）明确支持 CONSORT 声明。国际医学杂志编辑委员会、科学编辑委员会、世界医学编辑协会等生物医学期刊编辑组织亦对 CONSORT 声明提供了官方的支持。

2. 应用建议 CONSORT 声明不仅可以协助作者撰写随机平行对照试验报告，还有助于编辑和同行审议专家完善审稿流程，以及指导读者对发表文献进行严格评价。广泛传播与采用 CONSORT 声明有助于实现更全面、完整的随机平行对照试验报告。研究显示，采纳 CONSORT 声明确实改进了随机对照试验报告的质量。尽管 CONSORT 声明仅关注试验报告，并不提供针对试验设计、实施和分析的建议，却能间接影响研究的方法学质量。这是因为 CONSORT 声明使得研究存在的不足亦获得了透明的报告，从而减少了质量有缺陷的研究获得发表的机会，促使研究者从一开始就更加重视研究设计和实施的方法学质量。不过，需要强调的是，CONSORT 声明并不适合用于随机平行对照试验质量的评价，也不适合使用清单构建任何质量评分。我们建议，随机平行对照试验研究者在撰写研究报告时采纳和遵循 CONSORT 声明，从而提高随机对照试验报告的质量，最终有益于临床治疗和医疗保健干预的评价与实施。有关 CONSORT 声明的更多内容，读者可以到其网站（http://www.consort-statement.org）上进一步阅读。

第三节 非随机对照试验

一、概述

1923 年出现了 RCT 的概念，日后成为临床试验设计中评价疗效的金标准。Byar 等归纳出 RCT 的三大优点：①消除偏倚；②平衡混杂因素；③提高统计学检验的有效性。鉴于随机对照试验方法的科学性，它不仅适用于西医干预措施的疗效评价，同样也适用于中医药干预措施的疗效评价，因此受到越来越多的中医临床医生和科研工作者的重视。但我们也应该认识到，因为临床试验以人为研究对象，很多时候由于客观原因及伦理道德因素，无法进行随机对照的临床试验，尤其在中医药领域，存在以下局限性：①来自RCT群体的结果不一定适用于该群体的每一个体，如患同样疾病的不同证型的个体对同一治疗的反应不同；②群体的结论推广应用到其他群体中不一定适用；③群体结论无效（统计学上不具有显著性差异的结论）时，可能其中有的个体有效；④RCT难以做到对干预药物的剂量进行调整。调查同样发现，国内期刊发表的中医RCT的数量和所占临床研究的比例逐渐上升，但这些绝对数量不能成为其优势，因为多数RCT的质量不高。如一项对糖尿病中医药治疗性文献的系统评价指出，目前已经有越来越多的中医/中西医结合治疗性研究采取RCT，但在样本同质性、随机化实施、病例筛选记录、退出与失访病例报告、结局指标选择、结论推导等重要环节方面存在着很多问题，RCT的可信度及其质量确实堪忧。究其原因，除了设计过程不够严格外，部分是由于研究者在设计时未充分考虑到RCT的实施难度和自身条件，以及未在实施过程中进行严格质量控制。而许多中医临床工作者因RCT的诸多优点过于迷信RCT，在设计方案和结论推导时未充分认识到RCT也有其局限性，导致RCT方案难以执行、结论推导欠准确或结果应用价值不高。

国内学者对近20年来我国期刊杂志上发表的临床试验进行文献评价的结果表明，尽管RCT发表的数量逐年增长，但临床试验仍以非随机研究为主，尤其是中医药临床研究领域仍以非随机化研究报告为主。

在此部分，我们仅从狭义的层面介绍非随机对照试验（non-randomized controlled trial），主要包括非随机同期对照研究（non-randomized concurrent control trial）、自身前后对照研究（befor e-after study in the same patient）、历史对照研究（historical control study）等。

（一）非随机同期对照研究

1. 定义 研究对象接受何种治疗由主管研究的医师决定，或根据患者或患者家属是否愿意接受某种治疗而分组，两组同时进行随访。

2. 研究设计 非随机同期对照研究是前瞻性的研究，常用于比较临床不同干预措施的效果。该试验在研究对象的分组分配上，由于人为的因素，往往会造成试验和对照两组之间在试验前处于不同的基线状态，缺乏可比性。在研究过程中也难以采用盲法评价试验结果，造成许多已知和未知的偏倚，影响观测结果的真实性。但在临床实际工作中，有些情况下不适宜开展随机对照试验，例如外科手术治疗、急重症患者抢救或贵重药物的选用等。因此，只能根据具体情况将患者分入试验组或对照组（图3-2）。其研究结果的论证强度虽远不及随机对照试验，但是，在尚无随机对照试验结果或不能获得随机对照试验结果的时候，还是应该予以重视，尤其是样本量大的非随机同期对照试验研究。然而，在分析和评价研究结果的价值及意义时，应持审慎的科学态度。

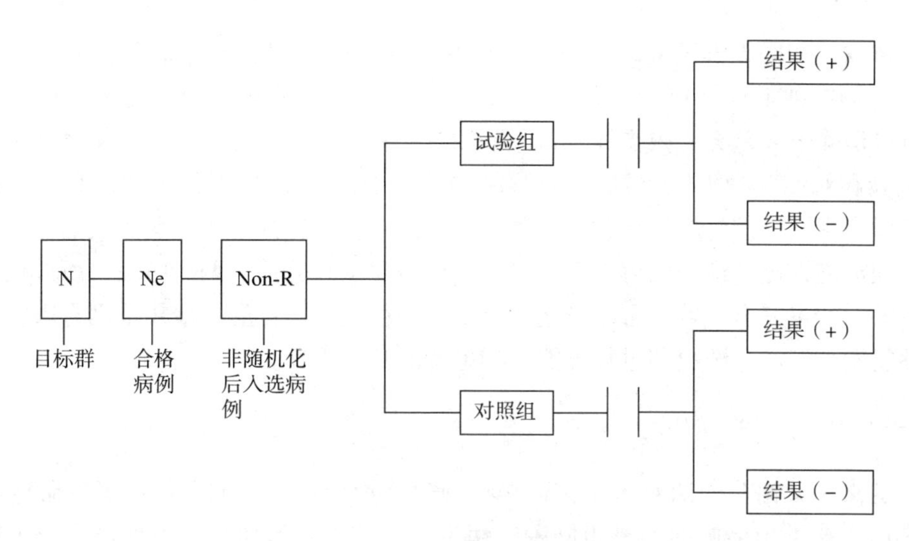

图 3-2 非随机同期对照试验设计模式

3. 特点 设计模式与结果分析基本同 RCT，纳入对象分组时不采用随机分配方法，如采用半随机分配法（按入院顺序住院号、研究对象的生日的奇偶数交替分配）分配到对照组或试验组。研究方案的可行性好，不存在严重的伦理问题，易为临床医生和患者所接受，依从性较好。但由于选择性偏倚和测量性偏倚的影响，使结果的真实性下降，结论的论证强度减弱。

（二）自身前后对照研究

1. 定义 在同一研究对象中应用试验和对照的方法，如比较用药前后体内某些指标的变化情况。

2. 设计模式 自身前后对照试验是以个体自身为对照，它可以避免个体差异对结果的影响。在研究过程中，试验和对照两种措施的先后安排可以是随机的，也可以是非随机的，但最佳决策是采用随机方法选择试验措施或对照措施作为第一阶段的试验。如方案 A 随机地选人参与第一阶段研究试验，那么，受试者先接受方案 A 的干预试验，当完成试验观察后，则停止用药并总结前阶段的试验结果。然后进入洗脱期，洗脱期结束后，更换为方案 B，开始第二阶段的试验研究。同样按照第一阶段方案 A 的结局指标观察相应的结果，完成后则将前、后两阶段的结果进行分析和比较。见图 3-3。

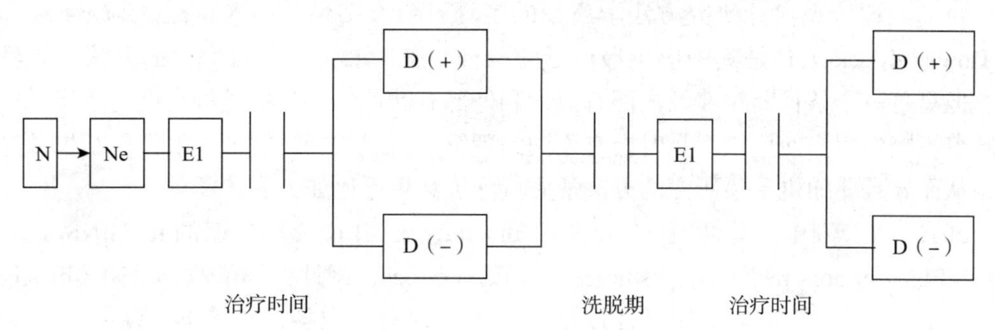

图 3-3 自身前后对照试验设计模式

3. 特点 相同人群不同时期进行不同干预措施的前后对比，需经过一定的洗脱期，才能进行第二种干预措施，可以避免个体差异对结果的影响。每例受试者以自身为对照，可以消除个体差异，减少样本量，节约时间和成本，研究过程中，每例受试者均有接受试验和对照两种措施的机会，具有公平性，减少了志愿者偏倚和研究人员意愿偏倚，可以实现干预措施的标准化，试验中可以采用盲法，并且可以用随机的方法安排前后的干预措施，提高结果的可信度。自身前后对照试验分前后两个阶段，所以很难保证两阶段的起始点完全一致，可能影响两个阶段的可比性，试验的应用范围有限，只适用于慢性复发性疾病，洗脱期过长可能影响患者的及时治疗。

（三）历史对照研究

1. 定义 又称非同期对照研究，是将现时给予干预措施的一组患者的临床结果和既往未给予该干预措施的另一组同种疾病患者的结果进行比较，以评价该干预措施的疗效。

2. 设计模式 将现时给予试验药物治疗的一组患者的临床结果和既往未给予该药治疗的另一组同种疾病患者的结果进行比较，以评价该药的疗效。作为历史对照的患者或是没有进行治疗，或是只接受了常规治疗。历史对照研究很难防止由于患者人口分布、诊断标准、支持治疗的情况随时间变化而产生的偏倚。例如，某疾病的早期发现和早期诊断会使病情较轻以及尚处于病程早期的患者被纳入，这种患者与那些病情较重或处于病程较晚期的患者进行历史对照，容易夸大治疗的效果。

3. 特点 通过回顾获取病例资料进行比较，应注意比较资料之间是否具有可比性，能够在两个试验组之间平衡已知影响预后因素的差异，从而有效评价治疗效果。这种平衡包括根据预后因素给患者配对，易出现假阳性结果，病程早期的患者被纳入，这种患者与那些病情较重或处于病程较晚期的患者进行历史对照，容易夸大治疗使病情稳定或阻止病程发展。

二、质量评价

（一）方法学质量评价

目前，评价观察性研究方法学质量的工具目前有多种，而 Newcastle-Ottawa 工具和 Downs-Black 工具是其中应用最广泛的两种。虽然两者都具有完善的方法学条目清单，但是每一个条目同时涉及内部有效性和外部有效性，并且缺乏综合性的手册，这就意味着不同的用户使用该工具时会有不同的理解，造成相同研究的质量评价结果差异过大，从而导致非随机干预研究的方法学质量评价结果不尽如人意。

2016 年，英国布里斯托尔大学（University of Bristol）制定的 ROBINS-I 工具（risk of bias in non-randomized studies-of interventions，网址：http://www.riskofbias.info/welcome/home）。针对单个研究使用该工具进行评价，包括六个步骤：①指定目标随机试验；②指定待评价结果和结局；③初步考虑混杂因素和干扰；④回答标志性问题；

⑤判断各领域偏倚风险；⑥判断研究整体偏倚风险。该工具将偏倚分为7个领域：①混杂偏倚；②选择受试者偏倚；③干预分类偏倚；④意向干预偏离偏倚；⑤丢失数据偏倚；⑥结局测量偏倚；⑦选择性报告偏倚。以干预状态将7个偏倚领域划分成3部分，即干预前、干预时和干预后（见表3-9）。

此后，需要针对7个偏倚领域的33个标志性问题，按顺序做出是（Y）、可能是（PY）、否（N）、可能否（PN）、无信息（NI）的回答，通过回答标志性问题，判断偏倚风险，结果分5个级别：低偏倚风险、中等偏倚风险、高偏倚风险、极高偏倚风险、无信息。最后根据各偏倚领域的偏倚风险程度，确定研究的偏倚风险，同样分为低偏倚风险、中等偏倚风险、高偏倚风险、极高偏倚风险、无信息5个级别。

表3-9 ROBINS-I工具包含的偏倚领域

领域	解释
干预前	与随机试验偏倚风险评估存在重要差异
混杂偏倚	混杂分为两种：①基线混杂：当某些预测在基线时（干预前）便可预测受试者要接受何种干预措施，就会产生基线混杂；②时变混杂：当受试者在基线后（干预后），受某些预测因素影响，在各干预间转换时，就会产生时变混杂。基线和时变混杂可借助变量进行测量，从而采取恰当的分析方法进行控制
选择受试者偏倚	一些符合条件的受试者，部分受试者随访初始时间段，以及某些结局事件等，此类与干预和结局相关因素被排除时，就会出现选择受试者偏倚
干预时	与随机试验偏倚风险评估存在重要差异
干预分类偏倚	由于对干预状态的错误分类引起的偏倚，分为两种：①均衡化错分类：各干预组错误分类的出现与结局无关，但会导致干预效果的预期值趋于无效；②非均衡化错分类：各干预组错误分类的出现与结局相关，组间不均衡
干预后	与随机试验偏倚风险评估存在重叠
意向干预偏离偏倚	当试验组与对照组之间在临床护理方面存在系统性的差异，就会产生意向干预的偏离，意向干预偏离偏倚也被称为实施偏倚。偏离分为两种情况：常规临床护理预期内的偏离（例如药物中毒而停药）；预期外的偏离：由于了解分组情况，并期望组间出现差异，而主观性区别对待受试者。干扰、沾染、依从性较低等均可引起意向干预的偏离。对意向干预偏离偏倚的评估取决于所关注的结果类型（是意向性分析结果还是符合方案集分析的结果）。
丢失数据偏倚	由于最初纳入和随访的受试者后期随访的缺失产生的偏倚；由于排除干预状态或其他变量（如混杂）信息丢失的受试者而产生的偏倚
结局测量偏倚	由于结局测量中出现均衡性误差或非均衡性误差而产生的偏倚。均衡性误差是指其出现与接受的干预无关（例如测量血糖相对真实值偏高或偏低，各组出现率类似）；非均衡性误差引起的偏倚，通常称作检测偏倚，其出现于当结局评价人员知晓分组情况（各受试者干预状态）时，或使用不同的方法评估各组结局以及出现与干预－结局相关（混杂）的测量误差时
选择性报告偏倚	选择性报告分为三种：选择性报告结局的多次测量值；选择性报告多种分析的结果；选择性报告大队列中的不同亚组

国内有学者应用ROBINS-I评价了53篇中药治疗男性不育的非随机试验，结果发现总体偏倚风险均高，其中20个研究总体偏倚风险为“极高”，3个偏倚部分（混杂偏

倚、结局测量偏倚、选择性报告偏倚）的偏倚风险较高。同时研究发现 ROBINS–I 虽可用于评估中药治疗男性不育非随机研究偏倚风险，但会因中医药学科特点而存在一定限制，应纳入具有中医学科背景的相关临床专家参与中医药非随机临床研究的偏倚风险评价工作。

（二）报告规范

2003 年 7 月，美国疾病控制与预防中心（Centers for Disease Control and Prevention，CDC）获得性免疫缺陷综合征 / 艾滋病（acquired immune deficiency syndrome，AIDS）综合防治研究（prevention research synthesis，PRS）小组在亚特兰大召开了 CDC 下属期刊编辑会议，与会者达成共识，认为更清晰和标准的研究评价报告不应只包括随机设计，还要扩展到非随机对照设计，由此提出非随机对照设计报告规范（transparent reporting of evaluations with nonrandomized designs，TREND，网址为 http://www.cdc.gov/trendstatement/）。

TREND 报告规范强调，非随机对照试验的研究报告要详细阐述报告研究的假设（理论基础）、干预措施和组间比较的条件、研究设计以及为调整可能的偏倚所采用的方法。应用 TREND 需要注意：① TREND 写作清单与 RCT 的报告规范 CONSORT 写作清单是基本一致的，有些条目针对行为干预研究或者公共卫生干预研究进行了补充和调整；② TREND 写作清单只适用于采用非随机试验设计的关于干预效果评价的研究，而非所有的非随机试验研究；③ TREND 写作清单不适合作为评价非随机试验研究论文是否被发表的标准，而是旨在改进和提高该类研究报告的质量。清单内容详见附录 2。

第四节　队列研究与病例对照研究

现代流行病学研究方法一般将临床研究按照设计类型分为两大类：观察法和实验法。其中，观察性方法根据是否有事先设立的对照组又可进一步分为描述性研究和分析性研究两种类型，每一类又包括多种研究设计及其衍生设计（图 3–4），这些设计方法的原理和特点各不相同，本节主要介绍队列研究、病例对照研究及其衍生设计，横断面研究、病例报告以及病例系列研究放在下一节。

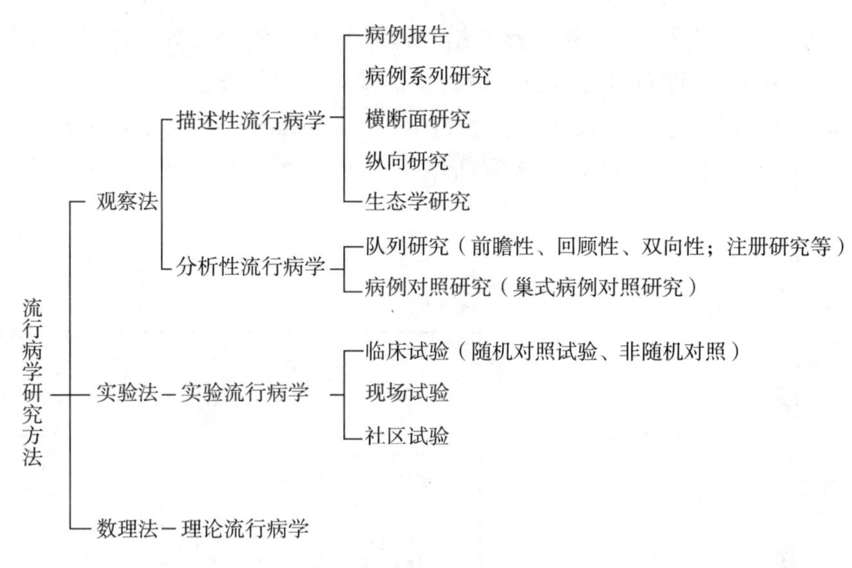

图 3-4 流行病学研究方法

一、队列研究

（一）概述

1. 定义 队列研究（cohort study）也叫定群研究（prospective study）。队列研究是分析流行病学的研究方法之一，与病例对照研究一样，也是用来检验病因假设的，但是二者有所不同。队列研究可以直接观察到人群暴露于某种因素的情况及其结局，从而确定该因素与结局之间的关系。在验证病因假说上，是一种介于病例对照与人群试验之间的研究方法。

队列研究在开始的时候，结局尚未出现，从可疑的暴露因素入手，观察此后一段时期内这个因素是否引出结局，是从因到果的观察。而病例对照研究的起点是从已发病的患者入手，调查过去可疑的致病因素，是从果推因的研究。从时间顺序上看，队列研究能肯定果来自因。所以，一般认为，在检验病因假设时，队列研究比病例对照研究更有说服力。

2. 特点 队列研究有如下特点：①属于观察法：暴露因素不是人为给予的，而是客观存在；②设立对照组：同病例对照研究一样，队列研究中要设立对照组用于比较，这是分析性流行病学的共同特征之一；③由“因”及“果”：在探求暴露因素与疾病的先后关系上，先确知其因，再纵向前瞻观察而究其果；④能确证暴露因素与疾病的因果联系：由于观察者能切实知道暴露的作用和疾病的发生，且疾病是发生在确切数目的人群中，所以能准确计算出发病率，即人群发病的危险度。

3. 队列研究的工作程序 ①在描述流行病学研究或病例对照研究的基础上，根据研究目的，查阅文献，写出研究设计；②根据设计，选择研究人群，确定暴露组和非暴露组；③随访观察，收集研究所需的资料，尤其要准确记录每个研究对象的暴露与结局情况（发病、死亡和健康等）；④比较暴露组与非暴露组发病率或死亡率的差异，计算暴露因素与结果的关联强度及其他分析指标，从而检验病因假设。

4. 类型 队列研究可以是前瞻性的（prospective），也可以是回顾性的（retrospective），或者二者的结合构成双向性（ambispective）队列。三种队列研究方法示意如图 3–5。

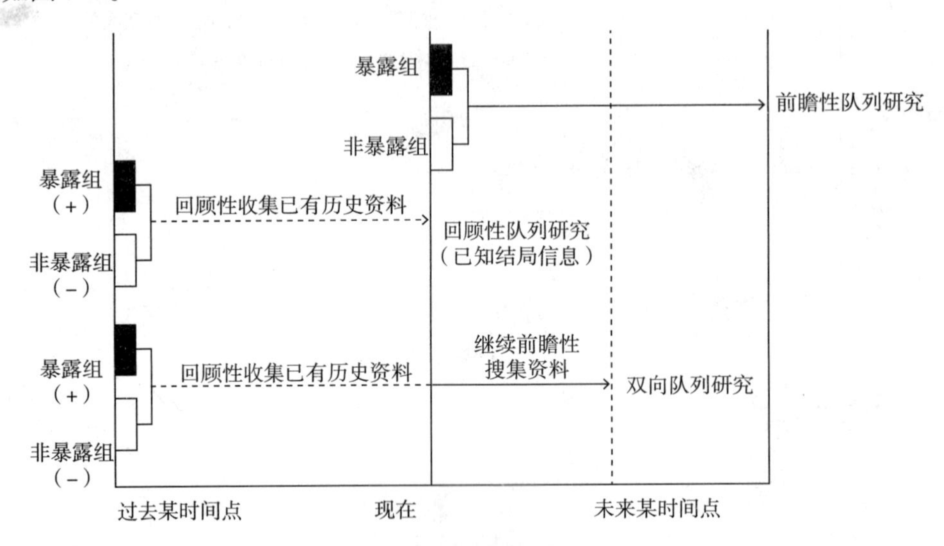

图 3–5 三类队列研究方法的示意图

前瞻性队列通常是根据研究对象目前是否用药分为两组，随访观察一段时间获得某健康结局的发生情况并加以比较。例如有研究者于 2007 年 9 月至 2010 年 1 月间，开展一项探索大剂量清热化瘀中药对乙肝相关性急慢性肝衰竭生存影响的前瞻性研究。该研究选择同期内某医院感染科病房中符合纳入标准的乙肝相关性急慢性肝衰竭患者作为研究对象，全部病例均接受“经典的西医综合治疗”方案，以是否自愿接受中医药辨证治疗分为治疗组或暴露组（66 人）及对照组或非暴露组（32 人）且两组疗程均为 12 周。评价治疗结束时患者的生存率及随访治疗期间第 4、第 8 和第 12 周患者的总胆红素（TBiL）、白蛋白（ALB）、丙氨酸氨基转移酶（ALT）等疗效指标，经分析得下表（表 3–10）的结果。由此可见，大剂量清热化瘀中药可显著改善乙肝相关性急慢性肝衰竭热毒瘀结证患者的肝功能和凝血功能等，减少并发症，提高疗效，降低病死率。

表 3–10 大剂量清热化瘀中药对乙肝相关性肝衰竭生存影响的前瞻性队列研究结果

	生存	死亡	合计	RR
治疗组	45	21	66	0.54
对照组	13	19	32	
合计	58	40	98	

回顾性队列研究是根据已掌握的历史记录确定研究对象是否服药，并从历史资料中获得不良结局的发生情况，这样一来，服药与不良结局虽然跨越时期较长，但资料搜集与分析却可在较短时期内完成，而且没有伦理学问题，因此比较适用于 ADR 研究。例

如有研究者收集可手术的女性乳腺癌患者165例，以是否接受槐耳颗粒干预作为暴露因素进行分组，回顾性比较两组间的复发率及生存情况并就预后影响因素进行Logistic回归分析，得出结论：槐耳颗粒可降低早期乳腺癌复发转移及延长早期乳腺癌患者无复发生存时间。需要注意的是回顾性队列研究服药与结局的历史资料必须完整、可靠。

5. 优缺点 队列研究的优点是：①可以直接计算有效率（或发病）率，直接计算相对危险度和特异危险度。②从时间顺序上看，从因到果，所得结论比较可信。③可以测定一种因素与多个疾病之间的关联。

队列研究的缺点是：①结果的出现往往需要较长时间的随访观察，而且长时间的随访过程中可能会引入新的混杂因素，这是一个缺点。但是，如果有完整的记录资料，可以利用回顾性队列方法将时间缩短。②研究比较耗费人力、物力和时间，如果得不出预期结果，则损失较大。况且一般只能研究一个因素，不适宜多因素疾病。③队列研究是在人类自然状态下进行观察，暴露因素或治疗措施自然存在于人群中，研究者无法主动控制，混杂因素的影响很难避免，可在不同程度上影响结果的真实性，因此，其确定因果关系的论证强度要弱于随机对照临床试验。④不适用于罕见病的研究，因为需要极大的样本量。

（二）质量评价

1. 方法学质量评价 纽卡斯尔－渥太华量表（the Newcastle–Ottawa scale，NOS）适用于评价病例对照研究和队列研究。它通过三大部分共8个条目的方法评价队列研究和病例对照研究，见表3–11。具体包括研究人群选择（selection）、可比性（comparability）、暴露（exposure）评价或结果（outcome）评价。NOS对文献质量的评价采用了星级系统的半量化原则，满分为9颗星。

表3–11 纽卡斯尔－渥太华量表（队列研究的评价）

三大方面	8个条目	星级判断依据
队列的选择		
	暴露队列的代表性	
		很好的代表性 *
		较好的代表性 *
		代表性差，如选择志愿者、护士等
		未描述队列的来源
	非暴露队列的选择	
		与暴露队列来自同一人群，如同一社区 *
		与暴露队列来自不同的人群
		未描述来源
	暴露的确定	
		严格确定的记录（如外科的记录）*
		结构式问卷调查 *
		自己的记录

续表

三大方面	8 个条目	星级判断依据
		未描述
	研究开始时没有研究对象已经发生研究的疾病	
		是 *
		否
可比性		
	暴露队列和非暴露队列的可比性（设计和分析阶段）	
		根据最重要的因素选择和分析对照 *
		根据其他的重要因素（例如第二重要因素）选择和分析对照 *（可以理解为是否对重要的混杂因素进行了校正）
结果		
	结果的测定方法	
		独立的、盲法测定或评估 *
		根据可靠的记录 *
		自己的记录
		未描述
	对于所研究的疾病，随访时间是否足够长?	
		是 *
		否（时间太短，多数未发生所研究的疾病）
	随访的完整性	
		随访完整，对所有的研究对象均随访到 *
		随访率 > 80%（评价者自己可以确定一个合适的随访率），少数失访，并对失访者进行了描述分析 *
		随访率 < 80%，对失访者没有进行描述
		未描述

注：可比性最高可给予两颗星，而其他项最高一颗星。* 达到此标准即得 1 分。

2. 报告规范性评价

（1）概述　观察性研究在调查疾病病因、医疗干预的益处和危害方面具有重要的作用，主要设计类型包括病例对照研究、队列研究和横断面研究。如果观察性流行病学研究的报告不完整、不充分，就会妨碍对研究结果的严格评价与合理解释。为了更好地推动观察性流行病学研究的报告，2004 年 9 月由流行病学学者、方法学专家、医学统计学专家和杂志编辑组成的工作组，在英国布里斯托尔召开了第一次国际会议，分别提出了针对队列研究、病例对照研究和横断面研究的统一的报告清单，即 STROBE 声明（strengthening the reporting of observational studies in epidemiology）。当前，STROBE 声明已经被越来越多的生物医学期刊所认可。国际医学期刊编辑委员会已经将 STROBE 声明列入生物医学期刊投稿统一要求中，已有 112 种期刊将 STROBE 声明列入作者须知当中。

（2）清单内容 STROBE 声明的清单由 22 项条目组成，这些条目涉及观察性研究报告的题目与摘要、背景介绍、方法、结果、讨论和其他信息。22 项条目中，有 18 项是三种研究设计共用的，另外 4 项则在不同研究设计上存在差异。为了帮助读者更好地理解和应用 STROBE 清单，STROBE 项目工作组对清单中的 22 项条目进行了逐一的解释和说明（详见附录 3）。

（3）应用建议 已发表的观察性研究常常存在某些重要信息的缺失或报告不清楚。例如，对已发表的观察性流行病学研究进行的调查发现，选择混杂变量的依据常常未能报告；精神病学领域的病例对照研究很少报告选择病例和对照的方法；对脑卒中领域的队列研究进行的调查发现，49 篇报告中有 17 篇未报告研究对象的合格标准。

制定 STROBE 声明的唯一目的是促进更好地报告观察性研究，而非用于指导观察性研究的设计或实施，也不能用于评价观察性研究的方法学质量。然而，随着作者和编辑对 STROBE 声明的采纳，混杂、偏倚和外部有效性等问题将更加透明，从而起到改善研究方法学的作用。有关 STROBE 声明的更多内容，读者可以到其网站（http://www.strobe-statement.org/）上进一步阅读。

二、病例对照研究

（一）概述

1. 概念 病例对照研究是指在疾病发生之后，以现在患有该病的患者为一组（病例组），以未患该病但其他条件与患者相同的人为另一组（对照组），通过询问、体检化验或复查病史，搜集既往各种可疑致病因素的暴露史，测量并比较两组对各种因素的暴露比例，经统计学检验若判为有意义，则可认为因素与疾病间存在着统计学关联，在估计各种偏倚对研究结果的影响之后，再借助病因推断技术，推断出危险因素，从而达到探索和检验病因假说的目的。病例对照研究设计的模式见图 3–6。

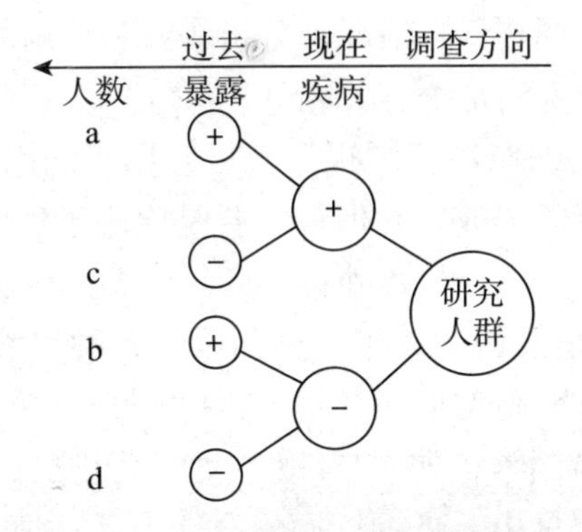

图 3–6 病例对照研究设计的模式图

例如，为了检验慢性肾小管间质性肾病（chronic tubulointerstitial nephropathy，CTN）是否与曾经服用过甘露消毒丸有关，有学者调查 19 名 CTN 患者，同时以 633 名健康人为对照，调查其甘露消毒丸服用情况，结果见表 3–12。

表 3-12 病例组与对照组甘露消毒丸用药史比较

甘露消毒丸用药史	病例组	对照组
有	9（a）	15（b）
无	10（c）	618（d）
合计	19（a+c）	633（b+d）

如果病例组的暴露比例 a/（a+c）显著大于对照组的暴露比例 b/（b+d）（通过比较 9/19 与 15/613，得出 $P < 0.05$），可以认为甘露消毒丸用药史与 CTN 发病在统计学上有关联，进一步再进行因果关系的推断，本例中，推测 CTN 发病与该药中的关木通含有马兜铃酸有关联。

再如某研究利用健康体检者资料，对 44 名无明显器质性疾病的血瘀患者进行 1 ∶ 2 配比病例对照研究，以探讨吸烟对血瘀的病因学作用。血瘀证病例组中有 37 例吸烟，非血瘀证对照组中有 38 例吸烟。研究发现，吸烟半年以上且每日吸烟 5 支以上是无器质性疾病的体检者发生血瘀的危险因素（OR=6.96，95%CI：2.80 ～ 17.30）。

2. 特点 病例对照研究有几个基本特点，部分特点可由研究设计结构式图体现。特点如下：①属于观察性研究方法：研究者不给研究对象以任何干预，研究对象分成病例组和对照组并不是随机化分配，而是按有无被研究的疾病或临床事件分组，因此病例组与对照组是自然已经形成的，并不是研究者能主观控制的，研究者只是客观地收集对象的暴露情况。这是分析流行病学方法的共有特征。②设立对照：有专门设立的对照组，由未患所研究疾病的人组成，供病例组比较用。③观察方向由“果”及“因”：研究之始，是先有结果，所调查的研究因素包括危险因素、预后因素及诊疗措施是由研究者从现在对过去的回顾而获得，即已知对象患某病或不患某病，再追溯其可能与疾病有关的原因。其调查方向是纵向的、回顾性的。④不能证实暴露与疾病的因果关系：本方法受到回顾性观察方法的限制，不能观察到由“因”到“果”的发展过程，即从因果关系的角度看，是先有了疾病再去调查暴露情况，分析暴露和疾病的联系，因此系由果推因的研究，只能推测判断暴露与疾病是否有关联。

3. 用途 病例对照研究的应用范围很广，可应用于病因 / 危险因素的研究、预后 / 预后因素的研究及防治效果的研究等，但最主要是应用于病因 / 危险因素的研究。具体用途按探索病因的前提条件不同分为两种：①广泛地探索疾病的可疑危险因素：如探讨某个地区人群 CTN 发病的危险因素，可以全面收集多种因素，逐一探索哪一种因素为可能致 CTN 的因素。在 CTN 高发地区探讨 CTN 发病因素的研究中，可广泛地从机体内外诸因素中筛选可疑危险因素，如 CTN 既往史、药物史、家族遗传史、职业史、外出打工史、个人患病史、饮食史、吸烟饮酒史、体力活动情况、体质指数、家庭人口、住房、居住地、经济状况等。②深入检验某个或某几个病因假说：经过描述性研究或探索性的病例对照研究，初步形成病因假说后，可以利用精心设计的病例对照研究加以检验。譬如经过探索，发现甘露消毒丸服药史与 CTN 的发生关系极大。于是着重调查研究对象服用甘露消毒丸的时间长短、服药频率和用药量等详细情况以检验甘露消毒丸服药史与 CTN 有关的假说。

4. 种类 按研究目的分类：①探索性病例对照研究：这与病例对照研究的用途相对应。它没有预先形成明确的某种假设，而是广泛地搜寻可能的危险因子，以便进一步形成假设供以后检验，它往往是病例对照研究的起步工作。在研究设计上，它不对病例和对照作特别的限制，只需随机抽取一定数量的两类研究人群的样本即可满足需要。②检验性病例对照研究：这与病例对照研究的用途 2 相对应，它提出一个或几个明确的病因假说，通过对比调查，以检验其成立或不成立。它在研究设计上需要对病例或对照组做出较多的规定或限制。

5. 病例对照研究的衍生类型 病例对照研究与队列研究作为流行病学研究的主要方法，各有其优势与不足，而且这些优势与不足相互补充，因此，在实践过程中产生了一些新的研究类型，结合使用这两种方法，扬长避短。

（1）*巢式病例对照研究* 巢式病例对照研究（nested case-control study）又称套叠式病例对照研究、嵌入式病例对照研究或队列内病例对照研究（case-control study nested in a cohort），是将传统的病例对照研究和队列研究的一些要素进行组合后形成的一种新的研究方法，也就是在对一个事先确定好的队列进行随访观察的基础上，再应用病例对照研究（主要是匹配病例对照研究）的设计思路进行研究分析，目前该方法正被广泛地应用于医学科研中。

有研究者采用巢式病例对照研究方法探讨中医药治疗糖尿病肾病的疗效及评价该应用的可行性。首先，选取 2008 年 6 月至 2010 年 6 月在北京中医药大学附属东方医院、中国中医科学院西苑医院、中日友好医院就诊的 366 例糖尿病肾病Ⅲ、Ⅳ期患者作为观察队列，随访 24 个月，记录其一般情况和病情变化情况，包括发病过程、病情、治疗过程、治疗方法等。其次，随访期间出现终点结局（包括疾病分期的进展、肌酐水平翻倍、病例进入透析或死亡）者纳入病例组，共纳入 8 例，以 1 ∶ 4 匹配 32 名对照。方法：对每一名发生终点结局的糖尿病肾病病例，选择 4 名与其年龄相差≤ 2 岁、性别、民族相同和入组时分期相同的糖尿病肾病未发生进展（病情无变化或好转）的研究对象作为对照。病例组和对照组确定后，分别抽取两组有关资料进行检查、整理，最后按病例对照研究的分析方法进行资料的统计分析和推论。

与传统的病例对照研究相比，巢式病例对照研究具有以下特点：①巢式病例对照研究中的病例与对照来自同一人群，降低了对照的选择偏倚且可比性好。②相关暴露信息和资料是在疾病诊断前收集的，进行病因推断时能明确暴露与疾病的时间先后顺序，而且回忆偏倚小。③统计效率和检验效率高于病例对照研究，同时可以了解疾病发生的频率。

巢式病例对照研究主要用于实验室检测复杂或费用较高、生物标本在研究开始时已经采集和保存、后期调查内容在研究期间保持不变的情况，常常用在职业流行病学研究中。按队列确定的时间，可将巢式病例对照研究分为前瞻性巢式病例对照研究和回顾性巢式病例对照研究；按照对照选择方法的不同，可将巢式病例对照研究分为匹配巢式病例对照研究和不匹配巢式病例对照研究。

（2）病例队列研究　病例队列研究（case-cohort study），又称病例参比式研究，其基本设计方法是在队列研究开始时，采用随机的方法从研究队列中抽取一个有代表性的样本作为对照组，观察结束时，队列中出现的所研究疾病的全部病例作为病例组，与上述随机抽取的对照组进行比较，探讨影响疾病发生、发展、预后等的可能因素。例如，Mark SD 等人研究血清硒水平与上消化道癌症关联性时，以林县 4 个乡镇的 29584 人作为研究队列，在研究开始时先采用分层整群随机的方法，从 29584 人的全队列中抽取有代表性的 1062 人作为对照组，然后对全队列进行 6 年的随访，以随访期间发生各种上消化道癌症的 1179 例患者作为病例组，通过对病例组和对照组进行比较分析，探讨血清硒水平与上消化道癌症关联性。

病例队列研究的主要特点有：①对照是在病例发生之前就已经选定，不与病例进行配比。②对照组中的成员如果发生疾病，在资料分析时，这部分患者既作为对照组，又同时作为病例组。因此对于相同数量的病例，病例队列研究需要比病例对照研究更多的对照才能获得同样的统计效率。③设计效率高。病例对照研究可以同时研究几种疾病，不同的疾病有不同的病例组，但对照组都是同一组随机样本。在一般情况下，能运用巢式病例对照设计进行的研究，也能用病例队列设计来对其研究。但病例队列研究更适合于精确性好但所需费用较高的分子流行病学研究。

（3）病例交叉设计　病例交叉设计（case-crossover design）是 1991 年 Maclure 提出的一种设计方法，以研究某些突发事件与随访发生的某些结果之间的可能关系，其设计思想是通过比较相同研究对象在急性事件发生前一段时间的暴露情况与未发生事件的某段时间内的暴露情况，分析该暴露因素与该急性事件之间的关系。如果暴露与该急性事件有关，那么在事件发生前一段时间内的暴露频率应该高于更早时间内的暴露频率。例如，研究口服何首乌与肝损害之间的关系，如果二者之间是相关的，则应该可以观察到在肝损害发生前几天或几周内应有口服何首乌增多的现象，或者说口服何首乌增加后一段时间内肝损害发病增多。

病例交叉设计的研究对象包含病例和对照两个部分，但两部分的信息均来自同一个体。其中，“病例部分”被定义为危险期，是疾病或事件发生前的一段时间；“对照部分”为对照期，该期是指危险期外特定的一段时间。病例交叉设计就是对个体危险期和对照期内的暴露情况进行比较。病例交叉设计可以被视为配对的病例对照研究设计，因为该设计中每个研究对象都有其危险期和对照期的暴露信息，即这些病例就是自己的对照，相当于 1∶1 配比。此外，病例交叉设计中所有暴露信息均是通过回顾而得到的。

病例交叉设计适合于研究短暂效应的暴露。如果暴露的效应是长期的，则过去的暴露可能是最近疾病发作的原因，这种情况下不适合采用病例交叉设计。

（4）单纯病例研究　单纯病例研究（case only study），也称病例－病例研究，是近年来被广泛应用于疾病病因研究中评价基因与环境交互作用的一种方法。单纯病例研究的基本原理：确定某一患病人群作为研究对象，追溯每一成员环境暴露资料，并收集患者的一般情况、混杂因素及其他相关资料，采集患者的生物标本，采用分子生物学技术检测基因型，然后以具有某一基因型的患者作为病例组，以不具有该基因型的患者作为对照组，调整其他协变量（如年龄、性别、种族、职业等）后，根据基因型与环境暴露情况，按病例对照研究的方式处理资料。

单纯病例研究应用的前提条件是在正常人群中基因型与环境暴露各自独立发生，且所研究疾病为罕见病。如 Porta 等以 185 例胰腺癌患者作为研究对象，收集相关资料，并采用分子生物学技术检测 K–ras 基因突变情况，然后以 K–ras 基因发生突变者为病例组，未发生突变者为对照组，分析饮用咖啡与 K–ras 基因突变对胰腺癌发病风险的影响。

6. 病例对照研究的注意事项

（1）偏倚问题及其控制方法

1）选择偏倚及其控制：这是由于选择研究对象的方法有问题或缺点，导致入选者与未入选者的某些特征有系统差别而产生的误差。由于病例对照研究中常常未能随机抽样，故易产生选择偏倚。特别在医院选择病例与对照时更易产生偏倚。医院收治患者有不同的选择，同时，患者到哪个医院也有选择，不同病种也有不同的入院条件，这使研究的病例或对照不能代表有关人群。由于不同的进入率，使病例组与对照组缺乏可比性。由于诊断标准不明确，或标准不够详细，使病例组内构成不一致。例如肝癌可能是原发性或继发性，可以是肝细胞肝癌或肝内胆管癌，其病因是不同的，标准不同，则引起选择偏倚。而且选择偏倚一旦发生就无法消除，只有在设计阶段加强科学设计，在选择对象时，尽可能采取随机抽样原则，才能对选择偏倚进行控制，并注意研究对象的代表性。如果在医院选择病例，则尽可能多选几所医院进行。

2）信息偏倚及其控制：在调查时对两组的暴露史采取了不同的标准或收集手段可引起信息偏倚。例如调查妇女 X 线暴露史，在病例组详细查阅病历或其他记录，而调查对照时则多依据对照口头提供资料，这种所获得的信息可比性较差，从而产生偏倚。观察者在调查或测量时收集的资料在两组间准确性不一致或者被调查者提供不准确的信息都会产生信息偏倚，例如吸烟者说他不吸烟等。控制信息偏倚就是要在研究的不同阶段控制和消除影响信息准确性的各种因素，如进行检查或调查时尽可能采取盲法；调查的变量尽可能采取客观性强的指标；对无应答的对象，要设法补救并在分析时对无应答的影响做出特别分析。

3）混杂偏倚及其控制：是由于混杂因子所造成的偏倚。混杂因子是指既和研究的疾病有联系（即这个因子必须是一个危险因子）又和研究的暴露有联系的因子。年龄、性别和许多疾病与许多暴露都有联系，所以是最常见的混杂因子。例如，在研究甘露消毒丸与 CTN 的关系中，职业是一混杂因素，因为职业与甘露消毒丸服用有联系，职业在病例组与对照组的分布不相同，而且职业可能是 CTN 的危险因素。如果不注意职业，则职业因素会混杂或歪曲甘露消毒丸对 CTN 的影响。对混杂因子的作用，在研究设计阶段可采用限制和匹配的方法进行控制。在分析阶段可采用分层分析方法，标准化处理或应用多因素分析方法进行处理。此外，分析资料时要讨论偏倚的产生及存在的大小，如存在明显的偏倚，下结论应慎重。

（2）病例对照研究结果的解释　病例对照研究资料经统计学推断后、若病例和对照之间在某因素暴露比例上有明显差异，我们就称暴露因素和疾病之间存在着统计上的关联。这种关联可以是因果性质的，也可以不是。因此，对结果的解释，有下列三种可能：①机遇的作用：利用统计学上的显著性检验及 OR 值的置信区间可以说明抽样误差或机会影响研究因素和疾病关联的大小。但需注意的是，如果结果无显著性差异，不能轻易地判断该因素与疾病之间不存在关联，因为这可能是由于因素对疾病的作用较小，而样本含量没能达到分析所要求的精度和把握水平而造成的。此时，应扩大样本量，再进行研究。②偏倚的作用：病例对照研究中最重要的偏倚是抽样时的选择偏倚和资料收集中的回忆偏倚。结果解释时要详细探讨发生偏倚的可能性、样本的代表性和资料的可比性。如进行的是以医院为基础的病例对照研究，就要详细探讨本次研究的病例和对照是如何选择的，病例的选择是否是多医院选择，病例的诊断标准是否一致，对照是否是多科室随机选择。在调查时，是否注意保证研究对象有较高的应答率，避免失访。调查因素的设计是否客观、合理，调查员工作态度如何，被调查者的回答情况如何等。另外，对混杂因子造成的混杂偏倚也应有充分的估计和判断。要说明当混杂因子的作用得到控制之后，相对危险度或比值比发生何种程度的变化或不发生变化；如果发生变化，那么这种变化就是混杂作用大小的一个指标。混杂作用被控制后，依然存在的联系，可以解释为研究因素与疾病之间的特异性联系。对混杂作用的处理是数据分析的一部分。③因果联系：流行病学研究其目的之一是确定一些可能会引起疾病或能预防疾病的因素，其最终目标是通过对这些因素的干预而改变疾病的发生频率或严重程度。从这个意义上来说，若某因素的水平改变以后疾病频率或特征亦随之变化，则我们可以把这一因素称为是一个病因因素。这一定义包括两个要素：其一是时间顺序是因在前，果在后；其二是若对这个要素进行干预或其本身发生改变，发病率也会发生改变。后面的实验性流行病学研究可以证实因素之间是否存在这种关系，而病例对照研究仅能借助于逻辑推理即病因推断技术判断是否存在因果联系，它对因果关系仅限于是一种判断而不是因果联系的证明。

7. 病例对照研究的优缺点

（1）病例对照研究的优点　①病例对照研究所需的样本量比队列研究少得多，特别适宜于少见疾病的研究，有时也是唯一可行的研究方法，如恶性肿瘤的病因和危险因素研究，病例对照研究设计是最常用的方法，因为如采用队列研究常需要很大样本，有时甚至不可能做到。②由于调查暴露情况是采用回顾方式，因此适用于长潜伏期疾病的研究，如化学因素致癌作用常需 10 ～ 20 年，如设计前瞻性研究则需要观察 10 ～ 20 年才能下结论，造成科研周期过长，影响科研成果的及时发表，而病例对照研究可以迅速出成果。并且队列研究有时要对病例营造一个暴露环境是不可能的，而病例对照研究不存在这个问题。③病例对照研究允许同时调查多种因素和研究疾病的关系，并可以使用病史记录作为数据的来源。④采用病例对照研究设计方案可以省人、省时、省钱，科研周期短，可较快得到结果，容易出成果。

（2）病例对照研究的缺点　①病例对照研究选择合理对照十分困难，对照组的选择系由研究者自行选择，病例常不能代表全部病例，对照也常常不能代表其对象人群，难免产生偏倚。②暴露水平和暴露率的测量是在患病之后回顾而获得，其可靠程度往往不等，因此特别容易受到回忆性偏倚的影响，尤其是设计不规范的病例对照研究更易受到各种偏倚的影响，从而影响研究结果的正确性。③论证强度不及队列研究和试验性研究，因此当病例对照研究得出的结论有争议时，应进一步设计队列研究加以证实。④病例对照研究不能计算发病率，也不能证实某因素与某疾病的因果关系，只能计算近似的相对危险度，用优势比来估计。

（二）质量评价

1. 方法学质量评价 同队列研究，推荐使用NOS量表（0～4分为低质量研究，5～9分为高质量研究）。具体评价方法如表3-13。

表3-13 纽卡斯尔－渥太华量表（病例对照研究的评价）

三大方面	8个条目	星级判断依据
病例组与对照组的选择		
	病例的定义和诊断是否恰当?	
		A是的，疾病的定义和诊断是正确、独立和有效的*
		B是的，例如根据病例记录或者医生自己的记录
		C没有描述
	病例的代表性	
		A是连续病例，或者病例有很好的代表性*
		B存在选择性偏倚或者没有阐明
	对照的选择	
		A社区对照*
		B医院对照
		C没有描述
	对照的定义	
		A没有需要研究的疾病史*
		B没有描述
可比性		
	病例和对照的可比性（设计和分析阶段）	
		A根据重要的因素来选择和分析对照的*
		B根据其他重要的因素来选择和分析对照的*
暴露		
	暴露的调查和评估方法	
		A可靠的记录
		B盲法（不知谁是病例组和对照组的面谈）*
		C非盲法的面谈
		D自我记录后者仅病例记录
		E没有描述

续表

三大方面	8个条目	星级判断依据
	病例对照的调查方法是否相同	
		A 是 *
		B 否
	无应答率	
		A 相同 *
		B 不同

注：可比性最高可给予两颗星，而其他项最高一颗星。* 达到此标准即得 1 分。

2. 报告规范性评价

同队列研究，推荐使用 STROBE。

第五节　横断面研究

一、概述

（一）定义

横断面研究，亦称为现况研究，是指在一个特定的时间点或期间内对一个特定人群某种疾病或健康状况进行的调查研究，在部分文献中它被称为现况调查。现况研究收集的资料不是被调查人群过去的历史记录，也不是多次随访的结果，而是调查当时的客观情况，这也是它得名现况研究的缘由。从时间序列角度讲，现况研究是特定时间对特定事件的调查研究，所收集的资料反映该时间断面的状态，因而被称为横断面研究（cross-sectional study）或横断面调查（cross-sectional survey）。现况研究在描述疾病或健康状况的水平时主要用的是患病率指标，因此它还被称为患病率调查。

（二）特点及其应用范围

横断面研究是描述性研究最主要的方法，它直接体现描述性研究的方法学特征和应用范围。可用于：①了解特定疾病或健康状况在特定时间、地区及人群中的分布特征。②了解特定人群及其环境中的某些因素与特定疾病或健康状况的分布，通过分析比较，探索它们之间的联系，以获得有关病因的启示，并逐步建立病因假设。③通过对一个社区疾病与健康状况的调查，发现该社区的主要卫生问题，为卫生行政部门制定防治措施，合理配置卫生资源提供决策依据。④早期发现病例并使其能够得到及早治疗。⑤在实施一项防治措施前后进行横断面研究，以考核防治措施的效果。

（三）种类

现况研究根据获取样本的方式分为普查（overall survey）和抽样调查（sampling

survey）两类。

1. 普查

（1）概念 普查是指对研究所确定的调查范围内的全部观察对象（总体）进行的调查。在流行病学研究中，普查通常是在一个特定时间点或期间内对全部观察对象某种疾病或健康状况进行的调查。

（2）目的 早期发现疾病并使其得到及早治疗，如高血压普查、乳腺癌普查等。了解疾病的分布，例如血吸虫病普查、疟疾普查等。了解人群的一般健康水平，例如儿童发育状况普查。建立某些生理指标正常值，例如人体的血脂、发铅、血红蛋白正常值等。

（3）开展条件 开展普查时一般应具备如下一些条件：有足够的人力、物资和设备。所普查的疾病的患病率不太低。所使用的检测方法操作简便，易于接受，且具有较高的敏感度和特异度。

（4）优缺点 优点：①由于是调查某一人群的所有成员，所以在确定调查对象上相对容易。②可以获得观察对象多种疾病或健康状况的全貌。缺点：①参加调查的人员多，调查技术和检测方法的标准难以统一，影响调查的质量。②普查对象多，调查期限短，难以避免遗漏情况发生。③普查不适用于患病率较低以及检测技术较复杂的疾病。

2. 抽样调查

（1）概念 抽样调查是指从研究所确定的全部观察对象（总体）中抽取一定数量的观察对象组成样本，根据样本信息推断总体特征的一种调查方法。在抽样调查中，通常采取随机抽样（random sampling）的方法选取样本，使样本信息对总体具有较好的代表性。随机抽样的原则是每个观察对象被抽到的机会一致。样本对总体的代表性不仅仅与随机抽样有关，它还受到样本大小和抽样方法等因素的影响。

抽样调查是以小窥大，以少概全的调查方法，是各种调查研究中应用最普遍的一种。抽样调查较普查有更多的优点。

（2）抽样调查的优缺点 优点：①抽样调查可节省时间、人力和资源。②抽样调查容易做到深入、仔细和准确。缺点：①抽样调查的设计、实施以及资料的分析都较复杂。②重复及遗漏不易被发现。

（3）抽样方法 在流行病学调查中，抽样方法主要有单纯随机抽样、系统抽样、分层抽样和整群抽样，具体请参考相关流行病学书籍。

二、质量评价

（一）方法学质量评价

美国卫生保健质量和研究机构（agency for healthcare research and quality，AHRQ）对观察性研究的质量评价标准进行了推荐，对于横断面研究，推荐采用NOS量表作为质量评价标准，包括11个条目，分别用“是”“否”及“不清楚”作答：

（1）是否明确了资料的来源（调查，文献回顾）？

（2）是否列出了暴露组和非暴露组（病例和对照）的纳入及排除标准或参考以往的出版物?

（3）是否给出了鉴别患者的时间阶段?

（4）如果不是人群来源的话，研究对象是否连续?

（5）评价者的主观因素是否掩盖了研究对象其他方面情况?

（6）描述了任何为保证质量而进行的评估（如对主要结局指标的检测 / 再检测）。

（7）解释了排除分析的任何患者的理由。

（8）描述了如何评价和（或）控制混杂因素的措施。

（9）如果可能，解释了分析中是如何处理缺失数据的。

（10）总结了患者的应答率及数据收集的完整性。

（11）如果有随访，查明预期的患者不完整数据所占的百分比或随访结果。

（二）报告规范

同队列研究和病例对照研究，推荐使用 STROBE 报告规范，见前文。

第六节　病例报告与病例系列研究

在疾病研究的初期，病例报告或病例分析可以快速地提供直接证据，通过描述疾病的三间分布情况，为确定病因和疾病诊断提供重要线索。

一、概述

（一）概念

病例报告（case report）是临床上有关单个病例或几个病例的详尽报告，通过对新发疾病、罕见或少见疾病、人们不熟悉的疾病或某些常见疾病的异常表现进行详细描述与记录，以引起医学界的注意。病例报告的内容包括患者的临床症状、体征、诊断、治疗与预后以及患者的人口学特征。

当可以获得 10 个以上的病例时，可以进行病例系列研究（case series）。病例系列是无对照的观察性研究，涉及对多个患者同一种干预、疾病或结局的描述，主要用于以下 3 方面：①报告药物治疗的潜在危害和不良反应；②描述一种新出现的疾病或罕见病的临床表现、诊治措施，新的手术方法、护理方法或其他保健措施；③观察某药物或疗法的效果。相比于其他研究类型，病例系列由于未随机分组和设置对照，可能受到多种潜在偏倚的影响。按照牛津证据分级系统等，病例系列在证据等级中处于低级别。但在某些情况下（如涉及伦理学问题时），对照试验（RCT、队列研究或病例对照）可能不适用或尚未开展，病例系列可能是唯一可得的研究证据。

病例报告和病例系列研究属于医学研究中的观察性研究，因为缺乏对照，在研究设计上不像队列研究、病例对照研究等有严格的要求，人们往往对病例报告及病例系列研究不够重视。其实，病例报告是临床医学和流行病学的一个重要连接点，往往为医学科研工作者建立疾病（异常表现）与可能风险因素的因果（关联）假说提供重要依据与线索。1985年，美国医师协会评价过去150年间发表在JAMA上的研究，找出51项在推动医学科学进步与改变临床实践中有重要意义的研究，其中有5篇是病例报告。

（二）在流行病学方法中的定位

顾名思义，病例报告和病例系列研究仅仅对临床发生的事件进行观察与记录。因为缺乏对照，病例报告或病例系列研究的研究结果仅能代表所报道的病例，对于病因学研究而言，一般情况下只能提供进一步研究的线索，而不能为因果关系的论证提供可靠证据。

但是，对符合"全或无（all or none）"规律的病例报告而言，无论在疗效评估领域还是预后研究领域，病例报告可提供真实可靠的证据。"全"指在临床使用某项治疗之前，所有患者均死亡，而使用后，有部分患者存活下来；"无"指在没有使用某项治疗之前，部分患者发生死亡，而使用后，没有患者再发生死亡。如：陈中伟院士1963年成功完成世界上首例离断肢体再植术后，在《中华外科杂志》上发表了题为《前臂创伤性完全截肢的再植》的病例报告，为离断肢体的治疗提供了最佳临床证据的同时，成为我国显微外科技术居国际领先地位的标志。

此外，病例报告往往是低年资临床医生开展临床科研的第一步，在医学研究与医学教育中都有着重要的地位。除了《新英格兰医学杂志》（*New England Journal of Medicine*）、《柳叶刀》（*LANCET*）、《美国医学会杂志》（*Journal of American Medical Association*）等国际范围内重要的临床医学学术期刊坚持刊登病例报告外，还有专门的病例报告学术期刊，如《医学病例报告杂志》（*Journal of Medical Case Reports*）、《英国医学杂志病例报告》（*BMJ Case Reports*）等。这些专业期刊同样也是同行评议期刊，为了促进医学同行之间对病例报告的发表与分享，许多有影响的学术期刊还提供了供病例报告发表与公开获得的网络资源。

（三）病例报告常用的收集方法

病例报告常用的收集方法有三种：回顾性病例报告（retrospective case report）、前瞻性病例报告（prospective case report）与时间序列病例报告（time series case report）。

1. 回顾性病例报告 回顾性病例报告是最常用的方法，指病例报告是在给予患者临床干预之后，回顾性地收集包括诊断、治疗在内的数据，而不是在患者就诊之前就设计好的研究。事实上，如果我们在日常临床工作中应用了真实、可靠的数据测量方法，保证病例资料中的信息的真实性与可靠性，就可以很好地基于已有的病例资料完成病例报告。临床医生最容易犯的错误是，尽管在临床管理病例时用了最好的方法，但因为缺乏预先的设计，导致没有用规范、标准的方法测量各种数据，从而会降低病例报告的可信程度。

2. 前瞻性病例报告 相对于回顾性病例报告，前瞻性病例报告指研究者在收集病例前已预先完成了研究计划。如一个针灸医生常常接诊退行性膝关节炎病例，研究经自己改良的针灸方法是否可以改善目前的疗效，可以先检索文献，使自己的治疗方法更趋于标准化，并掌握评价退行性膝关节炎疗效的指标。在此基础上，可以完成一个病例报告的设计，等患者接受治疗时，可以根据研究计划对研究结果进行准确测量。

3. 时间序列病例报告 时间序列报告也属于前瞻性报告，指在不同的时间点，如治疗前、治疗过程中与治疗后对结果进行多次测量。通过多次测量，可以掌握疾病的发展与转归的一般趋势，克服回顾性病例报告与前瞻性病例报告仅能作前后比较的局限性。

（四）病例报告的平台

2012 年，美国国家卫生研究院（National Institution of Health，NIH）推出了一项试点计划，建立全球罕见病病例登记系统和数据库（global rare diseases patient registry and data repository，GRDR）。此数据库将提供一个共享平台，为流行病学工作者提供研究罕见病的数据，为临床医生开展新的临床试验提供足够的病例，同时将启动疾病自然史的研究，为大家了解罕见病，研发新的治疗措施提供基本素材。此项目将基于网络平台，向全球范围内征集罕见病例的相关数据。

（五）注意事项

1. 报告一种新的或改良的治疗方法需谨慎 报告一种新的或改良的治疗方法是临床病例报告中的常见内容，临床医生常常针对难治性疾病，结合自己的临床经验撰写病例报告，与同行交流自己发现的新治疗方法或改良的治疗方法。但需要注意的是：除非符合“全或无”规律，病例报告仅能为同行提供一种思考，而不能作为疗效评价的证据。

2. 知情同意与伦理 虽然病例报告不涉及为了研究而特定设计的干预，但病例报告研究仍要求遵循自愿参与研究的原则，考虑到涉及患者个人资料保密问题，如使用患者图片时，为保证患者的医疗待遇与权益不受影响，我们还是应遵循医学研究中的伦理学原则，做好知情同意。

3. 病例报告与病例系列研究的偏倚 病例报告与病例系列研究作为一种观察性研究，同样有选择偏倚、测量偏倚，此外，还存在发表偏倚。

（1）选择偏倚 在回顾性病例报告中，可能由于部分病例的记录不完整、导致这部分病例不能纳入分析，从而产生选择偏倚。另一方面，在介绍新的治疗方法的病例报告中，研究者收集到的病例往往是疗效较好的患者，而疗效差或者不能耐受的患者已自行脱落，因此产生选择偏倚，使疗效被高估。

（2）测量偏倚 由于病例报告常常针对“异常”现象，对异常现象的测量如缺乏统一的，可被同行认可的标准时，常常会发生测量偏倚，影响结果的真实与可靠性。

（3）发表偏倚 因缺乏强有力的方法学支持，病例报告存在严重发表偏倚（publication bias），即阴性结果的治疗可能根本不会被撰写成报告投稿及发表。奥利维拉（Oliveira）等对巴西 28 种牙科期刊在 1994—2003 年间发表的 435 篇病例报告进行评价，发现发表的病例报告存在阳性结果偏倚，从而影响了读者的临床决策。

二、质量评价

（一）病例报告规范 CARE 共识

病例报告研究的质量评价多数也会推荐直接使用其报告规范 CARE 共识。在实际科研工作中并不是强制使用，但此规范可以帮助大家在撰写病例报告时有意识地收集规范中提到的相关信息，以保证病例报告与病例系列研究的质量。

病例报告是对新发疾病、稀有或罕见疾病，或某些常见疾病的不常见表现进行详细描述与记录。一篇好的病例报告会为临床医生和医学科研工作者提供贴近临床实际、生动、直接的第一手临床资料，往往还能引发新的研究热点，开辟一个新的研究领域，是临床医学和流行病学的一个重要连接点。

广义的病例报告（case report）包括两种类型：一类是单个案例报告，或称个案报告（report of single case）；另一类是病例系列（case series），也称病例分析。病例报告常被用于临床医生对某一疾病的临床特征进行详尽描述与记录，并提出研究假设的主要手段，但由于其方法学上的缺陷使该类研究存在一些难以回避的局限性，如：①不能对暴露与疾病之间的因果关系进行定量评估；②个体化的诊疗特征维度很多，结果可推广性较低；③不设立对照，结果解释时无法排除非研究因素的混杂效应；④个案报告存在严重发表偏倚，阴性结果通常不被发表，从而影响临床决策。因此，制定一个专门适用于个案报告的报告规范的需求变得非常迫切，其对于声明这类证据的重要性、特殊性以及提高该类研究报告质量有重要意义。

2013 年由来自美国、英国、加拿大和德国等国家的大学、医院、科研机构和医学期刊等多个领域共 27 位研究人员组成的 CARE 工作组，经过多次会议讨论达成 CARE 共识（case report），并产生了一个包含 13 个条目的清单，即个案报告的报告规范。CARE 共识于 2013 年 9 月被多家期刊首次同步刊发，是国际医学期刊编辑委员会（International Committee of Medical Journal Editors，ICMJE）和 EQUATOR 协作组（Enhancing the Quality and Transparency of Health Research network）认可推荐的报告规范。2016 年 1 月，CARE 小组发布了 2016CARE 信息清单更新版。更新版在内容方面进行了不少修改，也增补了一些全新的内容，尤其是凸显了临床诊疗中的医学伦理学。

（二）清单内容

CARE 共识包含 14 个条目：标题、关键字、摘要、简介、患者信息、临床发现、时间表、诊断评估、治疗干预、随访和结果、讨论、患者观点、知情同意书、其他信息等，详见附录 4。

（三）病例系列研究方法学质量评价工具

2012 年加拿大卫生经济研究所（IHE）制定了病例系列较为系统全面的质量评价工具。该工具的制定共分为 4 步：第一步，对现有病例系列质量评价工具进行文献综述，搜集条目并按研究问题、研究人群、干预措施、结局指标测量、统计学分析、结果与结论和利益冲突和资金来源7个领域进行分析。第二步，确定初始条目及遴选参与确定条目的专家。第三步，应用德尔菲法形成最终条目清单。终版清单完成后，由2名评价员进行预评价，专家组根据预评价结果完善解释说明文件。IHE病例系列方法学质量评价清单包含7个领域，20个条目，见表3–14。

表3–14 IHE病例系列方法学质量评价清单

内容		说明
领域1：研究目的		
条目1	是否清晰地说明了研究的假设、目的、目标	是：清晰地给出了研究的假设、目的、目标； 不清楚：研究的假设、目的、目标模糊或描述不清楚； 否：未给出研究的假设、目的、目标
领域2：研究人群		
条目2	是否描述了患者特点①	是：描述了患者的人口学特征和病因相关的基线特征； 部分报告：只给出了患者例数； 未报告：无相关特点
条目3	是否在多个中心收集病例	是：在一个以上的中心收集病例； 不清楚：未说明患者来源； 否：患者来自单中心
条目4	研究纳入和排除标准是否明确且合理①	是：给出了纳入和排除标准； 部分报告：只给出了纳入或排除标准中的一个； 否：纳入和排除标准均未给出
条目5	患者的纳入是否连续	是：明确说明连续纳入了患者，或说明纳入了所有符合标准的患者； 不清楚：纳入患者的方法不清楚，或无相关信息说明； 否：没有证据显示为连续病例，因资源等问题使连续纳入受限
条目6	患者的病情是否一致①	是：明确阐述纳入患者病情的一致性，包括临床状况、发病时间、干预之前的暴露、疾病严重程度、合并疾病或并发症情况； 不清楚：未说明纳入患者的病情是否一致； 否：患者病情不一致，其发病时间等特点差异很大
领域3：干预与联合干预		
条目7	是否清楚描述了主要的干预措施①	是：主要的干预措施描述清楚（如剂量、实施频率、疗程、持续或临时干预、技术参数或设备特点）； 部分报告：只提到了干预名称； 否：没有描述相关干预情况
条目8	是否明确描述了联合干预措施	是：患者接受了联合干预； 不清楚：可能有联合干预，但是未给出相关信息； 否：明确说明没有联合干预，或从文中看出没有联合干预
领域4：结局测量		
条目9	是否事先确定研究要测量的结局①	是：在背景或方法部分给出了所有相关结局指标的标准（如可测量的改善或效果、症状缓解、功能改善等）； 部分报告：只在背景或方法中简单给出了部分相关结局； 否：结局测量首次出现是在结果、讨论或结论部分

续表

内容		说明
条目 10	是否应用合理的客观和（或）主观方法测量了相关结局指标①	是：方法学中描述所有相关结局指标均用合理的方法进行测量； 不清楚：不清楚结局指标是如何测量的； 否：测量结局指标的方法不合适
条目 11	干预前后是否均测量了结局指标	是：干预前后均测量了相关结局指标； 不清楚：不清楚何时测量的结局指标； 否：仅在干预后测量了结局指标
领域 5：统计分析		
条目 12	是否应用了合理的统计学检验来评价相关结局指标①	是：方法学中详细描述了统计学检验且应用恰当（如对正态分布人群采用参数检验，非正态分布人群用非参数检验），或虽没有用统计学检验但说明了原因； 不清楚：方法学中未描述统计学检验或无统计分析信息； 否：统计学检验应用不合理
领域 6：结果与结论		
条目 13	是否报告了随访时间	是：清楚描述了随访时间，提供了均数、标准差或中位数、范围的数据； 不清楚：随访时间描述不清晰； 否：未描述随访时间
条目 14	是否报告了失访情况	是：明确报告了失访的例数或比例，或明确报告了所有纳入患者的结果，或通过纳入人数和实际分析人数可以获得失访人数； 不清楚：失访患者的信息不清晰，或失访报告不一致（如描述的信息和表格数据不一致）； 否：没有报告失访例数或比例
条目 15	是否在相关结局指标的数据分析中提供了随机变量估计	是：研究报告了所有结局指标的随机变量的估计（如标准误、标准差、正态分布数据的可信区间、非正态分布数据的范围和四分位间距）； 部分报告：随机变量的呈现不清楚（如报告了分布情况，但未说明标准误或标准差）； 否：没有报告结局指标随机变量的估计
条目 16	是否报告了干预相关的不良事件①	是：给出了研究或特定时间段内出现的干预相关的不良事件，或明确无不良事件发生； 部分报告：从报告中可推断出只给出了部分而非全部潜在的不良事件； 否：没有关于是否发生不良事件的信息
条目 17	研究的结果是否支持其结论	是：研究结论（包括患者、干预和结局指标）基于研究的结果和讨论得出； 部分报告：研究结论（包括患者、干预和结局指标）并非完全基于研究的结果和讨论得出； 否：研究结论不是基于研究的结果和讨论得出
领域 7：利益冲突和资金来源		
条目 18	是否说明了研究的利益冲突和支持来源	是：报告了利益冲突和资金（或其他）来源，或明确说明无利益冲突或无支持来源； 部分报告：只给出了利益冲突或支持来源一个方面的信息； 否：利益冲突和支持来源均未报告

续表

内容		说明
新增条目		
条目 19	该研究是否为前瞻性研究②	是：明确说明为前瞻性研究 不清楚：未提及研究设计或描述不清楚 否：明确说明为回顾性研究
条目 20	是否对结局评价人员施盲②	是：结局评价人员不知道干预情况 不清楚：未报告结局评价人员是否知道干预情况 否：明确说明或明显可判断结局评价人员知道干预情况

注 ①评价员在应用前应确定哪些方面是重要的，如有必要则咨询专家；②预评价后新提出的条目。

（四）应用建议

CARE 共识的制定具有很强的科学性、规范性，并且适当地强调了个案报告的特殊性，因此非常值得推荐该类研究的报告应严格遵循 CARE 共识。但是高质量的报告和高质量的研究并非等同。遵循该规范完成的病例报告可以称之为高质量的研究报告，但要保证高质量地开展个案研究，还要注意其方法学特殊性，在规范的报告之前，应首先保证规范的研究，建立逻辑清晰的生物学假说，其次是尽可能详尽地描述个案的多方面特征，便于后续个案再现时进行共性对比和假说验证，最终提高该类研究的临床应用价值。另外，在写作病例报告时，必须明确以下几个要点。首先，对于患者诊疗经过的描述，强调遵循时间轴进行，必须标出每一步诊疗操作的具体时间点，可以采用图表形式进行清晰展示；其次，在描述患者的诊疗经过时，同时说明采取每一步诊疗操作的理由及其结果；再次，明确指出，与既往文献资料报道的病例相比，本次报告的病例有何特殊性或创新点，能够为临床实践带来哪些新的启发，以及今后如何应用于临床实践、促进临床实践水平的提升；最后，在整个诊疗过程中，应充分保护患者及其相关人员的隐私，尊重他们的知情权，要符合医学伦理学原则。

IHE 病例系列质量评价工具为客观评价和恰当使用病例系列的研究结果提供了重要依据。考虑到对条目的符合情况进行打分可能具有一定的误导性，IHE 病例系列方法学质量评价清单不建议使用打分法，而是将每个条目都给出相应选项。专家组提出满足 14 条（70%）以上即算可接受的质量的建议。但该条目还存在以下局限：①德尔菲法专家组成员仅有 5 人，且全部来自高收入国家。一般质量评价工具的专家组由 10 ～ 20 人组成，应来自高收入和中低收入国家，并合理考虑地域分布。②该工具针对病例系列的方法学质量，也可用于病例报告的质量评价，然而开发人员并未说明是否或应该如何用这些条目来评价病例报告。③该工具虽然从原始的 30 个条目最终确定为 20 个条目，但对于病例系列而言，条目数仍然过多，针对 RCT 的方法学质量评价工具仅 6 个条目，而且部分条目（条目 3、5、12、15、18 和新增条目 1）并不完全适合病例系列，或对病例系列研究并不是很重要，例如：提到一些条目需要评价员考虑（或咨询专家确定）其是否重要，进而更合理地给出评价结果；又如大多数病例系列是对曾经暴露于某种相同干预（预防）措施的一批患者进行临床结果描述和评价，这样对于前瞻性的要求并不恰当。④虽然每个条目都有对应的判断选项，但是对于总体质量还缺乏一个可参考的标准。

第七节　系统评价与 Meta 分析

一、概述

循证医学强调利用最佳研究证据进行临床和医疗卫生决策，这就要求对已经发表的大量临床疗效评价研究的证据进行综合，而开展这项工作的主要方法之一就是系统评价（systematic review）。目前，系统评价的结果被认为是临床诊治决策和医疗卫生政策的可靠证据。

系统评价，又叫系统综述，是指就一个特定的题目（病种或疗法），收集所有能够收集到的试验（包括所有语种），整合起来进行全面和客观的分析，从而得出这种疗法究竟是否有效的综合结论，是一种在原始研究基础上的二次研究。有的系统评价中运用了统计学定量分析方法——Meta 分析来整合原始研究的结果，因此，过去又把使用这种统计学方法的系统评价称作 Meta 分析。

根据所纳入的原始研究设计的种类，系统评价可分为 RCT 的系统评价（只包括一种原始研究设计）、非随机研究的系统评价（可包括一种或多种原始研究设计）以及随机和非随机研究均包括的系统评价（包括两种以上原始研究设计）。目前最被广泛接受和应用的是 RCT 的系统评价。RCT 的系统评价适用于评估药物 / 疗法的疗效，RCT 被认为是评估干预措施的“金标准”，而基于此“金标准”的试验结果综合被认为能够为医疗决策提供最完善、最可靠、最权威的证据。非随机研究的系统评价则适用于研究疾病的病因或危险因素和预后、诊断准确性，以及药物不良反应和毒副作用。但由于非随机研究在方法学上有不足之处，因此，要防止和评价可能出现的偏倚，以及由偏倚造成的结论的错误。所以采用非随机研究的系统评价对纳入试验的质量必须进行严格评价，做出结论需慎重。

二、质量评价

系统评价同传统综述一样，也是一种综述，都属于回顾性、观察性的研究和评价，因此，均可存在系统偏倚和随机错误。一篇综述的质量常常取决于收集到文献的全面程度和质量，以及用于综合资料的方法，减少其可能存在的偏倚和错误的程度。低质量的系统评价可能得出错误的结论，起误导作用。因此，当看到一篇相关的系统评价的文章时，如同阅读随机对照试验一样，同样需要应用一定的原则对系统评价的质量进行评价，才能作为自己决策的科学证据。

2007 年，来自荷兰 VU 大学医学研究中心和加拿大渥太华大学的临床流行病学专家们在英国医学委员会期刊《医学研究方法学》上发表了名为“Development of

AMSTAR：A Measurement Tool to Assess Systematic Reviews”的专论，标志着 AMSTAR 的正式形成。AMSTAR 是用于评价系统评价 /Meta 分析的方法学质量的一种工具量表，共 11 个条目，每个条目均采用“是”“否”“不知道”和“不适用”进行判定。（表 3–15）

表 3–15　AMSTAR 工具量表

条目	描述	解释
1	是否提供了前期设计方案?	应该在系统评价开展之前确定研究问题及纳入排除标准
2	纳入研究的选择和数据提取是否具有可重复性?	至少要有两名独立的资料提取员，且对不同意见采用适当的方法达成一致
3	是否实施了全面广泛的检索?	至少检索 2 种电子数据库。检索报告必须包括年份以及数据库，如 Central、EMBASE 和 MEDLINE。必须说明采用的关键词和（或）主题词，如果可能应提供检索策略。应对最新信息的目录、综述、参考书、专业注册库，或特定领域的专家进行补充检索或咨询，同时还需检索纳入研究后的参考文献
4	发表情况是否已考虑在纳入标准中，如灰色文献?	作者应说明其检索不受发表类型的限制。应说明是否根据文献的发表情况排除文献，如语言
5	是否提供了纳入和排除的研究清单?	应提供纳入和排除的研究清单
6	是否描述纳入研究的特征?	从原始资料提取的资料应包括受试者、干预措施和结局指标，并以诸如表格进行总结。应报告纳入研究的系列特征，如年龄、种族、性别、相关社会经济学数据、疾病状态、病程、严重程度或其他应报告的疾病等
7	是否评价和报道纳入研究的科学性?	应提供预先选用的评价方法（如有效性研究，评价者是否把随机、双盲、安慰剂对照或分配隐藏作为评价标准）；其他类型研究的相关标准条目亦需交代
8	纳入研究的科学性是否恰当地运用在结论的推导上?	在分析结果和推导结论中，应考虑方法学的严格性和科学性；且在形成推荐意见时，亦需要明确说明
9	合成纳入研究的方法是否恰当?	对于合成结果，应首先确定纳入的研究结果是可合并的，并采用一定的统计方法评估异质性。如果存在异质性，应采用随机效应模型，和（或）考虑合成结果的临床适宜程度（如是否适合合并）
10	是否评估了发表偏倚的可能性?	发表偏倚的评估应含有某一种图表的辅助，如漏斗图以及其他可行的检测方法和 / 或统计学检验方法，如 Egger 回归
11	是否说明相关利益冲突?	应清楚交代系统评价及纳入研究中潜在的资助来源

此外，可用于系统评价质量评价的还有加拿大 MacMaster 大学的 Andrew D Oxman 和 Gordon H Guyatt 于 1991 年研制的 OQAQ 量表（Oxman–Guyatt overview quality assessment questionnaire）。OQAQ 量表涉及 9 个方面共 10 个条目。前 9 个条目可以评为充分（报告并正确使用）和不充分（没有报告或不正确），最后一个条目是对整个文献质量进行打分，评价者根据前面 9 个问题的情况给 1 ～ 7 分。OQAQ 量表不涉及发表质量和研究的重要性，主要针对系统评价中容易产生偏倚的几个关键环节，即是否进行了全面的文献检索；如何减少在文献选择、数据提取和质量评价过程中偏倚的产生；

对原始研究的质量评价是否采取恰当的评价工具和方法；研究数据合并是否恰当；研究结论是否客观。

英国牛津循证医学中心文献严格评价项目制作 CASP 清单（critical appraisal skills programme），也是目前比较常用的工具之一。用于评价系统评价的清单包括 10 个条目。与其他清单不同的是，CASP 清单还考虑了研究的外部适用性。

第八节 临床实践指南

一、指南的定义、分类和意义

20 世纪 80 年代，为提高医疗质量、确保医疗保健的连续性、降低医疗成本，在全球范围内开展了临床实践指南（clinical practice guideline，CPG）指导医疗实践的运动。1990 年，美国医学科学院（Institute of Medicine，IOM）对实践指南（以下简称"指南"）进行了定义：是针对特定的临床情况，系统制订出帮助医务人员和患者做出恰当处理的指导性建议（推荐意见）。2011 年，随着循证医学的发展及其对指南的影响，美国医学科学院组织国际专家对指南的定义进行了 20 年来的首次更新，即指南是基于系统评价的证据和平衡了不同干预措施的利弊，在此基础上形成的能够为患者提供最佳保健服务的推荐意见。从广义上讲，此处的指南不仅仅针对临床问题，也针对公共卫生和卫生系统问题，而且随着人类对疾病诊疗技术的提高和对卫生保健认识的加深，一部指南可能会涵盖临床、公共卫生和卫生系统三大领域。指南最初的使用人群主要围绕临床医生，现在已经逐渐扩展为政策制定者、管理者和患者。

指南按照所解决的卫生保健问题，可以分为三大类，即临床指南、公共卫生指南和卫生系统指南。根据篇幅和制作周期又可分为快速建议指南（1 ～ 3 个月）、标准指南（9 ～ 12 个月）、完整指南（2 ～ 3 年）以及汇编指南（对现有推荐意见的整合与汇总）。另外还可根据是否原创分为原创指南和改编版指南，对于中低收入国家，改编高收入国家或国际组织的指南是短时间内高效率制定本国指南的重要途径。仅就临床指南而言，又可以根据所关注疾病的不同阶段，分为预防、诊断、治疗和预后等类型。

指南的恰当实施可以达到以下目的：①改善临床结局，提高医疗质量；②进行以患者为中心、尊重患者价值观的临床决策；③减少临床实践中的不恰当差异，确保患者安全；④促进医疗资源的合理配置；⑤科学评价研究结果，使临床决策清晰、透明。总之，指南对于提高医务人员的医疗水平、规范医疗行为、提高服务质量、科学配置医药资源和保障患者的权益等起着重要作用。

二、指南制定的方法与流程

（一）国际指南制定的原则与标准

2011 年，美国医学科学院在更新了指南的定义后，同时发布了指南制定应当遵循的六大原则：①指南应基于当前可得证据的系统评价；②指南制定小组应该由多学科专家组成，小组成员应纳入与指南有关的利益团体或机构的代表；③指南应恰当考虑不同的亚组患者，以及患者的偏好；④指南制定过程应该清晰透明，最大程度减少偏倚与利益冲突；⑤指南应详述干预措施和健康结局之前的关系，以及对证据质量和推荐强度进行分级；⑥当有新的研究证据出现时，应及时对指南内容进行更新。2012 年，国际指南协作网（Guidelines International Network，GIN）提出一部高质量的临床实践指南应遵循以下 11 条标准，见表 3–16。IOM 和 GIN 发布的指南制定原则与标准，已经成为国际上指南制定者的重要参考，同时为指南的研究者判断指南质量、使用者应用指南提供了重要依据。

表 3–16　GIN 高质量和可信指南的 11 条标准

内容	描述
指南制定小组的组成	指南制定专家组应包括多种专业的利益相关者，比如卫生专业人员、方法学家、特定主题的专家、患者
决策制定过程	指南应该描述专家组成员达成共识的过程，在可行的情况下还应说明资助的情况。该过程应在指南制定之初确定
利益冲突	指南应该包括指南制定小组成员的经济和非经济利益冲突声明，也应该描述如何记录和解决这些利益冲突的过程
指南范围	指南应该详细说明其目的和范围
方法	指南应该明确详细地描述指南的制定方法
证据评价	指南制定者应该用系统的证据评价方法来确定和评价指南主题相关的证据
指南推荐意见	应该清晰阐明指南推荐意见，且推荐意见要基于疗效和安全性的科学证据，若可能，也要考虑关于成本的证据
证据和推荐意见分级	指南应该用分级系统来对证据质量和可靠性以及推荐意见的强度分级
同行评审和利益相关者咨询	指南发表之前应该由外部的利益相关者进行评审
指南过期和更新	指南应该包含过期时间和（或）描述指南小组将用于更新推荐意见的流程
经济支持和资助机构	指南应该说明用于证据评价和指南推荐意见形成的经济支持

（二）国际指南制定的步骤与方法

全球目前有 30 多个组织和机构发布了各自的指南制定手册（即指南的指南），比如英国国家卫生与临床优化研究所（National Institute for Health and Clinical Excellence，NICE）指南制定方法和流程与世界卫生组织（World Health Organization，WHO）指南制定手册等已经更新过多个版本（WHO 指南制定流程见图 3–7）。尽管每部手册都各有特点，但都基本包含了以下几个方面：①指南领域与范围的确定；②指南制定小组的形成；③利益冲突的声明与管理；④指南关键问题的提出；⑤证据的检索、评价与分级；⑥推荐意见的形成；⑦指南的外审与批准；⑧指南在小范围内的预实施；⑨指南的规范化报告与发表；⑩指南的更新。2014 年，加拿大麦克马斯特大学（McMaster

University）研究人员发起联合 19 个单位的 24 名专家，共同制定了包含 18 个主题、146 个条目的指南 2.0 清单（表 3–17）。由于其系统全面、简洁明了、易于操作，是除指南制定手册外，指南制定者们参考的另一重要来源。

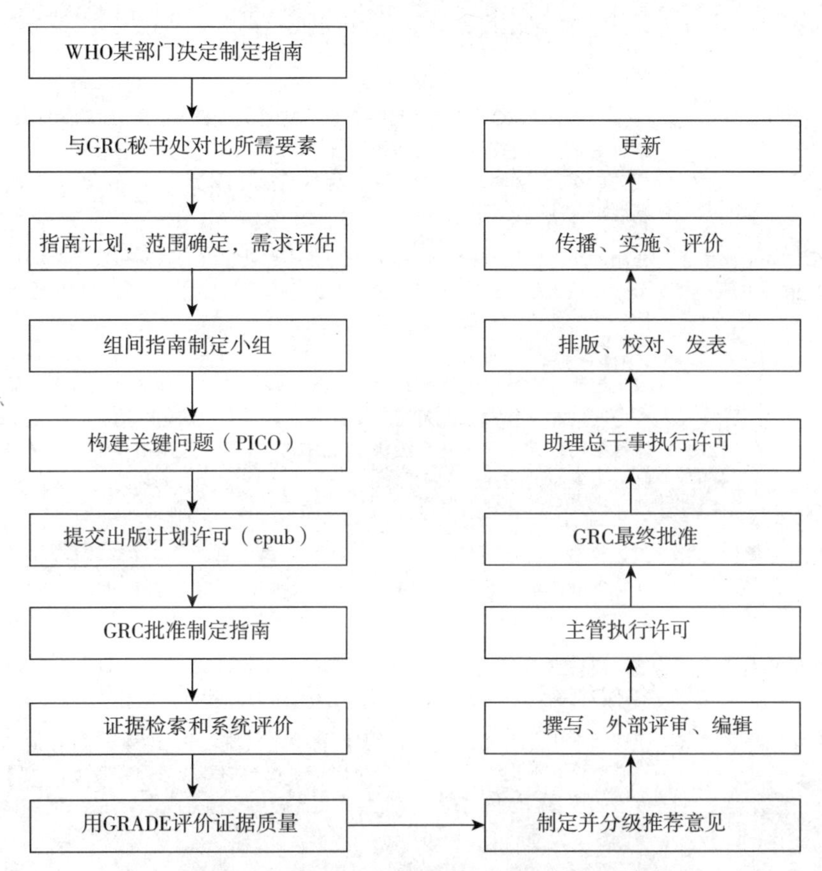

图 3–7　世界卫生组织指南制定流程图（2014 版）

注：指南评审委员会（Guidelines Review Committee，GRC）

表 3–17　指南制定清单中的主题

主题	描述
1. 组织、预算、规划和培训	制定一个通用而详细的计划，包括什么是可行的，如何实现以及制定和使用指南需要哪些资源。该计划应适用于具体阶段，且用非正式的通俗易懂术语进行描述
2. 设置优先领域	指利益相关者确定优先领域，并对其进行平衡和分级。设置优先领域可确保将资源和精力投入到那些常见领域（例如慢性阻塞性肺疾病、糖尿病、心血管疾病、癌症、预防），卫生保健推荐意见将会在这些领域为人群、辖区或国家提供最大利益。设置优先领域的方法在应对现有可能的困难时，还需要有利于未来计划
3. 指南小组成员	确定指南制定及其他步骤的参与者及其资质、人员规模、遴选方法
4. 组建指南小组	确定需要遵循的步骤、参与者的讨论方式，以及决策方法
5. 确定目标人群和遴选主题	包括描述指南用户或潜在用户，并定义指南涵盖的主题（例如对慢性阻塞性肺疾病的诊断）
6. 用户与利益相关者参与	描述那些不一定成为专家组成员但会受指南影响的相关人群或小组（例如目标人群或用户）是如何参与的

续表

主题	描述
7. 考虑利益冲突	主要是定义并管理个人利益关系和专业职责间的潜在矛盾，这些矛盾会让人怀疑其行为或决策是否受到了利益驱动，如经济、学术研究、临床收入或社会地位。利益冲突包括可能影响组织或个体不受束缚解决科学问题能力的经济、知识产权或其他关系
8. 形成问题	主要是通过 PICO（患者 / 问题、干预措施、对照、结局）框架定义推荐意见需要解决的重要问题，包括具体的人群、干预措施（含诊断检查和策略）以及与决策相关的结局（例如，是否应该使用 A 检查，或者 B、C、D 或 E 疗法是否可用于慢性阻塞性肺疾病）
9. 考虑结局指标和干预措施的重要性，价值观、偏好和效用	在制定指南的过程中，整合那些受推荐意见影响的人对可能结果的评价。这包括患者、照护者及卫生保健提供者的认知、态度、期望、道德和伦理价值观以及信仰；患者的生活和健康目标；对干预和疾病的以往经验；症状经验（如气短、疼痛、呼吸困难、体重减轻）；对利弊结局的偏好和重视程度；病情或干预对生活质量、健康或满意度的影响，以及实施干预措施、干预本身及患者可能经历的其他环境间的相互作用；对备选方案的偏好；对沟通的内容与方式、信息以及决策与保健参与的偏好。这些与经济学文献中提及的“效用”相关。干预本身可被认为是推荐意见的结果（如用药或进行手术治疗的负担）和与之相关的重要程度或价值
10. 确定纳入的证据类型并检索证据	主要是基于证据类型（如方法学质量严谨的研究或非正式收集的数据）、研究设计、人群特点、干预和对照来设定纳入排除标准，并决定将如何查找和获取证据。该步骤还包括（但不局限于）有关价值观与偏好、当地数据和资源的证据
11. 综合证据并考虑其他信息	主要以综合的方式（例如表格或简述）呈现证据，以促进制定和理解推荐意见。它还包括确定并考虑所研究问题的其他相关信息
12. 评价证据体的质量、优势或确定性	应用结构化方法透明地评价已有研究（单个研究和证据体），以评估对已有证据的信心。这些证据可能涵盖（但不限于）疾病的基线风险或负担、结局指标和干预措施的重要性、价值观、偏好、效用、资源利用（成本）、效果评估和诊断测试的精确性等方面
13. 制定推荐意见并确定推荐强度	制定推荐意见包括应用结构化分析框架和透明系统的过程来综合推荐意见的影响因素。确定推荐意见强度就是判断指南专家组对实施推荐意见将会利大于弊有多少信心
14. 对推荐意见和实施、可行性、公平性的注意事项的撰写	是指选择促进理解和实施推荐意见的语句和组成。措辞要与对实施、可行性和公平性的注意事项（即指南专家组如何考虑使用推荐意见及其对所描述因素的影响）相关联
15. 报告与同行评审	报告是指如何发布指南（如印刷版和在线版）。同行评审是指在指南文件发表之前对其进行评审，以及指南制定小组之外的利益相关者如何对其进行内部和外部评审（如发现错误）
16. 传播与实施	主要是让相关小组认识并促进指南应用的策略（例如出版物和移动应用程序等工具）
17. 评价与应用	是指可进行以下判断的正式和非正式策略：指南评估既是过程，也是结果；对指南的应用、采纳，或两者同时进行评估；评价指南的影响及指南是否可以改善患者或公众的健康或其他结果
18. 更新	是指因为影响推荐意见的证据或其他因素的变化，指南需要何时以及如何更新

（三）中华医学会指南制定的步骤与方法

为了在我国制定合格的指南，提供适合国情、操作可及的开发工具和方法，中华医学会有关专科分会经过两年的调查研究和复习国内外有关发表的文献，于2016年发表了《制定/修订〈临床诊疗指南〉的指南》（以下简称《指南的指南》），提出制定/修订我国《临床诊疗指南》的基本方法和程序规则。

《指南的指南》适用于指南制定/修订的领导者、指南的管理参加者、指南的评审者、所有关注指南制定/修订者，要求指南制定/修订过程必须采纳国际和国内循证指南制定/修订的方法，确保制定/修订的指南避免偏倚，符合高质量临床诊疗的需求。其主要的制定/修订指南的程序和方法如下：

1. 启动与规划 指南制定/修订前应充分了解同领域有无其他指南的制定/修订者、可利用资源，以及已有证据的质量。若同领域有相同或相近的指南，指南制定/修订组织者应对已有资源进行评估。评估意见应着重于已有指南的质量和适用性。指南制定/修订规划需报中华医学会备案，对于已有的质量较高、适用性好的指南，学会应组织改写；若国内无同类指南，或指南质量较差，可以启动指南制定/修订程序。规划阶段应明确指南制定/修订的目的、资金来源、使用者、受益者及时间安排等问题。

2. 实施计划的制定与审核 指南制定/修订工作应由中华医学会专设机构进行管理，并组织专家对指南的制定或更新进行审核，包括指南制定/修订的必要性、资金来源、可行性、参与人员、时间进度安排等内容；若通过审核，负责人应组织成立指南的制定/修订小组。

3. 成立指南制定/修订小组 小组一般应由具备临床医学、循证医学、卫生经济学、流行病学、文献学、统计学等专业技能的成员组成。还应根据具体指南的相应内容增设本领域或其他领域的其他人员，如县级医院代表或患者代表。小组成员除专业分工外，在指南制定/修订的责任分为首席专家、小组组长、小组成员。指南制定/修订小组成立后，需在工作开展之前，就循证指南制定/修订的流程及管理原则、意见征询反馈的流程、指南发布的注意事项、指南推广和指南实施后结局（效果）评价等方面，对工作小组全体成员进行专题培训。

4. 利益声明与处理 在指南发表的内容中，必须声明指南制定/修订的经费来源。对参加指南制定/修订小组的每一个成员，均应对该指南中所涉及的药物、器械等商业机构有关的问题做出利益声明。全体受邀并切实参与到指南制定/修订过程的人员都必须填写利益声明表，且必须同意在指南中发表。声明的利益一般包括与指南制定/修订过程有关的各类交通费、食宿费及讲课费的来源；有相关商业机构的股份或债券；有咨询、雇用关系的费用。

5. 构建临床问题 临床问题应针对推荐的干预措施有效性，以及潜在干预措施的不良后果、社会认可度或成本效益信息等，为推荐意见的形成提供基础。临床问题的构建一般应用PICO方式。此外，需要由指南制定/修订小组负责组织临床专家和患者制作结局清单，对结局指标进行分级和排序，并确定优先解决亟须制作系统评价回答的问题。

6. 证据的检索、综合和评价 对指南推荐的干预相关的问题进行系统评价，为推荐意见提供当前可得的最佳证据。若检索到新近发表（2年内）的高质量系统评价，可考虑直接参考使用。若无相关的系统评价，或已有系统评价质量不高，或已有系统评价非近期发表，或系统评价结果适用性低，应更新系统评价或者重新制作新的系统评价。对系统检索出来的论文和综合证据需要进行质量评价，评价工具包括牛津循证医学中心临床证据水平分级和推荐级别（Oxford Centre for Evidence Based Medicine，OCEBM，网址为http://www.cebm.net/oxford-centre-evidence-based-medicine-levels-evidence-march-2009/）及GRADE标准等。

7. 形成推荐建议 对证据进行评价并讨论其与临床问题的符合程度后，将证据转化成推荐建议。推荐建议均应有证据支撑，相应的证据来源文献应列入参考文献。除了对证据质量和利弊权衡以外，患者价值观、干预的成本和可及的资源等都是影响推荐强度的重要因素。对于在临床上广泛运用的病例报道和未经系统研究验证的专家观点，可选用专家共识的方法形成推荐意见，但必须标明来源于“专家共识”。

8. 指南的形成和意见征询 指南需要进行同行评审，评审人员应为指南制定/修订小组以外的独立成员，包括临床、方法学等多方面的专家以及患者代表，评审内容包括系统评价的方案及纳入的研究，证据概要表的草稿和推荐意见等。按照小结、主体和附录三部分撰写指南，应对小结和指南主体中的每项推荐意见的证据质量进行详细说明，可在附录部分报告结果总结表和证据描述表等内容。在正式发布指南前，应组织一定规模的临床试用，发放征询意见稿，通过各种渠道收集试用反馈信息并汇总。

在制定/修订指南的同时，应起草《编制说明》，其内容应包括：①工作简况：包括任务来源、经费来源、协作单位、主要工作过程、主要起草人及其所做工作等。②指南制定/修订原则：文献检索策略、信息资源、检索内容及检索结果；文献纳入、排除标准，论文质量评价表；专家共识会议法的实施过程；通过信函形式及指南发布平台收集的意见征询及其处理过程和依据；指南试行的结果。

9. 指南通过、发布与传播 指南发布前需经报备进行审核，指南的通过需要“分会”召开常委会表决通过。首先建议在中华医学会统一的指南发布平台进行推广，其余发布途径包括互联网在线出版、期刊出版和其他方式（如新闻发布会、发通讯稿和会议发布等）。

10. 指南的更新与修订 指南的更新与证据的更新和临床需要有关。一般来说，指南的更新的时间大约为2～5年。指南更新应优先处理有争议的领域或出现新证据的领域。指南修订是指根据学科的发展情况对指南的内容进行增减，包括框架、推荐意见等。

三、指南的改编与评价

指南改编是在临床实践中执行证据的一种途径，用于发展当地的方案，提供能够与当地外部证据相匹配的流程。通过针对最终使用者的需求促进当地采用证据，是行动导向的、有利于证据实施的具体有用的措施。目前我国许多临床专业常常改编国际上已经发布的指南，用于我国的患者。改编时，需要规范指南改编的流程，使之具有科学性和实用性。国际上，如何改编指南已经有了相关的标准，如 ADAPTE 国际指南改编协作组（http://www.g-i-n.net/working-groups/adaptation/）提供了改编指南的模板，该流程制定了一个方便、有效率、高质量的可以在实践中执行的改编指南，特别针对有经验和资源丰富的专家组。而加拿大的 CAN-IMPLEMENT（http://www.nursingcenter.com/evidencebasedpracticenetwork/canimplement.aspx？ id=1917711）提供的对象是在指南改编方面缺少经验的特别是工作在当地医疗点的人员，为他们提供更深度的程序和方法。他们需要简化易懂的方法学支持，将复杂的步骤简化为可以执行的步骤。它将促进最佳证据基础上的推荐意见能与当地需要、环境实施计划结合起来。

指南有助于规范医疗服务，提高医疗服务质量，控制医疗费用，但若指南制定方法不当则可能产生不可靠的，甚至错误的推荐意见而引起误导，指南也就失去了意义。因此，对指南进行评价，由此判定指南是否值得推荐使用，同时还可作为更新指南的辅助资料。

来自加拿大、英国等 13 个国家的研究人员成立了临床指南研究与评价国际工作组，于 2003 年发布了指南研究与评价工具—AGREE（appraisal of guidelines for research & evaluation，http://www.agreetrust.org），评价包括临床实践指南制定方法、最终推荐意见的组成及影响临床实践指南的因素等 3 个方面。为了进一步提高 AGREE 工具的可靠性和有效性，使其更好地满足用户的需求，AGREE 工作组对第一版的工具进行了修订，推出 AGREE Ⅱ（http://www.agreetrust.org/agree-ii/），仍然包括 6 大领域和 23 个条目，但其更加具体和明确。与 AGREE 相比，AGREE Ⅱ的每一个条目和两个全面评价条目以 7 分来评价，新的用户手册对如何使用评分表去评价每个条目提供了指导，并包括 3 个附加部分以进一步帮助评价者进行评价；新的用户手册说明书明确定义了条目下术语的概念并提供了例子（表 3-18）。

AGREE Ⅱ可用于评价地区、国家、国际组织等发行的临床实践指南，包括新制定的临床实践指南原版和更新版，并适用于任何疾病领域的临床实践指南，包括健康促进、公共卫生及疾病的筛查、诊断、治疗等。

使用 AGREE Ⅱ的人群包括：①卫生工作者：在实际运用临床指南的推荐意见前对其做出评价；②指南制定者：使他们可以遵循一种结构清晰且严格的制定方法，并可作为一个自我评价的工具以确保指南的完整或通过评价其他机构制定的指南判断指南在特定情况下的潜在适用性；③政策制定者：帮助他们决定哪个临床指南能被推荐用于临床实践或有助于政策的制定；④教育工作者：帮助卫生工作者提高评价技能，以及传授临床指南制定和报告的关键技术。

表 3–18 AGREE Ⅱ条目

领域	条目
领域一	范围与目的
条目 1	明确阐述了指南的总目的
条目 2	明确阐述了指南所涵盖的卫生问题
条目 3	明确阐述了指南所要应用的人群
该领域考察指南在阐述其总目的、所涵盖的卫生问题和应用的目标人群是否清楚明确	
领域二	参与的人员
条目 4	指南制定组包括所有相关专业的人员
条目 5	考虑到目标人群（患者、公众等）的观点和选择
条目 6	指南的适用者已经明确规定
该领域考察指南制定过程中，主要参与人员的构成，以及指南的使用者。指南制定工作组应包含所有相关的专业人士，如医务人员、文献信息专家、卫生统计学家、指南方法学家等；同时参与人员中还应包括目标人群的代表，如患者和公众等	
领域三	制定的严谨性
条目 7	用系统的方法检索证据
条目 8	清楚地描述选择证据的标准
条目 9	清楚地描述了大量证据的优势和不足
条目 10	详细描述了形成推荐意见的方法
条目 11	在形成推荐意见时考虑了对健康的益处、副作用以及风险
条目 12	推荐意见和支持证据之间有明确的联系
条目 13	指南在发表前经过专家的外部评审
条目 14	提供指南更新的步骤
该领域考察指南制定过程中各环节的严谨性，包括检索证据、遴选证据、形成推荐意见，以及是否考虑了对健康的风险和副作用，另外还有推荐意见和证据的关系，指南的外审及其更新方法和流程	
领域四	表达的明晰性
条目 15	推荐意见明确不含糊
条目 16	明确列出针对某一情况或卫生问题不同的选择
条目 17	主要的推荐意见清晰易辨
该领域考察指南在最后形成推荐意见时，其表达是否准确明晰。推荐意见不应该含糊其词、模棱两可，而且应根据具体状况给出不同的推荐	
领域五	应用性
条目 18	指南中描述了指南应用时的优势和劣势
条目 19	指南为如何将推荐意见应用于实践提供了建议和（或）配套工具
条目 20	指南考虑了应用推荐意见时潜在的资源投入问题
条目 21	指南提供了监测和（或）审计的标准

续表

领域	条目
该领域考察指南在实施过程中的适用性与可行性。指南应描述其实施过程中可能的有利和不利因素、成本资源的投入问题、监测或评价指标，同时应给推荐意见的顺利实施提供相应的建议和配套的工具	
领域六	独立性
条目 22	赞助单位的观点不影响指南的内容
条目 23	指南记录并强调了制定小组成员的利益冲突
该领域考察指南在其制定过程中是否客观独立。独立性包括资助和支持单位的观点不影响指南的实质性内容，指南应要求制定小组成员声明利益冲突，独立性程度反映了指南的可信度	

在使用 AGREE Ⅱ时，应注意以下事项：①使用 AGREE Ⅱ之前，评价员应该仔细阅读所有的 CPG 文件，同时，在评价前尽可能明确有关临床指南制定过程的所有信息，这些信息可能与 CPG 的推荐意见存在于同一文件中，也可能被总结在一篇独立的技术报告、方法学手册或 CPG 制定者的政策声明中。②推荐每个临床指南最好由经培训后 4 名评价员（至少 2 名）来评价，以增加评价的信度。③对 6 个领域（范围和目的、参与人员、制定的严谨性、表达的清晰性、应用性和编辑独立性）的 23 个条目均采用 7 分制评分，其中，完全不符合（1 分）表示尚未提及 AGREE Ⅱ条目相关的信息或缺乏相关概念；完全符合（7 分）表示当报告的内容全面详细并且符合使用手册中明确指出的所有“标准”和“其他标准”；2 ～ 6 分表示对 AGREE Ⅱ条目的报告不完全符合“标准”和“其他标准”。分数的高低取决于报告的完整度。符合的“标准”和“其他标准”越多，得分就越高。④在评价 CPG 时，有时会出现 AGREE Ⅱ中的某些条目并不适用于所评价的指南。如涵盖范围小的 CPG 就可能不包括条目 16 中所提到的“针对某一情况或卫生问题的所有选择”，而在 AGREE Ⅱ的评分表中并不包含“不适用”，此时，可以让评价员直接跳过该条目，也可以给该条目打 1 分（即不包含相关信息）并提供如此打分的依据。如果选择跳过该条目，需对领域得分计算方法做出相应的调整。不推荐在评价过程中剔除某一条目。⑤计算各领域得分：每个领域的得分，是先将该领域中各条目得分相加，再将其标化为该领域最高可能得分的百分比。如 4 位评价员对领域一（范围和目的）的评价分数见表 3-19。

表 3-19　领域一得分的计算方法示例

评价员	条目 1	条目 2	条目 3	总分
评价员 1	5	6	6	17
评价员 2	6	6	7	19
评价员 3	2	4	3	9
评价员 4	3	3	2	8
总分	16	19	18	53

最大可能分值 =7（完全符合）×3（条目数）×4（评价者）=84；

最小可能分值 =1（完全不符合）×3（条目数）×4（评价者）=12；

领域一的标准化百分比为：（获得的分值 – 最小可能分值）/（最大可能分值 – 获得的分值）×100%=（53–12）/（84–12）×100%=57%。

四、指南的实施和传播

20 世纪 80 年代，为提高医疗质量、确保医疗保健的连续性、降低医疗成本，在全球范围内开展了临床实践指南指导医疗实践的运动。从广义上讲，此处的指南不仅仅针对临床问题，也针对公共卫生和卫生系统问题，而且随着人类对疾病诊疗技术的提高和对卫生保健认识的加深，一部指南可能会涵盖临床、公共卫生和卫生系统三大领域。

（一）指南的传播

1. 指南传播原则 在传播临床实践指南时，要考虑如下原则：①适用性原则：根据临床实践指南目标人群特点，选择恰当的传播方式达到预期传播目标；②可及性原则：通过不同渠道传播临床实践指南目标人群可接触到的地方，尽可能在一定时间内保持一致性；③经济性原则：在满足临床实践指南传播内容和传播效果的前提下，尽可能选择最经济的传播方式和渠道。

2. 指南传播方式 主要包括：①在线出版：通常，指南制定机构会将指南全文及附件以电子版的形式公布在官方网站或者学术机构，便于使用者在线浏览或下载，同时可考虑在网上通过不同的形式呈现，至少可以制作一个可在网上发布的 PDF 文件，以便下载浏览。根据临床实践指南的长度和目标人群，还需考虑提供电子版和印刷版的超文本标记语言（HTML）全文以及附加材料。②翻译：有些国际相关机构发行的临床实践指南面向全球受众，如 WHO 临床实践指南，有必要提供一种或多种语言的指南翻译版本，特别是阿拉伯语、中文、英语、法语、俄语和西班牙语六种官方语言。为了确保专业内容翻译的准确性，应委托相关专家检查翻译，同时为减少翻译支出，可以只翻译指南的总结或推荐意见部分，应该注意的是，推荐意见表达的意思或其强度在翻译前后不能改变。③期刊：指南可联系相关期刊发表指南全文或摘要，主要呈现推荐意见，还可附加指南制定过程。同时可考虑发表支持推荐意见的系统评价，与读者分享。④其他传播方式：包括通过电视、广播、社交与人际网络、新闻发布会或通讯稿、学术会议以及传播指南和支持决策的手机应用程序等。

3. 临床实践指南传播效果评价 评价临床实践指南传播效果可以考虑过程评价和效果评价，其中过程评价可以从以下几个方面考虑：①内容和形式是否适当；②提供是否及时；③传播的临床实践指南内容是否与真实信息出现偏差；④临床实践指南内容是否得到目标人群的正确理解；⑤目标人群是否对临床实践指南的内容、形式、传播的方式满意；⑥传播的临床实践指南内容的覆盖面是否达到预期。而效果评价可从以下几个方面考虑：①当前传播的临床实践指南内容及传播效果是否能够满足目标人群 / 媒介对其的需求；②传播的临床实践指南内容能否提高目标人群临床治疗水平；③传播的临床实践指南内容是否对目标人群的态度和行为产生影响。

（二）指南的实施

临床实践指南可能与指南实施地区人群的基线特征和医疗卫生资源的分布存在差异，因此，在实施临床实践指南的时候，在考虑影响指南实施因素和对指南真实性、重要性和实用性评价基础上，还需考察该临床实践指南是否适用于自己的患者，根据患者的具体临床情况，将当前所获临床实践指南与临床技能和经验相结合，考虑成本-效益比及当地卫生资源的实际情况，并充分尊重患者及其亲属的价值取向和意愿，综合以上因素做出临床决策。

1. 影响临床实践指南实施的因素 影响临床实践指南实施的因素，主要包括临床实践指南自身因素、临床实践指南实施策略因素、临床实践指南实施者专业因素、患者因素和临床实践指南实施环境因素等5个方面。

（1）临床实践指南自身因素 主要包括：①临床实践指南是否容易被理解；②临床实践指南是否容易被实施；③临床实践指南是否不需要特定的资源就有机会被使用；④临床实践指南是否复杂；⑤临床实践指南是否考虑到临床指南实施地点情况可能会影响指南的实施效果；⑥临床实践指南是否以高质量证据为基础；⑦临床实践指南制定者中是否有最终用户参与；⑧临床实践指南从发布到实施的时间；⑨临床实践指南的形式和主题是否会影响临床医生坚持临床实践指南的使用；⑩临床实践指南的适用性如何等。

（2）临床实践指南实施策略因素 主要包括：①涉及2个或更多干预方案；②在某一医疗环境中临床实践指南推荐相对有效性的结论不足以在另一医疗环境中得出同样的结论；③缺乏或无有影响力的关于临床实践指南讲座；④被动接收临床实践指南相关信息不足以改变临床行为；⑤对临床实践指南的教育宣传（教育材料、教育会议和提醒）；⑥计算机系统的辅助；⑦在实施临床实践指南前对实践情况系统分析等。

（3）临床实践指南实施者专业因素 主要包括：①临床实践指南实施者不知道相关指南、缺乏某一个特定指南、不熟悉指南推荐意见；②临床医生惯性思维方式和做法；③临床医生的年龄及其所在国家对临床医生的要求；④临床医生自身知识储备、保守态度和临床经验；⑤临床医生对临床实践指南的预期等。

（4）患者因素 主要包括：①患者抵抗；②患者共患病和并发症；③患者依从性；④患者受教育程度及其与临床医生的互动；⑤医疗保险情况和门诊随访情况等。

（5）临床实践指南实施环境因素 主要包括：①医疗机构有限的人员资源；②工作地点（如农村地区）；③临床医生高负荷工作（如工作24小时和值夜班）和工作压力；④临床医生与同事的互动及其态度；⑤医疗机构管理者是否支持；⑥医院人员流动和变化情况；⑦通过相关机构认证的医疗机构；⑧医疗机构整个系统低效运行。

2. 评价临床实践指南的基本原则 对临床实践指南的评价主要分为真实性评价、重要性评价和适用性评价三个方面。

（1）临床实践指南真实性评价：①针对临床问题是否清晰，包括目标人群、干预方案、患者的重要结局；②制定者是否来自不同的学科，如相关不同学科临床专家、临床工作人员和方法学家等；③指南是否以当前最佳证据为基础，以确保临床实践指南的推荐意见为当前最佳；④指南是否采用严格的方法（如 GRADE）评价证据质量并对证据进行分级；⑤指南是否对每一条推荐意见的支持证据标记了证据级别和出处，以便了解推荐强度和真实性，并可追溯它们的来源；⑥是否清楚地阐述了形成推荐意见的方法，形成推荐意见时是否考虑了对健康的益处、不良反应和可能的风险。

（2）临床实践指南重要性评价：即评价研究合并后的新的研究结果的重要程度。通过系统评价 /Meta 分析、决策分析、成本效益分析后，临床医生通常要知晓不同干预措施对患者的每一个重要和 / 或关键临床结局的利弊差异如何，备选干预措施的把握度有多大，能否节约成本等。

（3）临床实践指南适用性评价：①是否回答了临床需要解决的重要问题；②患者的临床情况是否与指南目标人群相似；③指南的时效性如何；④应用指南的花费是否与本地区（或医院）的医疗条件及患者的经济状况匹配；⑤指南实施过程中可能遇到的障碍是否太大以至于无法实施；⑥患者及其亲属的偏好和价值观如何等。

3. 评价临床实践指南的实施——GLIA 工具 Shiffman RN 等研究人员开发了指南的可实施性评估（guideline implementability appraisal，GLIA，http://nutmeg.med.yale.edu/glia/login.htm;jsessionid=E9D36DC3254EFE8AED75264AF649C5CC）工具，主要用于临床实践指南实施过程中障碍的评价，该评价工具包括 10 个维度 31 个评价条目，具体评价条目详见表 3–20。

表 3–20 GLIA 工具

维度	评价标准
指南概况	（1）指南的制定组织和工作人员确信制定指南的目的是否基于指南的使用
	（2）指南是否清晰规定了目标人群
	（3）指南文件是否提供了可能的传播和实施指南的策略
	（4）指南是否提供了使用指南的支持工具，如一个概要文件、一个快速的参考指南、教育工具、患者宣传手册、网上资源或计算机软件等
	（5）如果指南的推荐意见被认为很重要，指南是否通过特定形式呈现
	（6）是否按照一定的顺序呈现推荐意见
	（7）指南内部一致性如何？如（文本）推荐意见与流程图、总结和患者教育材料之间不出现矛盾
可判定性	（8）指南的预期目标人群是否一贯地确定推荐意见满足每个条件
	（9）推荐建议是否考虑了所有合理的条件？即全面性如何
	（10）如果有多个推荐意见，推荐意见之间的逻辑关系（AND 和 OR）清楚吗
可执行性	（11）是否清晰地描述了如何实施推荐意见
	（12）指南是否提供了足够的细节或参考（关于如何做）使预期目标人群正确实施推荐意见和给他们提供最基本的知识和技能
呈现（格式）	（13）指南推荐意见是否容易被找到？如一个方框中或加粗、标下划线、用流程图 / 运算式等
	（14）指南推荐意见是否简洁明了

续表

维度	评价标准
结果可测量性	（15）能否从指南提取的标准测量该推荐意见的遵守情况
	（16）能否从指南提取的标准测量该推荐意见的实施情况
有效性	（17）是否清晰描述了给出推荐意见的理由
	（18）是否清晰描述了证据质量支持推荐意见
灵活性	（19）推荐意见是否需要（或允许）指定特定的患者及临床和非临床实践特征
	（20）指南推荐意见是否考虑药物治疗重合和共患病情况
	（21）是否清晰描述了指南制定者考虑了推荐意见的强度
	（22）指南是否考虑患者意愿？如何考虑
护理过程中的作用	（23）指南推荐意见的实施是否是在没有实质性增加供应商时间、人员和设备的情况下进行
	（24）指南推荐意见的实施是否需要供应商的全面协助？如购买和安装昂贵的设备使推荐意见在临床得以实施
新颖性	（25）指南的使用者是否在没有获得新的知识和技能基础上实施推荐意见
	（26）指南推荐意见是否考虑了指南使用者态度和偏好
	（27）指南推荐意见与患者期望是否一致
可计算性	（28）在医院电子信息系统中基于推荐意见的所有患者所需数据是否可获得
	（29）指南的推荐意见是否适合医院电子信息系统
	（30）指南推荐的临床行为是否适合医院电子信息系统
	（31）指南的某一推荐意见下的临床行为能否在医院电子信息系统下实施？如开处方、医疗订单、转诊、创建电子邮件通知或显示一个对话

五、面临的机遇与挑战

（一）中国指南面临的挑战

中国近20年来发表了超过400部指南，这些指南不仅涵盖了临床预防、诊疗和预后的各个方面，同时也涉及公共卫生与卫生政策，指南的实施为中国卫生保健质量的提高起到了重要的促进作用，但同时也应注意到，中国的指南制定和实施也存在以下重要挑战：①缺乏像NICE这样专门的指南制定机构，也缺乏类似WHO指南评审委员会的监督部门；②缺乏高质量的原始研究证据，而中文发表的系统评价质量也良莠不齐；③缺乏专门的经费支持，大部分指南资金来源于制药公司，缺乏有效的利益冲突管理；④指南更新周期长，更新的方法和步骤不清晰。部分指南自发表后从未更新过；⑤指南的实施存在独特的挑战，尤其是在传播方式和途径，以及如何监测和评价实施效果方面。

（二）中国指南面临的机遇

存在挑战的同时，我们也面临以下重要机遇：①近10年来，我国多个大学、医院成立了循证医学中心，以及 Cochrane 协作网和 GRADE 工作组分别于 1999 年与 2011 年成立了分中心，能够为制定指南生产循证医学证据，以及提供方法学专家。②中华医学会、中国医师协会、中国中西医结合学会等学术组织正在起草或已经完成了规范指南制定的相关文件与方案；人民卫生出版社也委托我国指南制定专家出版了《循证临床指南的制定与实施》教材；这些标准与教材的发布，能够为我国的指南制定者提供重要的参考。③一批严格按照国际标准制定的中国原创指南的制定和发表，不仅为我国循证指南的制定提供了范例，也预示着我国开始向国际输出高质量的临床指南。④我国学者对指南及其方法学的研究保持与国际同步。早在 2003 年，我国学者就出版了《临床指南实用手册》，成为国际较早制定和发布指南手册的国家。由我国学者主导，全球 12 个国家和地区的指南制定专家参与的指南报告规范项目，目前也已经完成研发过程，并在《内科学年鉴》上正式发表。

（三）提高中国指南制定的策略与建议

1. 在政府、协会学会层面倡导循证实践指南的制定与实施 政府主管部门不仅应该制定相关政策、提供专项基金支持循证指南的制定，而且应该加大对临床研究和系统评价的投入与支持，进而从制定方法和证据来源两个层面提高指南的质量。专业学会与协会是指南制定的最主要发起者和实施者，应积极倡导循证实践指南的理念，在其学术会议、继续教育培训项目中加入指南制定方法学的相关内容，在学术期刊和专著中发表系列方法学论文，以及在指南、官方声明和共识文件中系统应用当前可得的最佳研究证据。

2. 加强指南的研究与合作 美国指南文库（national guideline clearinghouse，NGC）截至目前已经收录了超过 2000 部高质量循证指南，Medline 数据库以及其他中外文学术数据库每年发表的临床实践指南也在快速增长。及时对国内外发表的高质量指南进行分析、评价和总结，不仅有利于提升我国指南研究的实力，也同时为指南制定提供了更为全面系统的依据与指导。另一方面，国内指南制定者应该加大与国外指南制定者的合作，以及与国外指南研究组织的合作，如 WHO、GIN、GRADE 工作组、AGREE 工作组、NGC、NICE、SIGN（苏格兰校际指南网络，Scottish Intercollegiate Guidelines Network）等，就指南的选题、证据的检索与评价、证据分级、形成推荐意见的方法、更新的方法以及报告规范进行深度研究。

3. 注重指南的注册与评审 2008 年，WHO 临床试验注册平台正式运行，成为临床研究发展史上的里程碑事件，到目前为止已经有超过 22 万个临床试验通过这一平台进行注册；2011 年，英国项目启动，标志着全球系统评价注册拉开了序幕。短短 4 年多时间已经有 8000 多个系统评价在 PROSPERO（http://www.crd.york.ac.uk/PROSPERO/）注册。2014 年启动的国际实践指南注册平台（http://www.guidelines-registry.cn），是继临床试验、系统评价之后，专门针对指南的注册机构，其宗旨为促进指南制定过程更加科学、透明；促进相关指南制定组织通过该平台加强彼此之间的合作，避免不同学科对相同疾病或相关疾病领域指南的重复制定；以及促进不同指南制定者之间共享信息与证据，促进指南的传播与实施。目前在该平台注册的指南已经涵盖了临床医学、公共卫生与卫生政策、中医和中西医结合等不同领域。另一方面，应该由国家卫生健康委员会委托专门的机构对我国的指南进行定期评审，成立类似于WHO指南评审委员会和日本MINDS委员会的机构，加强对指南质量的控制，确保指南提供的推荐意见科学、可信和能够得到及时更新。

正如IOM在2011年发布的权威报告《临床实践指南：我们能够信任》中指出的：临床实践指南，确实能够规范临床诊疗行为，提高医疗保健质量，促进患者健康，但这一切是建立在指南的科学设计、严格制定和规范报告的基础上，是建立在高质量的循证医学证据基础上，是建立在充分考虑了患者偏好和价值观的基础上。虽然中国的指南距离IOM提出的标准，还有很长的路要走，但在最近几年中国的卫生政策制定者、管理者、临床医务人员和循证医学方法学家的共同努力下，已经向前迈出了坚实的步伐，我们相信未来中国不仅能够制定出既符合国际标准，又能够切实指导实践的高质量指南，同时也会在指南研究和实施方面取得令人瞩目的突破和成果。

第九节 卫生技术评估

一、概述

卫生技术评估（health technology assessment，HTA）的概念形成于1976年，源于美国，后传播到欧洲，是为卫生决策机构提供决策依据的重要技术手段。目前该技术已遍及全世界，并越来越受到人们的重视。HTA是指对卫生技术的技术特性、安全性、有效性、经济学特性和社会适应性进行全面系统的评价，为决策者制定卫生技术管理提供依据，同时对卫生技术的开发、应用、推广与淘汰实行政策干预，从而合理配置卫生资源，有效提高卫生资源的利用质量和效率。

不同的评估机构对一项卫生技术评估的范畴、选择的评估方法和评估的细致程度存在着较大差别，但多数卫生技术评估遵循着以下步骤：①确定评价标题；②确定评估的具体问题；③确定评价机构或地点；④收集现有的资料；⑤收集新的研究数据；⑥评价证据；⑦合成证据；⑧得出结论及提出建仪；⑨传播结果和建议；⑩测量评价结果的影响。但要说明的是：并非所有的评估报告均要完成每一个具体步骤；许多评价报告利用的是现有的研究资料，而不进行原始研究；一些卫生技术评估不涉及结果的传播和监测评估结果产生的影响。

二、报告质量清单

HTA的报告清单是由国际卫生技术评估机构协作网（International Network of Agencies for Health Technology Assessment，INAHTA）制定的用于HTA报告的清单（表3-21），该清单不但可以评价HTA报告的质量，还可以作为撰写HTA的依据。清单分为基本信息、实施HTA原因、如何实施HTA三个部分，具体阐释如下。

（一）基本信息部分

1. 是否提供了具体的联系方式，以使读者更进一步获取信息：主要包括通讯作者及其联系地址。

2. 是否报告了本 HTA 的撰写人员的选择方式及其扮演的角色：清楚地描述参与 HTA 撰写人员及其扮演的角色，撰写人员主要包括作者、委员会成员和提供技术和管理支持的人员。

3. 是否提供了相关利益冲突的声明：利益冲突的声明是指谁负责撰写 HTA 和与相关机构提供的资金在 HTA 中的作用。

4. 是否报告了本 HTA 接受了外部审查：外部审查可以提高 HTA 的质量和可靠性，外部审查主要包括审查人员的姓名和机构名称。

5. 是否提供了非专业人员能理解的简短的摘要：简短的摘要对 HTA 来说非常重要，由于政策制定者和非技术人员可能只会阅读摘要。摘要尽可能覆盖 HTA 的目的和范围、采用的主要方法、主要的结果和明确的结论，最好不要超过 2 页。

（二）实施 HTA 的原因

1. 提供的参考是否能解决卫生系统政策问题：描述开展 HTA 的合理性，以便发现影响 HTA 的潜在因素，如卫生系统政策、优先级、社会和政治影响。

2. 提供的参考是否能解决可能涉及的研究问题：清晰地定义研究问题非常重要，构建良好的研究问题应该包括：研究、评价技术潜在的研究对象，感兴趣的技术或干预，比较（或相关医疗服务和技术）的技术或干预，结果。

3. 是否确定了评估的范围：明确定义 HTA 评估的范围，同时描述哪些不在评估的范围内。

4. 是否对被评价的 HTA 问题进行了简短的描述：为了方便普通读者，对 HTA 的问题进行简短描述很有必要。

（三）如何实施 HTA

1. 是否详细地描述了所使用的资料和数据源 ①应提供文献检索的细节，应包括关键词、检索式、使用的数据库名称、时间范围和任何语言限制；②应提供使用原始数据的细节和其他的信息来源；③应提供成本相关数据的来源，特别是成本的组成；④提供纳入和排除标准，同时描述何人进行筛选和处理相关文献和数据；⑤同时对参考文献和书目文献进行筛选和纳入；⑥提供纳入列表，同时提供排除文献的原因。

2. 是否对选择的数据和信息进行了评估和分析 ①提供数据的提取方法，特别是数据的准确性和一致性；②提供纳入研究质量评价方法的描述，这部分是 HTA 的主要组成部分；③详细描述数据合成方法，如定性研究和定量研究；④对评估结果是否进行了清晰的呈现，如证据表格。

（四）影响评估的结果和结论

1. 是否对 HTA 的结果进行讨论 评估被解决的问题与获得的结果之间的关系；应该对结果有一个明确的解释；评论缺失或不确定的信息，并分析可靠性；HTA 观点和结论的基础。

2. 是否提供了明确的结论 报告应该得出明确的结论，且结论基于证据。

3. 是否对今后的研究方向、评估和传播给出了建议 包括讨论当前的研究 / 信息空白，为未来的研究方向、评估和传播提供研究方法。

表 3–21 INAHTA 的 HTA 的报告清单

框架	条目	是	部分报告	否
基本信息部分	1. 是否提供了具体的联系方式，以便读者更进一步获取信息			
	2. 是否报告了本 HTA 的撰写人员的选择方式及其扮演的角色			
	3. 是否提供了相关利益冲突的声明			
	4. 是否报告了本 HTA 接受了外部审查			
	5. 是否提供了非专业人员能理解的简短的摘要			
实施 HTA 的原因	6. 提供的参考是否能解决卫生系统政策问题			
	7. 提供的参考是否能解决可能涉及的研究问题			
	8. 是否确定了评估的范围			
	9. 是否对被评价的 HTA 问题进行了简短的描述			
如何实施 HTA	10. 是否详细地描述了所使用的资料和数据源 检索策略 数据库名称 检索时间范围 语言限制 主要数据源 其他信息源 纳入研究完整列表 排除研究列表 纳入标准 排除标准			
	11. 是否对选择的数据和信息进行了评估和分析 数据的提取方法的描述 纳入研究质量评价方法的描述 合成数据方法的描述 评估结果是否进行了清晰的呈现，如证据表格			
相关内容（并非所有 HTA 都呈现）	是否考虑了法律的影响 是否提供了经济学分析 是否考虑了伦理学影响 是否考虑了社会影响 是否从利益相关者、患者、消费者的角度考虑			

续表

框架	条目	是	部分报告	否
影响评估的结果和结论	12. 是否对 HTA 的结果进行讨论			
	13. 是否提供了明确的结论			
	14. 是否对今后的研究方向、评估和传播给出了建议			

三、中医药研究领域引入 HTA 的必要性

随着医疗技术不断发展、疾病负担逐渐加重，影响医疗卫生决策的因素更加复杂多样，决策者需要借助 HTA 所提供的循证依据做出科学判断。HTA 是以追求价值为核心思想，在特定环境中帮助决策者了解卫生技术价值的一门应用性学科。作为一种综合循证医学、卫生经济学、流行病学、生物统计学等多学科研究方法的工具，HTA 能够对卫生技术进行全方位评估，提供综合全面的评估报告。

中医药作为我国独特的卫生资源、潜力巨大的经济资源、具有原创优势的科技资源、优秀文化资源和重要生态资源，对其开展科学、客观、全面的卫生技术评估，可为其发展提供真实可靠的客观依据，有利于促进中医药的标准化、现代化和国际化。开展中医药卫生技术评估可为各层次的决策者提供合理选择卫生技术的科学信息和决策依据，对卫生技术的开发、应用、推广与淘汰实行政策干预，从而合理配置卫生资源，提高有限卫生资源的利用质量和效率。

我国的 HTA 理念开始于 20 世纪 80 年代末。90 年代国内学者逐渐引入 HTA 理论和方法，开始启动相关研究和应用工作。由最初的概念方法研究、国外经验介绍，到如今在医药卫生领域的实践应用，HTA 已逐步为我国医疗机构、政府层面所认可。根据卫生技术的定义，中医药卫生技术可归纳总结为两类：①中药类，包括中药材、中药饮片、中成药及其相关的中药经典名方和中药制剂等；②中医药适宜技术类，包括针刺法、灸法、按摩疗法、中医外治疗法、中医内服法以及中药炮制适宜技术等。中医药由于在临床研究中存在特殊性和局限性，长期以来缺乏客观、精准、科学的指标证明其有效性、安全性和经济性，故中医药卫生技术评估一直处于起步阶段，发展缓慢。近年来，学术界对于中医药卫生技术评估的研究主要从上述两个分类——中药类和中医药适宜技术类展开，数量少、时限短、评估方法较为单一。

当前中医药卫生技术评估发展较为缓慢，在人才队伍建设、科技水平、中医药卫生技术评估基础性研究、中医药服务标准化、特色评估指标体系建设等诸多方面仍需加强。

第四章 循证中医药安全性证据体构建

任何药物作用都具有两重性，获取治疗效应同时可能伴发药源性损害。中药安全性方面不良反应/事件的发生概率低。源于有效性评价的证据金字塔分级将RCT视为最高级别证据，但这种分级标准无法满足上市后药品安全性评价的证据需求，或者是干预疗程不够长无法发现ADR/ADE，或样本量太少，往往不易发现ADR/ADE结果的组间差异。本章将从不良反应、不良事件、药物警戒、主动监测、被动监测、病例系列、病例报道、中医药安全性证据体构建、中药药物警戒方面进行介绍。

第一节 不良反应与不良事件

一、基本定义

1. 药品不良反应（adverse drug reaction，ADR） 指合格药品正常用法用量下出现的与用药目的无关的有害反应。其内涵特点在于合格药品在正常用法用量下出现的与用药目的无关的或意外的有害反应，排除治疗失败、药物过量、药物滥用、不依从用药和用药差错的情况。

国际医学科学组织委员会（Counsil for International Organization of Medical Sciences，CIOMS）推荐用下列术语和百分率表示药品不良反应发生频率：十分常见（≥10%），常见（≥1%，<10%），偶见（≥0.1%，<1%），罕见（≥0.01%，<0.1%），十分罕见（<0.01%）。

2. 药品不良事件（adverse drug event，ADE） 指药品在治疗过程中所发生的任何不良医学事件。ADE不一定与药品治疗有因果关系，包括ADR、药品标准缺陷、药品质量问题、用药失误、药物滥用。ADE可揭示不合理用药及医疗系统存在的缺陷，是药物警戒关注的对象。

药品群体不良事件是指同一药品（指同一生产企业生产的同一药品名称、同一剂型、同一规格的药品）在使用过程中，在相对集中的时间、区域内，对一定数量人群的身体健康或者生命安全造成损害或者威胁，需要予以紧急处置的事件。

3. 药品不良反应报告和监测 指药品不良反应的发现、报告、评价和控制的过程。

二、药品不良反应分类

1. ADR传统分类 药品不良反应的传统分类包括A型不良反应（与药品剂量有

关）、B 型不良反应（与药品剂量无关）、C 型不良反应（与药品本身药理作用无关的异常反应，一般在长期用药后出现，潜伏期长，无明确时间关系，机制不清）。

2. 根据 ADR 性质分类 根据药品不良反应的性质，可分为副作用（side effect）、毒性作用（toxic effect）、后遗效应（residual effect）、首剂效应（first dose effect）、继发反应（secondary effect）、变态反应（allergic reaction）、特异质反应（idiosyncratic reaction）、依赖性（dependence）、停药综合征（withdrawal syndrome）、特殊毒性（special toxicity）、致癌作用（carcinogenesis）、致畸作用（teratogenesis）、致突变作用（mutagenesis）等。

3. 严重药品不良反应与新的药品不良反应 2011 年《药品不良反应报告和监测管理办法》（中华人民共和国卫生部令第 81 号）将严重药品不良反应定义为因使用药品引起以下损害情形之一的反应：①导致死亡；②危及生命；③致癌、致畸、致出生缺陷；④导致显著的或者永久的人体伤残或者器官功能的损伤；⑤导致住院或者住院时间延长；⑥导致其他重要医学事件，如不进行治疗可能出现上述所列情况的。

新的药品不良反应是指药品说明书中未载明的不良反应。说明书中已有描述，但不良反应发生的性质、程度、后果或者频率与说明书描述不一致或者更严重的，按照新的药品不良反应处理。

三、国内外不良反应监测发展

1. 国际 ADR 监测的发展简介 20 世纪 60 年代初在原联邦德国等国家暴发了震惊世界的“反应停事件”（thalidomide incident），即孕妇因服用反应停（沙利度胺）导致了成千上万例海豹肢畸形儿，此后各国政府纷纷通过立法完善药品监督管理措施，加强对药品安全性评价的规范和要求。1968 年 WHO 制定了一项由澳大利亚、加拿大、新西兰、美国、英国、瑞典等 10 个国家参加的国际药品监测合作试验计划，主要是收集和交流 ADR 报告，制定 ADR 报表、ADR 术语、药品目录，发展计算机报告管理系统，并在美国弗吉尼亚州的亚历山大城成立了 WHO 协作组。1970 年世界卫生组织大会在日内瓦设立 WHO 药品监测中心（WHO Drug Monitoring Centre），于 1971 年开始全面工作，1978 年迁至瑞典的乌普沙拉，称为世界卫生组织国际药品监测合作中心（WHO Collaborating Centre of International Drug Monitoring）。后于 1997 年更名为乌普沙拉监测中心（Uppsala Monitoring Centre，UMC），网址为 http://www.who-umc.org/。从 1968 年到 2020 年全世界有 140 个国家先后参加了 WHO 国际药品监测合作计划，中国于 1998 年成为该计划的正式成员国。该组织覆盖了全球 85% 以上人口。其主要任务是：①在全球范围内收集 ADR 报告，并维护和使用该国际数据库；②分发信息；③教育及指导；④研究与发展；⑤国际协调。该中心主要收集药品在正常用法用量下与用药目的无关的有害反应。按照 WHO 规定，各成员国国家中心定期向 UMC 报告本国收集的 ADR 病例。该中心把各国报告的病例进行汇总、分类，每 3 个月一次反馈给各成员国。

WHO 作为全球有关药品 ADR 报告的主体机构，由于其病例报告主要依靠医疗机构和医务人员的自愿报告来收集，报告制度本身也存在一些不足，如没有用药人数资料，因而无法估计各种药品的 ADR 发生率。为充分发挥制药企业作用，弥补 WHO 报告制度的不足，国际医学科学组织委员会（Council for International Organizations of Medical Sciences，CIOMS）(http: //www.cioms.ch/) 从 1987 年开始建立了另一套 ADR 报告体系。其主要特点是：①主要依靠制药企业进行报告，有一定强制性。②制药企业必须同时向所有销售该产品国家的药品监督管理部门报告。③不仅收集正常用法用量下的 ADR，也收集超剂量用药、药品混用、滥用情况下的 ADE；不仅收集有一定因果关系的 ADR，也收集没有明显因果关系的 ADE。④要求对程度不严重、说明书中已列入的 ADR，也要定期汇总报告。由于制药企业了解本企业产品在不同时间和地区的销售量，因此可以直接或间接地调查、分析、估计各种药品的 ADR 发生率，必要时制药企业也有财力组织 ADR 的流行病学调查。这些信息资料对各国加强药品管理工作非常重要，现在参加这个报告制度的已有美国、英国、加拿大、德国、澳大利亚、法国等 31 个国家的药品管理部门，65 个国际组织和一些大型跨国制药企业。CIOMS 从 1990 年以来陆续制定了系列指导性规范。

另外，1990 年 4 月由欧盟、美国、日本共同发起成立了对人用药品注册技术规定的现存差异进行协调和统一的国际组织，即人用药品注册技术要求国际协调会议（international conference on harmonization of technical requirements of registration of pharmaceuticals of human use，ICH），网址为 http: //www.ich.org/home.html。ICH 本身不是常设机构或组织，也没有单独建立上市后药品的 ADR 报告系统，其目的是针对现存不统一的规定和认识，通过协调取得一致，制定统一的国际性指导标准，以保证药品在安全有效的原则下，减少资源浪费，避免重复工作，如缩短新药在全球范围内的上市周期，促进药品信息在世界范围内传播、交流和使用。ICH 迄今共召开了 5 次大会，其活动涉及药品研究、审批和上市后管理的各个环节，已形成 45 个文件，其中与 ADR 监测有关的主要为：① E2a 临床安全性数据管理：快速报告的定义和标准。② E2b 临床安全性数据管理：传送个例安全性报告的数据要素。③ E2c 临床安全性数据管理：上市药品的定期安全性更新报告。④ E6 临床试验管理规范指南。⑤ M1 医学术语。⑥ M2 管理资料传送电子标准。

2. 我国 ADR 监测发展简介

1）政策法规：我国的 ADR 监测工作始于 20 世纪 80 年代。1984 年颁布的《药品管理法》第 24、25、26、48 条涉及上市后药品的再评价和不良反应监测条款。早在 2001 年 12 月 1 日起施行的《中华人民共和国药品管理法》使“药品不良反应报告制度”上升到国家法律层面；2015 年新修订的《药品管理法》第 70 条明确提出“国家实行药品不良反应报告制度”，为开展 ADR 工作提供法律依据。

2）机构：我国从 1988 年开始 ADR 试点工作，原卫生部药政局和医政司先后在北京、上海、广东、湖北等 14 个医疗单位进行 ADR 监测报告工作试点。1989 年，成立了卫生部药品不良反应监测中心，以后陆续设立了北京、上海、湖北等中心。1997 年原卫生部药政局将 ADR 监测工作列为重点工作，1998 年 3 月参加 WHO 国际药品监测计划，并成为该计划的成员国。1999 年原卫生部药品不良反应监测中心并入国家药品监督管理局药品评价中心，更名为“国家药品不良反应监测中心”。同年 11 月，国家药品监督管理局会同原卫生部联合颁布了《药品不良反应监测管理办法（试行）》，标志着我国的 ADR 监测工作步入法制化轨道。2004 年发布《药品不良反应报告和监测管理办法》（局令第 7 号），同时制定了 2005 年版的《药品不良反应报告和监测工作手册》。2011 年新修订的《药品不良反应报告和监测管理办法》以中华人民共和国卫生部令第 81 号正式颁布。2012 年国家药品不良反应监测中心再次发布了修订的《药品不良反应报告和监测工作手册》。需要强调的是，新修订的《药品不良反应报告和监测管理办法》在监测手段方面，引入了重点监测，变被动监测为主动监测和被动监测相结合的数据收集方式。

另外，2001 年 7 月，国家药品不良反应监测远程信息网络系统开通，北京市药品不良反应监测中心、上海市药品不良反应监测中心及解放军药品不良反应监测中心作为第一批与国家药品不良反应监测信息网络联网互通机构，实现与国家药品不良反应监测网络的实时报告与信息传输。该网络系统具有录入编辑、信息传输、初步因果分析、汇总统计和检索查询等功能以及实时报告传输、统一数据管理等优势。该系统具有大型的 ADR 病例报告数据库和公共信息数据库，包括了定期、逐级上报和实时传送的全部 ADR 病例报告和各种有关文献与资料的大量信息。同时，该系统可直接与国际药品监测合作中心数据库联网，进行国际间药品监测等方面的信息交流和技术合作。

第二节　主动监测

欧盟在 2012 年发布的《药物警戒管理规范》（GVP）系列文件Ⅷ中对主动监测的概念有所阐述，即主动监测相对于被动监测，是通过连续的、有组织的计划，确定在既定人群汇总出现不良事件的完整数量。主动监测一般是按照设计好的程序，尽可能确定不良事件发生的全部数量，通常比被动报告系统更容易得到单个 ADR 报告的完整数据。主动监测包括哨点监测（sentinel site）、处方事件监测（prescription event monitoring，PEM）、注册登记研究（registry study，RS）、医院集中监测（intensive monitoring system）等几种主要类型。

一、哨点监测

哨点监测（sentinel site）通过在监测哨点单位检查病史或通过与患者或医生的接触来确保不良事件报告数据的完整性和准确性。

2007 年，美国国会通过《FDA 修订案》，倡导对已批准上市的药物，通过至少 100 万人群中日常电子数据信息进行主动监测，以评判其安全性。作为“哨点议案”的一个部分，2009 年美国食品药品监督管理局（U. S. Food and Druy Administration，FDA）发起了“迷你哨点计划”，作为一个试点项目，旨在通过不断调整框架、数据源、分析力、策略，以及实施过程等以满足美国国会对医疗卫生决策的各种要求。该项目作为连接 FDA 和 31 家研究机构（包括公立和私立）的一座中间桥梁，拥有数以千计的研究者，共同致力于日常电子医疗数据的收集，主动监测市场上各种医疗产品（包括药品、生物制品、医疗器械等）的安全性。2011年，“迷你哨点计划”纳入了31家研究机构，研发了一套分布式安全数据系统，并制定了相关的规则、步骤和技术规范。未来随着大数据的高速发展以及网络化的普及，这种哨点监测模式会越来越多地被推广使用。

1. 特点 “迷你哨点计划”最初关注的是“信号调整精细化”。第一步是产生信号，即对预先配对的“暴露–结局”进行评估，以发现是否与相关证据关联。“迷你哨点计划”当前的任务主要包括以下7个方面：①形成一个数据分中心和其他方面专家的联合实体；②形成相关研究策略和实践步骤；③形成一个能够进入电子医疗数据系统和医疗全记录的分布式数据系统；④开发安全保密沟通机制和能力；⑤评估现有安全性评估研究方法，同时根据需要开发一些新的流行病学和统计学方法；⑥评估FDA关注的那些已经匹配过ADR的产品；⑦评估FDA相关管制行动的影响。

迷你哨点计划的主要数据源是一个分布式数据系统，由每个数据分中心提供，各分中心都保留操作权。这种组织形式拥有诸多优点，能够满足FDA对于“迷你哨点计划”建立非集中式数据库的要求，因为建立集中式数据库会让公众担心医疗数据保密性的问题。这种分散式的设计可以避免因集中式数据库而带来的一系列建库、维护、获得数据等麻烦，同时也可以避免数据分中心担心个人信息的泄露和数据专属权的丧失。此外，还可以保证当地数据持有者维持和数据的紧密联系。因此，数据分中心的参与是对数据的正确使用和合理阐释的一种重要保证。这种分布式数据系统要求每个数据分中心依照事先设定好的标准格式将数据转化成一个通用模式。这种提前转换有两大操作优势：一是保证了在数据用来解释医疗产品安全性问题前的质量问题，如较全面地获得对数据完整性的质量评估，以及许多数据质量问题的识别和修订；二是模式化后的数据可以通过计算机程序来进行评估，这些程序呈分布式，而且执行起来无法识别地区特异性。这种分布式程序可以高效地利用编程者的成果，可以消除各种计划在不同系统进行不同执行的可能性。

2. 适用范围 该研究当时的近期目标主要有：扩展评估的数量和种类，增加覆盖人群的数量和多样性。例如从急诊和住院电子信息记录和注册系统中获得数据，扩大医疗产品和结局观察的范围。另外，来自其他来源的数据会在后续不断完善中获得，这将成为扩大人群样本量的主要来源。尽可能多地在模块化程序中扩展实验室指标，如将身高、体重、血压、吸烟状态和门诊实验室检查结果关联到所暴露的药物和临床诊断上，这些都在计划之中。运用不同的算法来识别特殊人群，如孕妇和肾病患者。有关血液产品的暴露信息也会被研究。形成并发展一个针对医疗产品高效的主动监测系统将会是一个长期的复杂过程。伴随着科研工具和方法的不断成熟，非常有必要将整个过程进行阶段化建设。通过不断努力争取在及时评估医疗产品安全和避免产生错误结论之间达到平衡。同时，保证所有分布式系统里信息的保密性和隐私性也非常重要。总之，“迷你哨点计划”开创了一种上市后药物临床安全性评价的新研究模式，即将政府的自发报告，研究部门、药品生产企业的主动监测有机地结合起来，使得药品安全监测成为一个一体化的网络体系。此外，“迷你哨点计划”构建了一个分布式的数据网络系统，形成了一套较为完整的分析方法体系，以及能够常规使用所收集的电子医疗信息来评估上市后医疗产品安全性的规则，这对于今后国际医疗卫生的迅速决策，并获得累积性的前瞻数据及进行动态评估有着重要意义。

二、处方事件监测

处方事件监测（PEM）是对上市药品的一种重点监测制度。通常采取的是非干预性观察性队列研究方法。其目的是对新上市药品进行重点监测，以弥补自愿报告制度的不足。办法是收集新上市药品的若干个处方，然后要求处方医生填写问卷回答有关患者的一系列问题，包括任何新的诊断、任何原因的就医或住院、一种并发症意外加重（或改善）、任何可疑的药物反应或任何需要记入病历的主诉。这是首先在英国推行的一种制度。处方事件监测最初是在“反应停事件”后，由英国统计学家 David Finney 于 1965 年首先提出，并于 1982 年正式开始运行，主要在英国实施，其他国家如日本、新西兰也在实施此项监测工作。处方事件监测方法比较适合于发现新信号、研究不良反应类型、研究药物不良反应的发生率、比较药物之间 ADR 发生率、发现潜伏期较长的不良反应。处方事件监测系统的优点是：①非干预性，对医生处方无影响；②对所发生的药品不良反应敏感，报告率较高；③基于人群资料，无外源性偏倚；④可计算药品 ADR 发生率。其主要缺点是：①治疗分配无系统性随机；②高度依赖于绿卡回收率。

处方事件监测的操作过程是药物安全小组选定一个研究药物后，通过处方计价局从全英人群中找出开过此药的处方，药物安全小组把这些电子版处方资料储存起来。如果在药品 ADR 报告方面发现某种药物的问题值得深入调查，一般在医生首次开出处方后 3 ～ 6 个月，向开过该药的医生发出调查表（即绿卡），询问暴露于该药患者的结果，药物安全小组在收到绿卡当天就对其进行及时审查，以便有问题时及时核对。对妊娠用药和死亡病例还要随访。数据经过编码、计算机录入和分析后得出结论。自此，英国成为世界上第一个拥有两套不同且相互独立的药品上市后安全监测系统的国家。一套为传统的自愿报告系统，即“黄卡”系统；另一套为英国首创的处方事件监测，即“绿卡”系统。处方事件的关键点是绿卡。绿卡问卷设计要简单，便于操作。内容包括：年龄、治疗疾病、疗程、是否停止治疗、停止治疗的原因、列出治疗期间和治疗后的事件等。以下是 PEM 具体的操作过程（图 4-1）。

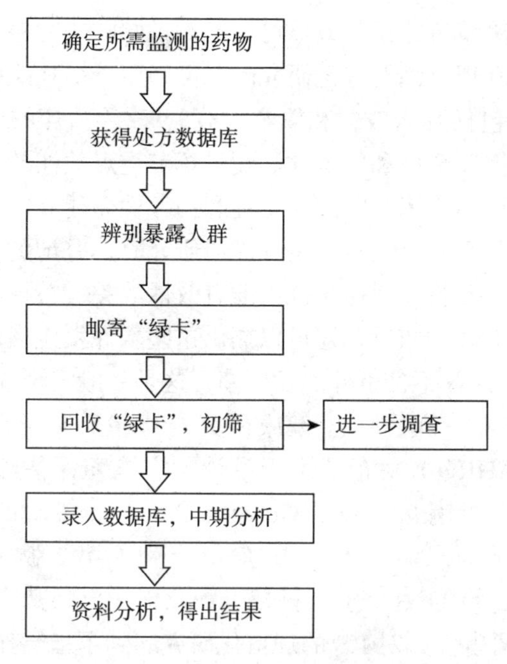

图 4–1 PEM 具体的操作过程

三、注册登记研究

注册登记研究（RS）是一个有组织的系统，为达到一种或更多预定的科学、临床或政策目的，利用观察性研究方法收集统一的数据（临床或其他的）来评估某一特定疾病、状况或暴露人群的特定结局。注册登记研究通过恰当的设计和实施，可以作为临床实践、患者转归、安全性和疗效比较的真实写照，促进证据的发展和应用，达到医疗保健科学决策的目的。在 RS 中，根据研究目的的不同，可将 RS 分为：①产品注册登记（product registries）涉及使用特定医药产品或医疗器械的患者；②医学服务注册登记（health services registries）纳入接受相同临床服务的患者群体；③疾病注册登记（disease registries）则包括有相同临床诊断的患者等；④根据研究目的结合以上分类，进行研究。

1. 产生背景 注册登记研究兴起于 1993 年的真实世界研究，在其早期较著名的真实世界研究实例 GRACE 研究（1999 年美国马萨诸塞大学发起的急性冠脉事件全球注册研究），就是一项注册登记研究。即强调了在现实医疗条件中，在不增添受试因素外的其他干预因素的条件下，观察和分析药品或医疗器械的临床实效，这其中包括治疗措施的有效性、安全性、经济性等结局的评价。近几年来基于针对干预措施实际效果评价的真实世界研究，又相继诞生了实效研究、比较效益研究等新兴研究理念。而无论是哪种理念或研究范式，注册登记研究在不断发展和成熟，而且大数据的发展使得拓展注册登记研究的范围和深度有了更多可能。目前如何开展新型注册登记研究，如何充分利用这类研究中的大量数据也成为研究的热点。上市医药产品的注册登记研究日益受到重视，也被视作医药产品上市后开展主动风险评估的有效方法。

2. 适用范围 医疗决策者或研究人员可以针对不同的研究目的设计注册研究，并对预期目的进行评估。通常现有注册登记研究除了可以用于描述疾病自然史和转归、确定临床实践的实际效益（包括临床效益和成本效益）、改善治疗的质量外，最主要的一大作用就是用于测量或监控安全性和伤害性。而本章节重点关注的是对医疗产品安全性和伤害性的监测，即为了评估临床实践的安全性和伤害性而建立的注册研究可以充当安全性的主动监测系统。在基于安全性目的设计注册研究时，登记的规模、纳入人群和随访持续时间都是确保基于数据收集而做出推论的有效性的关键特征。而且，由于注册研究不仅可以提供发生不良事件的数量，还可以提供这些事件发生率的分母（即暴露或接受治疗的人群），因此可以计算不良事件的发生率，这是一般安全性监测做不到的。

3. 相关指南 2007 年，美国卫生健康研究与质量管理署（Agency for Healthcare Research and Quality，AHRQ）发布了用于设计、实施和评估注册登记研究的《评估患者转归的登记：用户指南》（User's Guide to Registries Evaluating Patient Outcomes：Summary），2010 年《评价患者结局注册登记指南（第 2 版）》（以下简称"《指南（2）》"）正式发布，2012 年 11 月，上海科技出版社正式出版其中文版。《指南（2）》的发布是 RS 领域中的重要事件，对 RS 的规范化研究起到了指导作用。《指南（2）》共分 3 大部分 14 个章节，详细介绍了 RS 的设计、实施与评估过程中的重点与难点问题。在第 1 版基础上增加了"在产品安全评价中应用登记""什么时候应停止登记""登记与电子健康档案数据接口""链接登记数据"4 项内容，同时结合 38 个具有代表性的 RS 研究实例，从多方面阐述了 RS 研究过程中可能遇到的问题。2014 年，美国 AHRQ 又对指南进行了更新，发布了第 3 版，网址为 https://effectivehealthcare.ahrq. gov/topics/registries-guide-3rd-edition/research。

4. 方法特点 与随机对照性临床试验相比，注册登记研究观察对象的纳入标准一般较为宽泛，登记患病人群更能代表实际治疗的人群。所收集的数据，可能对医务人员的处方行为或不按药品说明书标志适应证的使用有更深入的了解。注册登记研究有利于对现实医疗条件下多样化的患病群体进行有效性和安全性监测，这对在扩大的患病人群中研究对新适应证的价值亦有帮助。注册登记研究的追踪时间亦可根据研究预期目的而适当延长，以期发现上市医药产品长期使用的效果和（或）不同治疗组合和顺序的效果以及延迟风险（delayed risk）。

另外，基于 RS 的注册登记研究开展多依托于电子信息系统，多数情况下需要多中心及多方合作。其最大的优点在于可以在很短的时间内，将某个领域内的相关数据集合起来，有时甚至可以在全球医疗资源范围内对数据进行整合，这些海量的数据可以为医学研究提供有价值的第一手临床资料。因此，注册登记研究具有其他类型的临床研究所不可比拟的优势。

2009 年国际药物经济学与结局研究协会（International Society for Pharmacoeconomics and Outcome Research，ISPOR）的第 14 届世界年会上，名词术语专家对注册登记研究进行了界定：注册登记研究是一种前瞻性的观察性研究，研究特定人群，为了分析和报道特定的研究结果，研究者们在一段时间内主动地不断收集更新数据。并指出注册登记研究有如下基本特征：①观察性研究：针对真实世界进行的评价研究，是对处于一种或多种暴露因素中的人群进行评价。在研究中通常研究对象被称为“患者”或“参与者”，而不是“受试者”(subjects)。②非干预性研究：不会在方案中设置特定的干预措施，也不会限定患者。研究风险较低，伦理审查较为简单，比如多关注患者个人健康信息。③数据收集：由研究目的决定、收集的数据内容和方式统一，主动收集患者临床实际的数据。允许异质性和缺失数据的存在，前提是需要界定好结局指标和评价要素。④结局评估全面的基线评价和描述；长周期的观察时段；旨在产生科学假设。结合研究目的，主要有以下几种不同设计类型的注册登记研究。(表 4–1)

表 4–1 几种不同设计类型的注册登记研究

研究形式	主要研究者人群	主要用途
队列研究	一般流行病学调查和公共卫生研究多见，关注临床结局，如死亡率、生存率	前瞻性的，非干预研究，有一定的样本量，有特定的暴露因素，如孕产妇的注册登记研究
结局研究	一般流行病学调查和公共卫生研究、政府决策者以及科学研究多见，关注临床结局，如死亡率、生存率	针对拥有某种共同暴露因素的人群了解其疾病自然史，如社会学研究、人口学调研等。如一些有关文化知识、就医过程的研究等
安全性监测	一般由药厂、政府决策者、临床机构进行，关注不良反应 / 事件	前瞻性的，非干预研究，有一定的样本量，如收集有关某种特定干预措施患者的信息。常用于上市后再评价、信号发现、产品注册
风险管理研究	一般由药厂、政府决策者进行。使用多种方法和手段来收集数据，多关注超适应证信息。关注临床结局（有效性的和安全性的），并和各种其他临床试验进行对比，关注处方管理，同时关注那些确保结局可获得工具的影响力	基于一定人群的前瞻性的干预性研究。通常有特定的研究目的，如最低程度地了解到风险和受益，以及评估产品的风险和受益，以及开发降低风险获得受益的评估工具，以及调整风险管理工具以便改进

5. 数据来源 注册登记研究的开展多依托于电子信息系统，单一的注册可以整合多种来源的数据。此时，所需数据的形式、结构、可利用性和及时性都是重要的考虑因素。根据研究目的不同，注册研究的数据可以分为主要数据和次要数据。主要数据是与注册目的直接相关的数据，这些数据需要事先确定，并在参加研究的医院和患者中按照研究计划采用相同的程序和格式（比如统一的表格）收集。次要数据指不是为了注册目的而收集的数据（如病史摘要、电子健康档案等），可通过整合现有数据库获得。次要数据库的数据既可以通过转换后纳入登记中，成为登记信息库的一部分，也可以将数据与登记数据链接后成为一个新的更大的数据库，用于将来统计分析。数据是注册研究的基石，在链接数据过程中需要解决一系列的关键问题，比如不同数据库链接的技术方法、是否有保护患者隐私的伦理保证、现有数据库中数据的质量保证，以及不同数据库中数据的标准化和规范化问题等。在美国，医疗电子信息系统比较发达，有多个电子数据库可以作为次要数据的来源，如患者自报数据、临床医师报告数据、电子健康档案、死亡指标、美国人口统计局数据库、医疗卫生服务机构数据库等。在中国，健康信息

网络数据库并不十分完善，可以使用的数据库包括医院信息管理（hospital information system，HIS）系统、医疗保险数据库、病案首页等。存在的问题主要表现为不同数据库数据的标准化和链接的技术方法问题，由于数据库兼容性差，难以进行有效的集成。目前已有国内研究者在该领域做探索性研究，希望可以找到方法实现医疗数据共享，促进医学研究进展。

6. 数据要素 数据要素的选择应根据重要程度平衡以下一些因素，如对于登记的完整及主要结果分析、可靠性、对调查对象总体负担的贡献及与收集数据相关的成本增加。选择数据要素的第一步是确定相关的领域。然后再根据已制定的临床数据标准、常见的数据定义和患者标识符无论使用与否，来选择具体的数据要素。重要的是确定哪些要素是绝对必要的，哪些不是基本的但是值得采纳的。评估患者报告结果选择测量尺度时，当已经存在经过适当验证的尺度，则最好采取这样的尺度。一旦选择好了数据要素，应该建立数据映射，数据收集工具应该先行测试。测试应能通过应答负担评估、问题的精确性和完整性以及缺失数据的可能范围等评估。还可以评估数据收集工具评分者之间的一致性，尤其是在依赖图表提取的登记中。总体而言，数据要素的选择应该遵从简易性、有效性，以及以达到登记目的为重点。

7. 设计、实施与评价 近几年，我国尤为重视中药注射剂的安全性再评价。“中药注射剂上市后安全性监测注册登记研究”是近年来中医药研究领域高水平、大规模 RS，选定了若干大品种中药注射剂，开展多中心、大样本注册登记式医院集中监测，旨在获取中药注射剂在“真实世界”条件下不良反应与不良事件发生率及其影响因素。本节内容结合该研究对《指南（2）》中 RS 的目的、设计、实施及评估中的重点问题予以解读，期望对上市后中医药产品注册登记研究及其安全性评价，产生示范效应。

（1）设计

1）明确研究目的：在开展任何研究前最重要的工作是明确研究目的。研究目的直接关系到研究方案的设计以及各个环节操作，因此，在进行研究前要对所需解决的问题有系统清晰的认识。《指南（2）》中所关注的目的为：描述疾病的自然史；确定临床实际效益或成本效益；评估医疗产品、医疗服务的安全性或风险；评价或改善医疗质量；开展公共卫生监测；开展疾病监测。RS 不仅可以作为安全性评估手段，还能够为临床实践、患者转归以及比较效益等方面提供真实世界的结果。在研究设计中，RS 可以仅有一种研究目的或同时具有多种目的，以最急需解决的问题作为主要目的，其他作为次要目的，并以主要研究目的设置结局评价指标，研究要紧紧围绕主要研究目的开展。

“中药注射剂安全性监测注册登记研究”研究目的为获得中药注射剂不良反应发生率，明确不良反应发生的类型、表现形式及影响因素，属安全性评估。《指南（2）》指出，当 RS 被用作医疗产品安全性评估时，可将其作为产品上市后安全性监测及主动风险评估的重要工具，也可将其作为不良事件自发呈报系统的有力补充。医疗产品上市后的安全性研究主要可分为主动监测与被动监测两种，当 RS 用于对药品或医疗器械的安全性研究时即属于主动监测范畴，可弥补被动监测漏报、瞒报、迟报、误报、谎报以及报告质量不高等问题。

2）研究计划：RS 通常具有样本量大、数据收集范围广（许多研究为全球性登记）、研究时限长、收集的信息量大等特点而对组织策划要求很高。同其他研究一样，策划 RS 要明确几个关键步骤：明确 RS 的目的；确定 RS 是否是解决研究问题合适的方法；识别利益相关者；评估可行性；建立研究团队；建立管理和监督方案；定义研究范围；确定数据库、患者转归及目标人群；起草研究方案；起草项目计划；预期登记终止后结果。《指南（2）》对 RS 策划过程中所需考虑的问题均给予了详细说明。

此处需重点提出 RS 终点问题，研究设计之初即需要考虑何时终止 RS。许多 RS 开始时就没有设定固定的终点，称为开放式研究（open–ended study），如对罕见终点事件发生率的测量，又如传统监测系统监测事件的频率发生变化时，均可以长期延续下去。但作为一项研究不可能无限期延续，以下几种情况发生时要考虑终止研究：①所收集的数据足以回答登记目的问题；②评估登记数据不符合预期目标；③登记关注的问题过时或发生变化时，如新技术取代老技术，老技术的安全性问题不再重要时；④登记的能力不足，如人力或资金的不足不能够维持研究继续进行时；⑤登记所有权或管理者发生改变时。因此，在研究设计阶段要设定一个或多个特定的并且可测量的终点目标来判断研究是否应该终止。如果无法设定这种目标时，或者没有达到可测量的目标以及不能在适当的时间完成目标时，在终止研究时要在报告或出版物中对终止原因进行明确说明，同时还要考虑各种可能导致登记终止的情况及应对措施。

“中药注射剂安全性监测注册登记研究”的研究目的为获得中药注射剂不良反应发生率，但是中药注射剂不良反应发生为小概率事件，缺乏计算样本量的前期数据而难以估算样本量，故参考“三例原则”（rule of threes），每个中药注射剂品种观察 30000 例，如在完成观察例数时仍未获得 ADR 发生率则需继续观察，直到能够实现研究目的为止。

资金支持是 RS 策划过程中的重要因素，资金投入多少由登记的范围、患者的数量、收集数据的精确程度等因素决定，主要来源为政府资金、医疗产品制造商、基金会、医疗保险机构、专业协会、医药行业联合会或多种赞助者。在选择资金来源时要充分衡量利益冲突问题及识别利益相关者，如研究的资金来源于利益冲突方，那么获得的研究结果可能会受到影响而产生偏倚，在最终汇报结果时对资金来源、资料来源要有明确的说明。

3）方案设计：了解 RS 所关注研究问题需要达到的精确程度有助于更好地设计，RS 的设计关键点包含：明确阐述研究问题；选择研究设计；将所关注的临床问题转变为可测量的暴露与结局；选择研究病例，包括决定是否需要设置对照组；确定数据来源；确定样本量和随访持续时间；确定抽样方式；充分考虑研究的经费、场地、医生、患者等资源；考虑内部效度和外部效度。RS 的数据可采用传统的队列研究、病例对照研究和病例 – 队列研究分析方法，还可采用适应性设计（adaptive design），在长期研究中根据临床实际适当调整方案，使操作更加灵活。

选择登记病例时，根据研究需要，可以是目标人群中全部或几乎所有的对象，也可以是其中的一个样本（由抽样获得的人群，可代表目标人群特征）。以描述性研究为目的的 RS 可不设置对照组，但在分析性研究中，如需要评估不同选择之间是否存在差异、差异大小或各组之间的关联强度时，对照组的设置就很重要了。根据研究目的可设置内部对照、外部对照或历史对照。RS 对照组的选择较临床试验更为复杂，因此需要使用各种设计（如匹配）和分析策略（如分层分析等）来控制已知的混杂。设置对照组可能会造成操作难度、时间、资本等大幅度增加。RS 设计通常限制适当的条件以确保患者在入组后有足够的样本量可以进行亚组分析，在选取样本时可以使用随机抽样、系统抽样或非随机抽样的方法进行抽取。

在设计阶段，RS 的样本量、随访时间和所需的条件由研究目的、所获取数据的期望精确程度及需要验证的假设所决定，根据研究目的，由研究者提供最主要的结局指标（包括效应值及精确度）来进行估算，但以描述为目的的假设或对医疗服务进行质量评价为目的的研究可以根据研究成本、研究开展的可操作性等因素进行估算。设计完成时要对此项研究的偏倚进行评价并量化，了解偏倚的产生可能对研究结果的影响，从而对研究结果的可信度进行预测。

"中药注射剂安全性监测注册登记研究"嵌套了巢式病例对照研究（nested case control study，NCCS），除获得中药注射剂 ADR 发生率，还对发生过敏反应的机制进行研究。当患者使用中药注射剂发生过敏反应时，即将该患者作为过敏组，同时以同性别、年龄 ±5 岁、同季节、同药品批次作为匹配条件，按照 1∶4 比例将未发生过敏反应的患者作为对照组，于 30 分钟内立即采集血清样本，建立血清样本库，检测血清样本中免疫球蛋白（IgM、IgG、IgA、IgE）和细胞因子（IL–4、IL–13）等与过敏反应相关的指标，明确过敏反应发生机制。

4）数据采集：①数据采集工具的制定：《指南（2）》中提到的数据元素（data elements）是指 RS 收集数据所包含的内容，即数据采集工具所包含的条目。选择数据时遵从"简洁、准确、一致"的原则对每一个条目进行明确的定义。制定采集数据工具时，除需要考虑所采集的数据是否能满足 RS 主要结果的分析，在减轻调查对象负担的同时，还要考虑由于收集数据所导致成本增加的问题。要分清所采集数据的重要性，与 RS 开展或与研究结果相关性不大的数据一般不应考虑在内。数据采集工具制定流程见图 4–2。

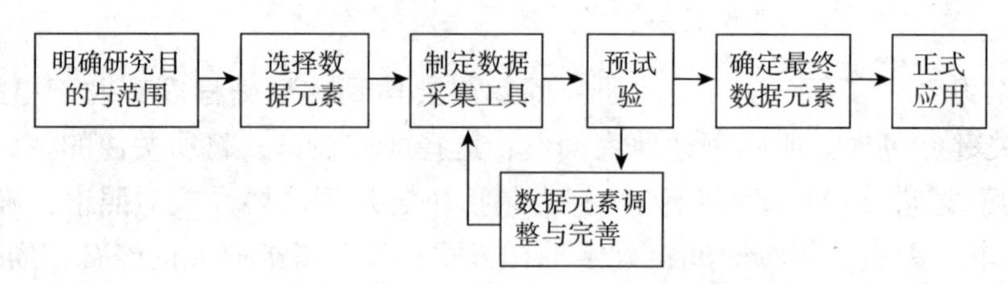

图 4–2 注册登记研究数据采集工具制定流程图

②数据来源：数据可根据研究的主要目的与次要目的而分为主要数据（primary data sources）与次要数据（secondary data sources）。主要数据是指与登记目的直接相关的数据，属于主动性收集，主要数据要事先确定，并按照研究计划采取统一的程序与格式收集，具有可追踪性和可分析性；次要数据是指出于登记之外目的收集的数据，如可通过

整合已有数据库获得。

"中药注射剂安全性监测注册登记研究"在设计之初即考虑了整合已有HIS数据库作为数据来源。该研究结合填写《注册登记表》及进行网上系统录入、条形码系统、整合HIS信息等多种方式采集数据，其中填写《注册登记表》与条形码系统为主动采集方式，获取主要数据，提取被监测者HIS诊疗信息与《注册登记表》信息网上录入数据库进行链接作为次要数据，经整合后形成RS数据库。该项设计考虑可以大大减少观察医师的工作量，丰富采集数据的信息量，且更能保证数据的准确性与完整性。

5）伦理学问题：伦理道德因素对登记的科学性、合理性和卫生信息所有权的归属问题均有重要影响，是RS策划与实施过程中必须要考虑的重要因素之一。以人为观察对象的调查研究要有科学的目的，在保护研究对象免受伤害的基础上达到利益最大化及风险最小化。开展RS时，研究者应该告知参与者研究的目的和运作过程，并获得参与者的同意。同意的内容主要包含三方面：①同意纳入患者信息以建立RS；②同意原始研究目的和登记资料的使用；③同意RS资料被登记工作者或其他人为了同样或不同目的的后续使用。但是在某些特定情况下，在符合其他伦理学原则基础上，对同意过程可以不必有明确表述。在开展RS时，对患者的隐私要有完善的保护计划，避免潜在伤害的威胁，遵守相关伦理学法规要求，增强RS项目的管理（包括对操作过程的管理、信息透明度、研究资料及信息所有权等），将研究项目在国际网站注册也是加强管理、增加信息透明度的一个良好手段。"中药注射剂安全性监测注册登记研究"所有在研品种均已通过伦理审核，并在美国临床试验网站（www.clinicaltrails.org）注册，为该项RS研究提供了良好的伦理学保证。

（2）实施RS　在实施过程中，重点内容是对参与者的招募、数据收集与质量控制、对数据的统计分析。

1）参与者招募与维持：根据研究的目的，对参与者招募可在医疗机构（如医院、诊所、药房）、医生及患者三个层面展开，是否需要设置纳入与排除标准也由研究目的决定。招募的参与者可分为"自愿"与"非自愿"，影响其参与的因素主要包括RS与医疗机构或个人的相关性、意义的重要性、研究的科学性、参与的风险、负担的大小等。招募参与者的难点在于募集过程的困难、失访等，如果募集的患者不能代表目标人群，那么研究结果的真实性就会降低，因此制定完善的招募计划十分必要，为研究参与者提供多种类型的奖励也是促进招募与维持工作的有力手段。

2）不良事件的监测、处理和报告：美国食品和药品管理局把不良事件定义为给患者使用药物发生的任何不幸医疗事件，不论是否与治疗有因果关系。不良事件根据严重性和对药物而言事件的预期性进行分类。不良事件数据的收集分为两类：有意的索取的事件（数据是登记信息统一收集的一部分）和主动提供的事件（不良事件是通过主动提供的方式举荐或记录的）。决定登记是否应使用病例报告形式收集不良事件，应基于评估关注特定结果信息的科学重要性。

不论不良事件是否被算作登记的结果，为任何与患者有直接交互作用的登记建立一个监测、处理和报告不良事件的计划是很重要的。如果登记完全或部分受到来自管制行业（药物或设备）的资助，资助者有委托报告要求，应建立监测和报告不良事件的方法，并且登记人员应接受如何识别不良事件和应向谁报告的培训。设计专为满足监测药物和设备安全性要求的登记资助者，被鼓励与卫生当局讨论报告严重不良事件的最适当的方法。

3）RS 数据的分析：RS 收集数据的效用与适用性依赖于数据分析的质量与使用者对结果的解读能力。分析数据前要仔细考虑研究设计的特点，并对数据质量进行评价与处理，包括所有重要协变量的收集、数据的完整性、缺失数据的处理、验证数据的准确性等。对数据进行分析时，要对混杂与潜在的偏倚加以控制，如采用分层分析（stratified analysis）和敏感性分析（sensitivity analysis）的方法来评估，也可以使用倾向性评分（propensity score）、多变量风险模型（multivariate risk modeling）、工具变量（instrumental variable）等统计模型来处理混杂因素。对研究时限较长的 RS 可进行期中分析，但是需要计划好分析时点，确定分析时点要考虑的问题是：第一，登记的病例数是否足够，或已发生的不良事件数量是否足够；第二，不良事件的发生与使用产品是否具有相关性。

对 RS 数据分析结果的恰当解读可以使结论的应用者了解风险或发生率估算的精确度，评估现行研究所检验的假设、产生新的假设等。对每个研究主题都要在数据解读中进行讨论，突出表示可能影响分析结果的假设或偏倚，或通过与其他研究数据的对比来协助解释结果。

（3）评价　对 RS 采取严格的评价，不仅有利于获得更加准确、更加可靠的研究结论，同时也有利于指导临床以及政府决策。《指南（2）》中介绍的评价方法不仅适用于对 RS 数据及结论的评估，同时也适用于登记研究结果的报告。由于 RS 在方法学、范围和对象上变化宽泛，评价其质量很难做到统一的标准，评价 RS 常见的两大困难是难以区分设计、研究实施过程及可利用信息的质量，以及对评估注册登记研究信息质量的假设参数值缺乏实际临床验证的证据。因此在进行质量评估时要兼顾研究目的、研究数据的内部效度、外部效度以及资金支持和可行性问题。目前评价 RS 最常用的工具是质量量表（quality domains），但不同量表所评价的结果可能完全不同。多数情况下是将所有条目分数相加的方法进行评价，但这种评价方法可能降低或夸大研究结果，从而不能反映独立因素的效果。《指南（2）》推荐的评价方法是先调查可能影响结果质量的因素，然后对其进行质量构成分析。在进行质量构成分析时，要注意区别研究质量（设计与操作层面，包括研究计划、设计、数据要素和数据来源、伦理、质量控制等）和证据质量（数据 / 研究发现的层面，包括外部效度、内部效度、分析和报告），其分析结果必须联系疾病构成特征、RS 类型和研究目的综合评价。质量部分被归为“良好实施的基本要素”，应列入所有病例登记的清单备查，也可归为“加强良好实践”的要素，在特定环境下可以提高信息价值。这种评估的结果应该考虑以下方面：疾病范围、登记类型和登记目的，还应考虑可行性和负担能力。

综上所述，《指南（2）》是优质的 RS 指导资料，是 RS 发展历程上重要的里程碑。近年来，中国参与了多项全球性的 RS，同时也自行开展了一些大规模的 RS，如中国国家卒中登记等，有的已经获得了研究成果，有的则刚刚起步。《指南（2）》对在中国开展的RS，尤其是中医药研究领域中的RS起着纲领性的作用，对明确RS研究目的、规范操作过程、评价研究质量提供指导，使中国RS更加规范，研究结果更具有真实性与可推广性。

8. 报告标准　对于注册登记研究的报告标准，可以参考由国际药物流行病学会（International Society of Pharmacoepidemiology，ISPE）GRACE促进会（GRACE Initiative）制定的GRACE准则（http://www.graceprinciples.org/）。

四、医院集中监测

医院集中监测（intensive monitoring system）是指在一定时间（如数月、数年）、一定范围（某一地区、几个医院或几个病房）内根据研究的目的，详细记录药物和药品不良反应的发生情况，以探讨ADR的发生规律。根据监测对象不同，可分为住院患者和门诊患者监测。这种类型的监测，正是目前我国实施的药品安全性“重点监测”的范畴。根据监测目的的不同又分为一般性全面监测和重点监测。后者常用于新药或新发现的药物不良反应研究，一般应在有经验的多家医院同时进行。

实效研究是对医疗服务最终结果的评估手段，包括对患者的医疗经历、医疗手段的偏爱以及价值的考虑，从而为医疗决策提供科学证据。前瞻性、多中心、大样本注册登记式医院集中监测是实效研究的经典方法，能够回答ADR发生率、发生特征，挖掘影响因素。

当前，一个大规模生产、分享和应用数据的时代已向我们走来。为了适应时代的发展，监测系统必须能灵活地调整、扩展对信息的需求，必须及时跟进应用最新的技术。通盘考虑在新的形势下我国药品不良反应监测新的战略，考虑适应大数据时代的发现药物安全、评估药物安全性证据的方法，迫在眉睫。监测收集的是可以用于鉴别和控制用药安全问题或提升药物安全监管质量的证据和知识，然而，证据生成、证据获取方法学上的创新以及日益增长的对健康信息的需求，也都引出了药品不良反应监测必须与时俱进的问题。这是药品不良反应监测进一步发展必须要解决的问题。尽管对ADR监测出现了许多新的需求，监测的方法有了新的变化，ADR监测的本质仍是科学的实践和证据的积累，其基本工作是药品安全性证据的收集、分析、反馈和利用，其基本目标仍应是向其所服务的部门和人群提供所需要的有科学根据的药物安全证据。

第三节　被动监测

ADR监测工作在中国于20世纪80年代末开始，主要也是通过自发呈报系统（spontaneous reporting system，SRS）的被动监测收集ADR数据。作为药品上市后ADR信号的主要来源，SRS已经成为世界各国监测ADR的重要途径之一。目前，已经积累了海量的ADR监测数据。经典的数据挖掘（data mining，DM）技术主要如下。

一、经典的 ADR 信号检测方法

基于 SRS 经典的 ADR 信号定量检测方法一般可以分为两大类（表 4–2）：即频数法和贝叶斯法。频数法以四格表为基础，基本思想是调查 ADR 数据库中上报的药物与不良反应之间的统计学意义，定量评价目标药物和 ADR 的相对频率，当药物与 ADR 之间的结果超出规定范围称为失衡，即产生信号，提示药品与该 ADR 可能存在某种统计学关联。贝叶斯法基于贝叶斯逻辑学，通过事先选取的概率分布对药品与相应的 ADR 进行分析和描述。

表 4–2　经典的 ADR 信号定量检测方法优缺点和应用情况

类别	检测方法	优点	缺点	应用
频数法	比例报告比值比法（proportional reporting ratio，PRR）	计算简单，灵敏度较高	特异度较低，假阳性率较高，稳定性低	英国不良反应监测系统（曾用）
	报告比数比法（reporting odds ratio，ROR）	计算简单，灵敏度较高	特异度较低，假阳性率较高，稳定性较低	荷兰药物警戒中心
	综合标准法	稳定性较高，灵敏度较高	特异度较低	英国药品和保健产品管理局
贝叶斯法	贝叶斯可信传播神经网络法（Bayesian confidence propagation neural network，BCPNN）	特异度高，灵敏度高	前期工作量大	世界卫生组织瑞典乌普萨拉国际药物检测中心
	伽马 – 泊松缩量估计法（ Gamma Poisson shrinker，GPS）	灵敏度高	算法复杂 + 特异度低	美国食品药品监督管理局（曾用）
	多项伽马 – 泊松缩量估计法（multi–item Gamma Poisson shrinker，MGPS）	稳定性高，灵敏度高	算法复杂	美国食品药品监督管理局

1. 频数法

（1）比例报告比值比法（proportional reporting ratio，PRR）　PRR 法是在早期定量分析 SRS 的方法中应用最早、最基本的方法。PRR 法曾在英国 ADR 监测系统中应用。PRR 法计算简单、灵敏度较高，且随着报告数的增加灵敏度升高。但具有特异度较低、假阳性率较高和结果不稳定的缺点。提高阈值可以一定程度上减少假阳性率，但同时也会降低灵敏度。通过标准化背景来减少噪音干扰，可以有效地降低假阳性率。

（2）报告比数比法（reporting odds ratio，ROR）　荷兰药物警戒中心核心实验室第一次提出了 ROR 法，目前 ROR 法仍然在荷兰药物警戒中心中广泛使用。ROR 法计算简单、灵敏度较高，且随着报告数的增加灵敏度升高。但特异度较低，存在一定的假阳性率且结果相对稳定性较差。ROR 法优于 PRR 法，因为 ROR 信号检测的结果可以估计相对危险度，且减少了结果偏倚性，因此，ROR 法作为数据挖掘工具并不适合评估相对危险度。

（3）综合标准法　综合标准法目前在英国药品和保健产品管理局（Medicines and Healthcare Products Regulatory Agency，MHRA）中使用，又称 MHRA 法。MHRA 法是

在保证最低组合例数的基础上将 PRR 值、绝对报告值和卡方值结合在一起，无论是结果稳定性还是灵敏度都较理想，遗憾的是随着报告数的增加灵敏度反而降低，且特异度较低。

2. 贝叶斯法

（1）贝叶斯可信传播神经网络法（Bayesian confidence propagation neural network，BCPNN） 自 1998 年开始，世界卫生组织瑞典乌普萨拉国际药物检测中心开始采用 BCPNN 法应用于 ADR 信号的检测工作。BCPNN 法将贝叶斯逻辑学和神经网络结构结合起来，提供了可描述各属性子集间因果关系的模型。具有比较理想的特异度和灵敏度，且随着报告数的增加灵敏度升高。但前期的工作量比较大，且无论是贝叶斯神经网络的构建还是参数设置都较复杂。Norén 等基于 Diriehlet 分布对 BCPNN 法进行了改进，检测结果表明可信区间估计更为精确，且可以处理分层变量从而控制混杂因素的干扰。

（2）伽马 – 泊松缩量估计法（Gamma Poisson shrinker，GPS） 1999 年，GPS 法首次出现，曾在早期 FDA 的 ADR 信号检测工作中得到应用。GPS 法结合了贝叶斯逻辑学、伽马分布和泊松分布，具有一定的灵敏度，且随着报告数的增加灵敏度升高。其算法更为复杂，且特异度低。

（3）多项伽马 – 泊松缩量估计法（multi—item Gamma Poisson shirnker，MGPS） MGPS 法是在 GPS 法的基础上做了进一步改善和扩展，目前广泛应用于 FDA。MGPS 法采用分层处理控制混杂因素，能够有效避免假阳性，结果相对稳定性较好。

目前尚无统一的金标准评价各 ADR 信号定量检测方法。现在，临床用药不再拘束于单一用药，为了达到更好的疗效、降低耐药性，临床更多地是倾向于联合用药，但这些成熟的信号检测方法共同的不足是缺少对联合用药的分析能力。

二、联合用药 ADR 信号检测方法

由于联合用药交互作用（ drug–drug interactions，DDI），药物联合应用时所产生的 ADR 信号有其自身特点，这种信号数据的挖掘工作不同于一般的 ADR 信号检测。SRS 本身的不足导致了联合用药 ADR 上报率偏低，对于联合用药 ADR 信号的数据挖掘过程更是漫长而复杂。目前，国内外对联合用药的 ADR 监测工作仍处于起步阶段，常用的检测方法可以分为四大类，即频数法、回归法、贝叶斯法和基线模型。

1. 频数法 频数法主要包括卡方检验和比值法（odds ratio，OR）。其理论基础都是四格表，通过计算药物和不良反应的比值来确定不同药物 ADR 组合对于同一数据库背景的不相称程度，虽然算法简单，但容易受报告数量的影响，且结果稳定性不理想。OR 法将 ADR 数据库的记录分成两部分，即包含目标 ADR 的记录和不包含目标 ADR 的记录。再根据目标药物的暴露情况分为四部分，即服用了药物 A 但没有同时服用药物 B 的记录、服用了药物 B 但没有同时服用药物 A 的记录、同时服用两者的记录、两者均未服用的记录。其中将两者均未服用的记录设置为对照组，用以计算暴露组与非暴露组间 OR 值。荷兰药物警戒中心曾采用 OR 值算法检测联合用药 ADR 信号。

2. 回归法 回归法主要包括 Logistic 回归法和对数线性模型。相比于频数法，回归

法采用分层处理有效地控制了混杂因素，结果稳定性较高。但当分层过多或混杂因素过多时，灵敏度有所下降。荷兰药物警戒中心曾采用 Logistic 回归法判断联合用药不良反应。

3. 贝叶斯法 贝叶斯法包括了 Ω 收缩测量法、高维 BCPNN 法和交互信号分法。贝叶斯法以贝叶斯逻辑学为基础，充分地利用了样本的先验信息，具有较高的灵敏度。但因为算法复杂，实现过程困难。WHO 国际药物监测合作中心首次提出了 Ω 收缩测量法，并采用该法检测联合用药 ADR 信号，挖掘出很多具有研究价值的 ADR 信息。Ω 收缩法的前提是假定 DDI 导致的 ADR 发生的频数服从泊松分布，且 ADR 发生率的先验、后验分布假设为 Gamma 分布，然后通过评估各参数，并求解其积分方程从而得出其 95% 的可信区间。

4. 基线模型 基线模型主要有加法模型和乘法模型，乘法模型可以进一步验证加法模型信号筛选强度，两者结合筛选效果较好。数据挖掘在我国仍处于起步阶段，还没有一套预警良好的信号挖掘工具，ADR 信号的挖掘工作依然停留在二维统计和人工浏览的基础上，国内常用的信号检测方法并不能解决药物警戒信号挖掘中的所有问题。各检测方法各有千秋，对 ADR 信号的检出能力也表现出明显的差异性。因此，ADR 信号的挖掘仍需进一步提高和改进。中药制剂是我国的特色，应用日益广泛，其安全性、稳定性、合理性尤为重要。由于中药成分复杂、品种繁多、药用部位和产地不同，其安全性问题更为严峻。国内已有学者借鉴国内外较为成熟的信号检测技术，挖掘 ADR 信息。上市后 ADR 信号监测主要依赖于药品自发呈报系统数据，在分析过程中难免受到混杂因素的影响，导致药品不良反应分析结果的准确性面临挑战。由于药品自发呈报系统的数据量巨大，且在药品 ADR 信号检测过程中缺乏“金标准”，单一的方法进行数据挖掘时很容易得到大量的有统计学意义的药品 -ADR 组合，给进一步的临床评价实施带来困难。因此，有必要采用不同方法进行相互验证以排除假阳性信号，提高信号检测的效率。

第四节 其他类型的监测

病例报告、基于医疗电子数据库的回顾性分析、其他观察性研究等方法都可用于药品不良反应的监测。

一、病例报告

病例报告（case report）是临床上有关单个病例或几个病例的详尽报告，通过对新发疾病、罕见或少见疾病、不良反应 / 事件等人们不熟悉的异常表现进行详细描述与记录，以引起医学界的注意。当可以获得 10 个以上的病例时，可以进行病例系列研究（case series study）。

病例报告或病例分析可以快速地提供直接证据，通过描述不良反应 / 事件的三间分布情况，为确定不良反应提供重要线索。基于临床医学和临床流行病学研究技巧的深入观察和认真的演绎推理之上的，撰写精妙的病例报告仍不失为人们认识疾病、建立“暴露 – 不良反应 / 事件”之间因果关联的最直接手段。在临床实践中，病例报告为临床医生和医学科研工作者提供了大量贴近临床实际、生动、直接的第一手临床资料。如果临床医生有敏锐的科研意识，善于思考，在临床实践中发现不良事件时就可以第一时间报告。例如，何首乌原是中医的一味重要补益药物，具有解毒消痈、润肠通便、补肝肾、益精血、乌须发的功效，然而，自 20 世纪末期开始，国内外不断出现多起服用生何首乌、制何首乌、含何首乌的复方或中成药引发肝损伤的报道，学界相继发表一系列病例报告，何首乌的安全性问题就此引发高度关注。随着互联网技术的发展，我们获得信息的渠道呈现多样化，可以设计对病例报告进行系统检索，并通过对病例报告的综合分析进行二次研究，对 ADR 病例报告或病例系列研究结果进行 Meta 分析，评价药物上市后的安全性。

病例报告与病例系列研究虽然能为临床研究提供最初的研究数据，但其方法学的局限性，制约了研究结果的内部效度与外部效度。体现在以下几个方面：①病例报告不能对暴露（危险因素）与疾病之间的因果关系进行定量评估，因为病例报告仅能在一个时点上描述疾病的临床表现，在获取“因果”信息时没有时间跨度，从而限制了作为因果关系研究方式的价值。此外，在研究复杂病因疾病时，病例报告的作用就非常有限。②病例报告的结果可推广性较低，病例报告是个体化的诊疗情况报告，特征维度很多，严格地讲，在现实中几乎不可能找到情况完全一致的其他病例。医生在临床中参考应用病例报告结果时，必须考虑其所诊治的患者和报告中病例背景的一致度问题。③病例报告常常没有设立对照，导致我们在对研究结果进行解释时无法排除非研究因素产生的混杂效应，以及“因果”之间的前后关系。比如，有几个病例分析均报道对腰痛患者进行核磁检查，发现大多数腰痛患者均有腰椎间盘突出，因此，得出腰椎间盘突出是发生腰痛的原因这一假设，但后来有研究者在无腰痛的人群中进行核磁检查，发现很多人也有腰椎间盘突出症状，从而推翻了腰椎间盘突出是发生腰痛的原因这一假设。

病例系列研究方法学质量评价工具详见本书第三章第六节。

二、基于医疗电子数据库的回顾性分析

回顾性数据库是长期累积的常规医疗信息，从 RWD 到 RWE，需要根据研究目的，使用流行病学、医学统计学等方法技术，开展真实世界研究。电子病历系统（electronic medical record system，EMR）数据产生来源于日常诊疗环境，比传统临床试验涵盖了更广泛的人群、涉及更复杂的用药情况，因此，可反映干预措施在真实诊疗环境中的安全性，并且，EMR 涵盖了大量用药人群，相比前瞻性研究，回顾性研究可在短时间内完成资料收集与分析，省时省力。因此，基于 EMR 的回顾性研究常用于探索药物安全性问题，特别是用于发现罕见不良反应。需要注意的是，单一医疗机构的 EMR 系统仅涵盖患者在该医疗机构的诊疗信息，通常随访时间较短，无法评价长期用药的安全性问题，故仅能探索药品的短期不良反应。

三、观察性研究

观察性研究（observational study）指在不对研究对象施加任何干预措施的情况下，通过观察或访问的方法，客观地记录被研究事物的状况，用于描述疾病或健康状况在人群中的分布，并探索暴露和疾病时间关系的一类方法。观察性研究不受纳入标准的限制，外部真实性好。上市后药品安全性评价，除Ⅳ期临床试验、药品安全性监测等，主要采用观察性研究方法。其中，基于队列研究的巢式病例对照研究尤为适用于对药品不良反应的研究。观察性研究证据的缺陷主要体现在偏倚问题上，倾向性评分等方法在一定程度上有助于控制混杂因素，使结果更加接近真实情况。

第五节　中医药安全性证据整合

一、中医药安全性证据特点

中医药的安全性证据呈现出明显的碎片化特征，由于要从各个角度和途径收集数据，中药的安全性证据呈现多源且复杂的维度。如何整合多维度、碎片化的安全性证据并形成逻辑链、证据体，从而从宏观上指导药品 ADR 早期识别尤其临床应用风险最小化控制，是中药临床安全性研究亟待解决的关键技术问题。国内学者 2007 年提出“证据体”，即由多种研究方法、不同设计类型、多种来源的证据构成，而非仅仅由某一种研究所获得的证据构成，主体内容主要针对有效性评价。

二、中医药安全性证据体构建的必要性

1. 鲜有关于安全性问题的 RCT 或 RCT 的系统综述　在循证医学（EBM）领域里，不难发现极少有专门的 RCT 或 RCT 的系统综述专门用来评价安全性问题。经典的 RCT 虽然也经常关注安全性指标（如肝肾功能、心电图、症状记录），但仅作为次要指标来研究。虽然从理论上来说，RCT 的因果关系论证强度最高，可为 ADR 的评价提供强有力的证据，但限于研究目的、伦理学、样本量、用药疗程等现实因素，RCT 可获得的安全性证据非常局限，无法为药品安全性研究提供最佳证据。有关如何评价干预措施的“危害”或安全性（harms/safety）的问题，一直以来也是困扰医学研究者特别是 EBM 研究者一个主题。所遇到的评价困难也较多，如一些罕见的难以发现的“危害”并不能通过 RCT 来获得，反而是一些大样本、长期的观察性的证据级别比较低的研究才是其发现的唯一证据。而一些特殊的身心伤害更需要一些其他特别的研究设计才能获得证据。RCT 是一种理想的控制混杂因素的试验设计，但是由于经费昂贵、费时，并不适用于评价真实世界的临床实践。

2. 观察性研究可以获得安全性高级别证据　既往人们一直强调有效性，而弱化安全性研究，根本原因在于有效性和安全性研究存在本质区别，即“大概率事件和小概率事件”。或因时间、经费等客观条件的限制，研究者们更容易关注大概率事件有效性研究，

而对于小概率事件的安全性评价则望而却步。当然，安全性评价的结果也有诸多不确定性，一旦结论不恰当，就会直接导致对患者的伤害。而且有关干预的不良结果通常来自所谓的“低级证据形式”，如病例报告、数据库回顾性分析、观察性研究等。面对这种现状，使得研究者们在评价安全性证据时举步维艰。这也迫使研究者不得不重新思考评价安全性证据时理应区别于有效性证据的评价，而其评价标准和体系应当符合自身特点和规律。

为了推进中医药安全性再评价，为中医药治疗措施制定风险管理计划，通过系统整合多源证据，使其成为有机整体，从证据体角度出发，对不同来源的证据信息进行对比，开展完整、连续的安全性证据体循证实践，用于指导特定中医药治疗措施的临床安全、合理使用。

安全性证据体的概念可以定义为：由针对特定中医药治疗措施安全性研究的 PICO 问题，全面搜集两种以上的不同来源的证据，比如来自定量研究、定性研究证据、干预性研究、观察性研究、临床研究、机制研究、单个病例报告、大样本研究，自发呈报系统中的 ADR 报告、医院 HIS 数据中有关安全性的处方序列分析。

随着中医药安全性证据的积累不断丰富，安全性信息也由碎片化逐渐得以整合并聚焦。上市前的毒理研究数据来自动物实验，主要从治疗措施是否有毒出发，虽然毒理研究并没有发现该药有明显的毒性，但并不能反映其在临床实际中人体上的真实反应。而安全性系统评价，数据来自不同研究类型的零散报告，由于样本量的局限，以及研究环境的设置，虽然能够获得相关的 ADR 信息，但除了 ADR 个案报告，其他研究类型均以有效性评价为主要目标，并非专门针对安全性评价。来自 HIS 大样本的探索分析，虽然用药和人群信息都来自真实世界，但因是回顾性分析，存在多种混杂偏倚和不确定性，这部分结果仅为探索性。来自 SRS 中的数据，可以较为纯粹地针对 ADR 病例进行特征性分析，但因其存在漏报，以及不能获得药物使用的全人群信息，故无法计算 ADR 的发生率。专门针对 ADR 主动监测的注册登记研究，能够基于真实世界的大样本人群，在一定时期和一定范围内，获得 ADR 的发生特征和所有使用该药物的人群信息，从而计算出 ADR 的发生率。上市后再进一步开展有针对性的 ADR 机理研究，特别是以人体生物样本为主的机理研究，将能进一步对 ADR 的发生精准定位。

三、中医药安全性证据体构建

安全性证据体的构成可以是不同来源的多种研究类型以及研究方法。由于经典的 RCT 在现有条件下对于安全性评价不具备应用的充分条件，因此，以往将 RCT 推崇为最高级别证据的评价模式，需要有所调整和改变。

1. 可以将好的高质量的观察性研究，如以安全性评价为主要目的的长期、大样本、前瞻性队列研究，视为安全性证据评价的最高级证据，当有其他来源的证据佐证时，其证据强度将有所提升。

2. 对于严重的 ADR，如死亡、致畸等证据，可以以全或无的证据形式进行评价，即有 1 例报告即可视为最佳证据。

3. 对于新发的ADR、一般的ADR则需要从证据的多源角度加以共证，以提高其可信性。

需要强调的是，对于安全性证据评价，其主要内容是基于ADR的有无来获得证据，如果多个证据源均有同个ADR的报告，显然这个ADR的证据强度是较大和可信的，这种评价并非像有效性证据评价那样基于不同的研究设计类型而划分证据层级，因此，也很少出现证据结果不一致的现象。当然，就研究质量的评价来讲，循证医学中的严格评价内容同样适合于安全性证据的评价。不同的研究类型可以参考不同的方法学质量评价标准，也可以参考GRADE标准。

根据当前几种常见的安全性证据类型，将前瞻性大样本的注册登记研究和来自国家不良反应中心自发呈报系统的SRS数据列为最高级证据，将来自SR或RCT中报告的ADR /ADE和基于真实世界医院信息系统（HIS）数据进行的巢式病例对照分析结果列为第二级证据，将文献报道的个案病例讨论以及病例系列研究、其他研究类型的ADR/ADE列为第三级证据，将相关国家政府及相关机构颁布的文件列为第四级证据，将专家意见和共识列为第五级证据。

从“点－线－面”相结合进行整体体系构建。不同来源的证据可以分级进行评价，即为“点”，从点的角度，认为安全性评价的证据可以来自不同来源的单个研究设计类型，既可以来自于常见的RCT或其他研究类型中所报道的不良结局，也可以来自单个个案报道，或者以安全性监测为目的的大样本的注册登记研究。特别强调，若是“死亡”这类严重不良反应，往往证据可以按照“全或无”来定论。不同来源中，凡具备两种及两种以上证据结果指向一致，即为“线”，从线的角度，认为来自同一研究类型的证据，如均为来自观察性研究的若干研究，或均为来自干预性研究的若干研究形成针对安全性结局的证据。从面的角度，鉴于安全性事件的发生为“小概率事件”，往往发生1例可能不会引起足够重视，即没有代表性。因此，考虑从地域代表性、医院类型、住院部和门诊部、临床研究中的多中心，以及国家自发呈报系统和一些主动监测研究中所发现的证据。多种证据源即为“面”。并且，借鉴循证医学有效性证据分类分级，探索中药安全性证据整合和分级，从“体”的角度，认为点、线、面的角度是为了更好地理解安全性评价证据不同于既往有效性证据，不能单从研究设计类型来固化证据级别，不应局限于某种类型的研究证据，而应该从多源头考虑安全性证据评价。

第六节　中药药物警戒

一、药物警戒

1. 定义　国内外对药物警戒（pharmacovigilance，PV）的定义主要有以下两种。

（1）WHO定义　2002年世界卫生组织（WHO）对“药物警戒”的定义：发现、评价、理解和预防药品不良作用或其他任何与药品相关问题的科学和活动。

（2）《药品管理法》定义　2019年12月我国新版《药品管理法》提出“国家建立

药物警戒制度”，对药品不良反应及其他与用药有关的有害反应进行监测、识别、评估和控制。

2. 内涵　药物警戒在广泛的社会实践中，已逐渐形成其学科的工作内涵，即对药品ADR及其他与用药有关的有害反应进行监测、识别、评估和控制。无论是上市前还是上市后的药品安全性问题，无论是合格药品的ADR还是其他与用药有关的有害反应，都属于药物警戒的范畴。

药物警戒作为药物流行病学（pharmacoepidemiology，PE）的分支学科，专注研究上市药物在大范围人群使用中的药物不良事件（ADEs）或药物不良反应（ADRs）。药物警戒制度是药品全生命周期的全方位药品安全监管的必须配套的基本制度，将对药品安全性信息的搜集与处理活动起点提前至新药研发和设计阶段，拓展了原来的药品不良反应监测和报告制度，比药品ADR监测的范围要广，除关注狭义上的药品不良反应外，还关注药品误用、滥用、过量使用、药品相互作用、缺乏疗效等其他与药品有关的安全问题，更符合保护公众健康的监管职责履行。

3. 主要内容　药物警戒的主要工作内容包括：早期发现未知药品的不良反应及其相互作用；发现已知药品的不良反应的增长趋势；分析药品不良反应的风险因素和可能的机制；对风险/效益评价进行定量分析，发布相关信息，促进药品监督管理和指导临床用药。其中，风险信号的识别包括药品说明书中未提及的新不良反应，特别是新的严重的不良反应；药品说明书中已提及的不良反应，但频次、严重程度等明显增加；新的药品-药品、药品-器械、药品-食物或药品-营养品之间的相互作用；新的特殊人群用药或已知特殊人群用药的新变化；药品使用方面的新风险，或已知风险的新变化；药品其他方面的新问题。

4. 意义　建立可靠的药物警戒体系对实施国家公共卫生保障，合理、安全、经济、有效地临床用药及完善药品监督管理体系，都具有十分重要的意义。“药物警戒”思想贯穿于药品全生命周期；将对药品安全性信息的搜集与处理活动起点提前至新药研发和设计阶段；关注临床导向，有的放矢坚守药品安全底线；以健康为中心的治理理念的体现，维护公众健康权益，尤其是特定领域、特定疾病、特定人群的用药权益保障。

二、中医禁忌

从《内经》《伤寒论》到历代各家著述，对中医禁忌都有论述，内容十分丰富，既有理论基础，也有临床实践，独具特色，对养生保健、疾病防治、医疗安全等都有重要价值。

1. 阴阳学说中的中医禁忌与药物警戒　阴阳学说是我国先秦时代的哲学思想，是中医学的理论基础。阴阳作为自然界相互关联的某些事物和现象对立双方属性的抽象和概括，具有对立、依存、消长、转化的特性，是事物运动变化的总规律，即所谓“一阴一阳谓之道”，在中医诊疗中，宜忌并存、相辅相成。

2. 五行学说中的中医禁忌与药物警戒　五行学说中的亢害承制理论亦富含制亢避害的中医禁忌智慧。在五行生克理论指导下，中医学认为人体欲维持正常的生理活动，除了要依靠机体自身的承制机能自我调节与维持，以及药物、针灸、推拿之外，就是通过人为的方法去干预其亢，即禁忌相制，以避其害，是一种先病而禁的治未病的预防方法。《素问·六微旨大论》云“亢则害，承乃制”，这是中医学整体制约论的体现，自然界一切生命活动都必遵循这种亢害承制的规律，否则就会失去整体的平衡，而不能生存繁衍。在人体这一开放的复杂巨系统中，过亢则生害，必须通过“承”的方法才能实现。“承”即禁忌慎节，承与制都具有限制与规范的意义。

3. 中药药性理论中的配伍禁忌 在中药药性理论中，“十八反”属于配伍禁忌，是中药配伍禁忌的核心内容，《中华人民共和国药典》历版多对“十八反”“十九畏”药物规定在一般情况下不宜同用，这是中医临证用药必须重视的理论问题。我国现存第一部药学专著《神农本草经》的序例中记载：药有“单行者，有相须者，有相使者，有相畏者，有相恶者，有相反者，有相杀者，凡此七情，合和视之，当用相须、相使者良，勿用相恶、相反者，若有毒宜制，可用相畏、相杀者，不尔勿合用也”。所谓“勿用相恶、相反者”，即今日之配伍禁忌的总原则。随着人类社会的进步、生命科学的快速发展、医疗健康需求的不断提高，中药安全性，包括“十八反”问题，日益受到广泛关注。

南宋陈延之《小品方》指出，“用药犯禁”则“不能除病，反伤人命”，阐述了合药犯禁的潜在危害，以及规避犯禁的原则和方法，对配伍禁忌的理论发展有很大贡献。有学者认为，《小品方》更近于《神农本草经》序例内容。《小品方·述增损旧方用药犯禁诀》列出十七条用药犯“经禁”者，“若看方所见，便应依次却除之，然后可服尔”，将反恶配伍之类尊为经禁。随着本草学知识的不断丰富，反药内容也在不断地转引增衍，多以“畏恶七情”“有相制使”等形式记载于历代诸多本草和方剂书籍中。“十八”之数，首见《蜀本草》。《证类本草》载：“蜀本注云：凡三百六十五种，有单行者七十一种，相须者十二种，相使者九十种，相畏者七十八种，相恶者六十种，相反者十八种，相杀者三十六种。凡此七情，合和视之。”《太平圣惠方》将“十八反”相反药归于“药相反”项下。

“十八反”配伍禁忌研究，既是两味药物组对之间的关系研究，也包含了病证特点和方剂配伍环境的动态研究。这个研究需要以海量古今信息数据挖掘和循证为支撑，以药物安全性评价、毒理毒代、毒效物质、药物相互作用等公认可靠的研究方法为手段，揭示中药配伍禁忌的毒效表征及其机理，客观评价配伍禁忌的毒性和影响药物效应发挥方向的特点，同时揭示宜忌条件及转化关系，从而对中药配伍禁忌的禁、忌、宜做出科学界定，阐明其致毒增毒的特点及机理，确定临床应用宜忌条件，给“十八反”以合理的解释，丰富和发展中药配伍禁忌理论体系。

三、中药药物警戒体系

中国古代虽无药物警戒这一概念，但历代医籍体现了中药传统安全用药思想，中药传统安全用药思想源远流长、内容丰富，包括配伍禁忌、妊娠禁忌、服药食忌、证候禁忌以及配伍、炮制减毒方法，有毒中药的剂量控制原则等。自古药食同源、药毒不分家，中药的应用从起源之初对安全性问题就有了明确的认识，“毒药”相关的用药思想屡有总结。《淮南子・修务训》就有云："神农乃教民播种五谷……一日而遇七十毒。"在对中药安全性认识的基础上，历代医药典籍对中药毒性分级、临床用药警戒与中毒解救等也是多有记载。这些是中药特有的而化学药物的药物警戒不曾涵盖的范畴，我国传统药物警戒理论对于现代药物警戒而言是有益补充。

在现代中药安全性问题背景下，与化学药物相比，中药具有复杂性、人群特殊易感性、增效减毒可调性丰富、风险收益比较化学药物而言不清晰等特点，使中药药物警戒工作更具难点与特点。首先，需从中药种子种苗、土壤环境、大气环境、种植年限、采收、批次、炮制、饮片储存、中药配伍及剂量、煎煮与服用，以及中成药剂型剂量、用药途径、联合用药等多环节、多角度分析其潜在安全隐患，还需对含毒性药材的中药制剂、中药注射剂、非处方中成药、中药保健品等予以特殊关注。例如，需加强有毒中药的监管和控制，严格执行中药炮制规程，严格控制有毒中药的用量，防止中药慢性蓄积中毒；联合使用中成药时应注意配伍禁忌；另外，特殊人群根据生理、病理状态，药物代谢过程与常人有异的人群更应关注潜在用药安全，例如对于妊娠期和哺乳期妇女（如注意中药的生殖毒性）、儿童、老人以及肝、肾功能不全者的治疗原则警戒、治疗方法警戒、药物选用警戒等。重点监测品种的警戒应切入中药临床用药安全问题，分析其临床用药风险，提出安全警戒措施，规范中成药药品说明书中药物警戒相关项的表述等，上述皆为中药药物警戒不能完全借鉴化学药物之处，因而建立符合中药特点的药物警戒体系非常必要。

应针对不同特点的中药开展专题研究，针对性地构建是否有毒性、不同剂型、不同功能主治的中药药物警戒体系，以获得的准确结果和科学结论。并基于信息技术、互联网技术、云计算等数据交互、整合和风险信号挖掘技术，借鉴循证医学和精准医学的发展态势，打造中药药物警戒的信息服务平台，努力控制用药风险，发挥学术引领作用，推动用药安全的社会共治，保障公众健康。

第五章 循证中医药经济性评价

当前，中医药振兴迎来大好时机，规范中医药市场在国家经济和社会发展中占有重要地位，探索市场格局、评估投资回报、提高市场占有率及利润等是促进中医药发展的关键。中医药不同于一般商品，放任其自由竞争难以实现医疗卫生资源的高效配置。随着疾病谱的改变和医疗技术的发展，人们对医疗服务体系内容及质量的要求日益增加，医疗保健支出的急剧增长成为重要的民生问题。本章基于经济性评价的方法、设计与步骤、评价指南与应用等内容，介绍如何开展循证中医药经济性评价。

第一节 循证中医药经济性评价概述

一、循证中医药经济性评价的定义

药物经济学（pharmacoeconomics，PE）是一门应用经济学原理及方法，研究如何以有限的卫生资源获得最大程度的健康效果改善的科学。系统、科学地测量、识别、评价不同治疗方案或卫生服务项目的成本和健康产出，形成决策者所需的最佳证据。药物经济学研究的最终目的是实现医疗卫生资源的高效配置。

循证中医药经济性评价是在探索中医药治法治则、遣方用药及诊疗效果的过程中，综合运用循证医学与药物经济学的方法评价中医药的经济性。即应用当前所能获得的最好的研究依据，结合医生的临床经验及患者的价值取向，为制定经济性决策提供最佳证据。

二、循证中医药经济性评价的意义

中医药作为我国独特的卫生资源及潜力巨大的经济资源，在经济社会发展中发挥着日益重要的作用。国务院印发实施《中医药发展战略规划纲要（2016—2030 年）》，将中医药发展摆在了经济社会发展全局的重要位置。随着中医药不断创新发展，存在的经济学问题也逐渐显现并受到广泛关注。目前，药物经济学研究已成为评价药物或治疗方案的一个新的价值体系，运用于许多国家和地区的卫生决策中。在药品研发、生产、服务市场和竞争的机制不断更新的新形势下，药物经济学研究服务于各级卫生机构、药事管理组织及部门，为国家、地区医疗资源分配提供了科学、客观的证据支持。明确中医药的临床价值及其所带来的经济、社会效益，可以促使中医药更好地服务于临床、服务于患者。开展循证中医药经济性研究，可以为加强合理用药、制定临床决策、合理定价、推动中医药发展、规范中医药研发等方面提供技术支持及建议。

三、循证中医药经济性评价的应用与价值

（一）循证中医药经济性评价的应用

药物经济学建立在药物安全性、有效性基础之上，贯穿药品研发、生产、经营及使用全过程。以循证的角度开展中医药经济性评价，可用于上市前的新药研发、药品定价，及上市后医保准入、临床合理用药及医药卫生政策制定等方面。

1. 指导中药新药研发过程中的基础性研究　《中药注册分类及申报资料要求》指出，对于中药创新药、中药改良型新药、古代经典名方中药复方制剂等三个属于中药新药的注册类别进行了明确的定义。国家政策的倾斜，使中药的研发热重新燃起。新药研发有着基础性与应用性研究并存、经济性与社会性并存的特点。从循证的角度开展中医药经济性评价，可帮助新药了解疾病（适应证）分布、竞争对手性价比、疾病经济负担等方面的具体数据，为后期分析提供基石。

2. 指导中药新药研发过程中的策略性研究　基于新药研发的特点，决定了新药研发从立项到市场运作整个生命周期均需要科学而适宜的药物经济学研究与决策。新药研发的整个过程始终与风险和失败相伴，若项目失败，则之前的投入即成为沉没成本，早期评估、早期淘汰、提高成药率才能提升企业的品牌价值。中性的、探讨性的循证中医药经济性评价，可以准确预测新药给企业带来的预期净现值，指导企业及时终止不值得投资的项目，发掘值得投资的项目，节约沉没成本。同时，探讨合适的价格范围，以指导中药新药的市场定位和价格策略形成，提高中药新药上市后的市场竞争力。

3. 指导中药医保准入、基药准入　全球范围内，一些欧盟国家在医疗保险目录药品准入评估时，强制制药企业提交药物经济学评价结果。亚洲一些国家和地区将药物经济学证据作为重要参考依据。当前创新药通过谈判准入医保已经成为世界上通行的模式。我国 2017 年版医保目录提出了动态调整、谈判目录等机制，并且开始要求企业提交药物经济学资料，再次强调药物经济性研究的重要性。无论对于疗效的评价、成本效益的评价，还是对于医保基金的预算影响分析，药物经济学都是非常重要的工具。

4. 指导中医药合理用药　中医药注重辨证论治，强调个体化治疗，随着中国医改的深入进行和中医药的宣传发展，中医药卫生技术使用及支付方式发生了转变。循证中医药经济性评价是临床用药管理的重要内容之一，可应用于医疗机构遴选药品、制定药品供应目录等，在药品采购中选择正确的药物，同时为优化临床治疗方案提供决策依据。此外，通过研究具体中药在防病治病过程中的成本效益，考察某种疾病的中药或某一项中医干预方案的社会效益和经济效益，为临床合理用药和制定最佳疾病防治措施提供科学依据，使医疗机构用药的标准由过去的简单、安全、有效转变为安全、高效、经济，使有限的卫生资源发挥最大的经济效益。

（二）循证中医药经济性评价的价值

从中医药合理用药，到医疗资源的高效利用和有效配置，都需要依靠卫生技术评估和药物经济学评价证据。科学、系统的循证中医药经济性评价研究，可用于评估药物资源利用的经济效果、提高药物资源利用程度与利用效率的途径和方法、研究医药和经济的相互关系。有效化解医疗费用与健康成本急剧攀升的困局，使有限的医疗保障资源发挥更大的效用，科学稳健地促进医疗卫生事业向前发展。

第二节　循证中医药经济性评价方法

不同的药物经济性评价方法有其各自的优势、局限性和适用范围，在开展循证中医药经济性评价时，可根据决策目标、研究目的、研究类型、结局指标和数据来源等因素，选择适用、可行的评价方法。条件允许时，可同时采用 2 种或 2 种以上的方法；或者以 1 种评价方法为主，从多个角度对药品、干预方案进行评价。

一、成本分析法

（一）基本概念

成本是指投入药品生产或提供医疗服务的资源消耗，以货币单位表现。在循证中医药经济性中，成本指具体使用、实施某一中医诊疗方案所消耗的全部资源价值。成本按其产生途径的不同，可分为直接成本（direct cost）、间接成本（indirect cost）和隐形成本（intangible cost），其中直接成本又分为直接医疗成本（direct medical cost）和直接非医疗成本（direct non-medical cost）。

1. 直接医疗成本　指疾病预防、诊断和治疗过程中直接消耗的医疗成本，如挂号费、检查费、诊断费、治疗费、处置费、手术费、药品费等。直接医疗成本发生的地点可以是医疗机构，如各级各类医院、诊所、基层医疗卫生服务机构等；也可以是医疗机构以外，如社会药店。

2. 直接非医疗成本　指患者和患者家属寻求医疗卫生服务过程中，直接消耗的支持性活动的成本，如交通费、伙食费、住宿费、护工费、营养费等。

3. 间接成本　指因疾病、失能或早亡而导致有效劳动生产力损失，包括因病休工、休学的成本，早亡成本，以及家人因陪护休工、休学的成本等。

4. 隐形成本　属于无形成本，是指患者因疾病发生、发展或诊疗服务项目导致的痛苦、不适、焦虑、疲劳等精神创伤。由于隐形成本通常已经计入心理健康测评、生命质量等健康产出指标中，且难以转化为货币形式，因此一般不会单独测量药品或干预方案的隐形成本。

（二）成本的确认

1. 成本测算的角度 成本确认应首先考虑测算角度的问题，不同的研究角度涉及不同种类的成本。研究角度主要包括：全社会角度、医疗保障支付角度、患者角度、雇主角度和医疗服务提供者角度等。全社会角度下应当纳入全部直接成本和间接成本；医疗保障支付角度仅需要纳入医保支付范围的直接医疗成本；患者角度下，纳入与中医药诊疗方案相关的所有直接成本和间接成本；医疗服务提供者角度下，纳入医疗服务提供者承担的直接成本。

2. 成本估算的时间界限 在开展循证中医药经济性评价时，既要考虑需要收集哪些成本项目，还要合理选择成本数据所对应的时间范围。实际上，经济性评价是把中药或中医诊疗方案的整个过程作为评价对象，既包括当前消耗的成本，也包括未来与所评价中药或中医诊疗方案相关的费用支出。

3. 并发症和合并症成本的处理 关于是否纳入并发症和合并症的成本，首先要明确什么是并发症，什么是合并症。并发症与研究关注的疾病之间有因果关系，而合并症没有。一般来说，并发症的费用应直接计入直接成本，合并症的治疗费用不应计入。

4. 药品不良反应的成本确认 药品不良反应是指在正常剂量情况下，发生的与药品治疗目的无关、有害的反应。是在正常治疗过程中出现的纯概率性意外损害，在现实治疗中无法避免，因此，药品不良反应的成本应该纳入成本分析。除药品不良反应外的其他药品不良事件是可以避免的事故，可通过加强管理和培训来避免其发生，所以不纳入成本分析。药品不良反应的成本包含两个部分：一是监控、避免药品不良反应发生的成本；另一项是干预或控制药品不良反应的成本。

5. 试验引致成本的确认 基于临床试验数据的药物经济学评价，应识别并排除试验引致成本，即剔除或酌情降低试验中加用或多次使用，但是在临床实际不会发生或发生频率较低的项目。

（三）最小成本分析

当现有证据显示中医药诊疗方案与对照方案的健康产出相同或近似时，可以采用简化的经济性评价方法，单纯比较中医药诊疗方案与对照方案间的成本差异即可，这种评价方法称为最小成本分析（cost minimization analysis，CMA）。在健康产出没有差异的情况下，成本最低的方案就是具有经济性的方案。

需要注意的是，最小成本分析的前提是中医药诊疗方案与对照方案的健康产出没有差异，而在现实中往往很难直接判断不同方案的结果是否完全等效，因此，最小成本分析法不适宜直接应用。在实际研究中，只有在证明两个或多个干预方案的治疗结果之间无统计学差异（$P > 0.10$），或差异无临床实际意义的情况下，方可应用此分析方法。

二、成本-效果分析

（一）基本概念

成本-效果分析（cost-effectiveness analysis，CEA）是循证中医药经济性研究中应用最为广泛的评价方法，CEA是以临床效果指标为健康产出，通过计算中医药诊疗方案与对照方案的增量成果-效果比（incremental cost-effectiveness ratio，ICER），比较两种方案每多获得一个单位的临床结果（健康产出）所额外消耗的成本，如果ICER小于等于阈值，则中医药诊疗方案更加经济，反之则对照方案具有经济性。

（二）设计与实施

CEA采用的临床效果指标包括终点结局（如死亡率、致残率、总生存期、疾病发病率等）及中间结局（如糖化血红蛋白下降有效率、细菌转阴率、症状改善率等）。相应的成本-效果比（C/E）可以解释为每拯救一个生命、避免一个不良事件发生、提高1%治愈率所消耗的成本。ICER是在两方案均可接受的情况下，计算成本较高方案相对成本较低方案的增量成本（ΔC）与增量效果（ΔE）的比值，即ΔC/ΔE，并将其与CEA可接受阈值比较，若小于该阈值则成本较高方案可被接受。多个方案间进行比较时，备选方案的ΔC/ΔE越低，则表示增加单位临床效果所需追加的成本越低，那么该方案的经济性越显著。

（三）优缺点及适用范围

CEA的健康产出指标通常源于临床，数据可得性相对较强。因此，相对其他方法，CEA更易被临床医生、药师和科研人员接受和使用。在实践领域，CEA适用于评价同一疾病效果指标的不同治疗方案间的选择和优化。

进行成本-效果分析时需要注意：①终点、中间指标的选择：一般临床试验或观察研究往往以实验室检查、症状改善等中间指标为主，如血糖、血压值等，但基于终点指标的药物经济学研究结果对临床决策更具有参考意义，相对于测算每降低1个单位的血压所消耗的成本，测算每治愈或救回1例患者所消耗的成本的价值。因此，CEA应尽量采用终点指标，或从中间指标换算或模拟终点结果。②多重效果指标的选择：一种疾病的临床结局往往包括效果指标、安全性指标等一系列指标，CEA只能分别基于某一个临床结果指标进行评价，很难把多个指标整合在一起进行权衡，尤其当效果指标和安全性指标结局存在冲突时。③CEA适用疾病的选择：对于慢性病（如糖尿病）、灾难性疾病（如癌症）以及以影响生命质量为主要特征的疾病（如痛风）等，单纯评价某个临床效果指标，一方面会失之片面，另一方面无法衡量慢性病合并症、疾病状态改变等事件导致的最终结局。

三、成本 – 效用分析

（一）基本概念

当前卫生决策越来越重视中医药诊疗方案对疾病人群的最终改善，当评价过程中综合考虑了治疗效果、患者满意度、生命延长时间及健康质量提高等效用指标时，即是成本 – 效用分析（cost–utility analysis，CUA）。因此，可以认为 CUA 是以健康效用作为健康产出指标的一种特殊的成本 – 效果分析方法。

（二）设计与实施

CUA 常用的健康产出指标是质量调整生命年（quality–adjusted life years，QALYs），既考虑了中医药诊疗方案对生命时间的影响，也考虑了对患者生命质量的影响，是一个标准化的健康产出指标。

（三）优缺点及适用范围

CUA 以 QALYs 作为主要健康产出指标，将死亡率、发病率、患者偏好等结合起来形成一个综合指数，一方面可以衡量中医药诊疗方案长期和最终的健康结果改善；另一方面，可将不同的健康改善结果统一到一个度量单位。因此，CUA 成为现代卫生、临床、医疗保险决策领域中广受推荐的评价方法。

但是 CUA 也有一些局限性：①效用是一个主观指标，受多种因素影响，精确测量健康效用仍有一定难度；②目前大多数疾病和疾病状态改善的健康效用尚未建立参考值，由于健康效用具有很强的人种、地理、经济特性差异，直接引用其他国家、地区的健康效用值会存在误差；③长期的成本 – 效用分析一般需基于模型预测，模型构建的合理性、参数质量直接影响着 CUA 结果的可信度；④以无形的健康效用来衡量中医药诊疗方案的经济价值对一些决策者而言尚难以理解和接受。

四、成本 – 效益分析

（一）基本概念

成本 – 效益分析（cost–benefit analysis，CBA）是通过比较中医药诊疗方案的全部成本和效益，评估项目价值的一种方法。它是建立在福利经济学基础上的一种经济决策方法。

（二）设计与实施

CBA 是以货币的形态对中医药诊疗方案的成本和收益进行计量，从而将单个或多个方案所耗费全部资源成本的价值与由此产生结果的价值（效益）进行比较，进而衡量方案间的可行性、优选最佳方案的一种评价方法。

（三）优缺点及适用范围

CBA 的主要特点是成本和产出均采用统一的货币单位。CBA 的优势是：①可以比较不同结局指标的健康产出结果；② CBA 具有内生的判断标准，即 B/C ≥ 1，则具有经济性，这也是相对于成本–效用分析、成本–效果分析、最小成本分析只能在不同方案间进行比较的一个优势；③由于 CBA 主要考虑成本投入后所获得的效益，一般会全面权衡项目的直接效益和间接效益，尤其是因降低致病或早亡等可能避免的经济损失，因此，十分适用于开展宏观的医药卫生资源分配决策。

但是，当中医药诊疗方案的产出价值难以用货币价值来衡量，或决策部门更倾向考虑方案的临床结果时，CBA 就无法应用。另外，使用货币值衡量健康产出，一定程度上也受到伦理学和公平性原则的挑战。

第三节　循证中医药经济性评价设计与步骤

一、研究问题

循证中医药经济性评价主要研究与中医药治疗相关的干预方案的经济性。第一步是明确研究问题，参考我国新版（2020 版）药物经济学评价指南，循证中医药经济性评价设计应主要包括研究背景、研究目的与问题、研究角度、目标研究人群、干预措施与对照和研究时限等内容。除主要研究问题外，也可包括次要研究问题，如干预措施对不同亚组的影响或不同治疗方式（单一治疗和联合治疗）造成影响的差异等。

（一）研究背景

研究背景是指描述与疾病本身以及中医药干预措施有关的各种因素，根据这些因素来评价中医药诊疗方案的安全性、有效性以及经济性。主要包括疾病的流行病学、疾病负担及经济负担概况、疾病主要干预措施、国内外临床诊疗指南对治疗方案的推荐，相关干预的国内外药物经济学评价现状、中医药诊疗方案的特点及优势等。

（二）研究目的

研究目的是指研究者为了获得哪些成果，实现哪些方面的改善而进行循证中医药经济性研究。研究目的可以包含促进医疗卫生资源的合理配置，提供合理、经济、科学用药的证据，支持卫生决策，以及帮助企业正确认识产品价值等方向。

1. 优化卫生资源分配　循证中医药经济性评价有助于高效分配、利用卫生资源，从而获取最大的经济学效益。以全社会为研究角度进行循证中医药经济性评价时，可以得到中医药诊疗方案的社会效益，帮助决策者从经济学的角度得到合理分配有限的卫生资源的决策支撑，指导中医药医疗保险目录的遴选。

2. 指导临床合理用药　循证中医药经济性评价可以帮助医师在临床应用中合理选择中医药治疗药物或方案，为临床合理用药提供证据支持。

3. 认识产品价值与市场定位　循证中医药经济性评价结果，是对中医药诊疗方案多方面、系统科学的评价，评价结果有助于企业了解中药的特性，发现产品价值，了解其优势及劣势，进行合理的市场定位，同时制定合理价格。

（三）研究角度

研究角度决定了研究设计方案和数据收集范围等内容，所以研究角度在方案设计和结果呈现时应当始终保持一致。经济性评价的研究角度主要包括：全社会角度、医疗保障支付角度、患者角度、雇主角度和医疗服务提供者角度等。循证中医药经济性评价过程中，鉴于中药组成及功效具有整体性、协同性和多靶点等特点，推荐采用全社会角度评价中医药诊疗过程中产生的所有的成本和效益。研究中医药准入相关问题时，推荐采用医疗保障支付角度开展经济性评价。

（四）研究人群

目标人群的选择是指中医药诊疗方案拟干预的疾病人群。可通过纳入标准和排除标准筛选符合条件的研究人群。标准的制定主要依据疾病特征（如疾病类型及严重程度、中医证候、年龄、性别、社会经济特征、有无其他并发症或危险因素等）和评价中医药功效与主治特点（如对因功效、对症功效或对病证功效）所对应的人群。

（五）干预措施

干预措施是指根据研究目的确定的疾病治疗手段，包括手术治疗、药物治疗、针灸、推拿、拔罐等中医干预技术。在循证中医药经济性评价研究中，特指某一中药或一个中医组合治疗方案。干预措施的描述应该包括中药的剂型、规格、用法用量、治疗方式、合并用药和治疗背景等信息。

对照药需要选择与干预措施有相同适应证的常规治疗或标准治疗方案。常规治疗是临床常用的治疗方法，标准治疗是在常规治疗中被证明效果最佳的治疗方法，各研究可根据研究问题的实际情况选择对照方案。对照药应为国家批准上市的药物，须是在相关专业领域、同类药品中公认有效、安全的药物。对照药的疗效必须经过充分的验证，证据源于设计良好并且结果可信的临床试验。开展循证中医药经济性评价时，首先应选择与目标中医药诊疗方案功效、主治相近的中药。若选择西药作为对照药物，需充分阐述选择的理由及可行性。

二、研究类型选择

研究类型的选定是循证中医药经济性评价研究设计中的核心问题，不同类型的研究在数据收集、数据分析方法等方面均存在差异。按照数据收集方式和时间的不同，可将循证中医药经济性评价分为前瞻性研究（prospective study）和回顾性研究

（retrospective study），这也是《中国药物经济学评价指南》中推荐的分类方法。按照研究中是否使用患者个体数据和数据处理方式的不同，可将循证中医药经济性评价分为基于患者水平数据的研究、模型研究、混合研究及二次文献研究等。

（一）前瞻性研究

1. 平行研究（piggyback）

平行研究是搭载在随机对照试验上的药物经济学评价，是将循证中医药经济性评价与临床试验相结合。平行研究中，增加的经济性评价部分不会对临床试验的整体设计思路及方案进行大幅的修改，而是单纯补充经济性评价所需的相关信息采集量表，一般包括中医药干预方案的成本、对照方案的成本、试验周期及随访期医疗资源使用情况及成本、健康相关生命质量等内容。平行研究借助设计严格的随机、对照、双盲、双模拟试验，获得较强的可信度和较高的内部效度。

加载在Ⅲ期临床试验中的经济性评价，可以用于探索中医药研发及准备上市时面临的经济性问题；加载于Ⅳ期临床试验的经济性评价，则用于解决中医药上市后的经济性问题。然而，由于随机对照试验的主要目的不在于经济性评价，而是评估干预方案的安全性和有效性，因此，平行研究也存在一定的局限性：①外部效度较低，无法外推真实世界中全社会患者人群的实际情况；②临床试验采用安慰剂对照，无法满足药物经济学评价中对照的最优选择原则，即尽可能采用适应证相同的常规治疗或标准治疗方案；③临床试验对照较为单一，无法同时针对多个治疗方案进行药物经济学评价。

2. 实用性临床试验（pragmatic clinical trial，PCT）

PCT是在实际临床应用环境中，对患者进行干预方案的随机化分组，前瞻性收集患者的信息，评估干预措施在现实条件下的效果。当把成本因素也考虑进来后，其实考察的是不同中医药诊疗方案的效率。PCT可用于评价真实世界环境下不同中医药诊疗方案的经济性。

相比于围绕RCT进行的平行研究，PCT在研究设计上更灵活：①采用阳性对照方案而非安慰剂进行对比，可以同时设置多个对照组；②纳入、排除标准的限制降低，进而招募到更广泛、更具有代表性的研究人群；③不会严格地控制中医药诊疗方案的实施过程，允许临床医师根据患者需要和临床经验进行个体化辨证论治等；④可以补充测量更多与医疗保险准入相关的健康产出指标，且疗程或随访时间可能更长。此类研究设计的优点在于试验环境更接近真实世界的情况，因此，研究结果的外部效度较高。

PCT的设计缺点主要表现在以下2个方面：①研究需要专门招募患者并对其进行相对较长时间的随访，研究成本随之增高；②由于不会严格控制中医药诊疗方案的实施过程，试验结果容易受到药味加减、方案调整、患者用药依从性等混杂因素的影响，造成的偏倚结果难以通过统计方法消除或评价，因此，相较于平行研究而言，内部效度降低。

3. 观察性研究（observational study）

观察性研究是一种非随机临床研究，即在不干预临床医师决策的前提下，按照制定好的数据收集计划，前瞻地收集中医药经济性评价所需要的相关健康产出及成本数据。这类研究设计收集的信息可以直观反映没有研究者主动干预下的真实诊疗情况，具有贴近临床实践的优势。因此，前瞻性观察研究是循证中医药经济性评价研究设计的理想标准，尤其适用于对慢性病相关治疗方案的评价。

前瞻性观察研究可以反映真实世界条件下干预方案的成本和效果，因此，研究结果的外部效度较高；同时，由于不对中医药诊疗方案的选择进行人为干预，相对于PCT而言，开展前瞻性观察研究的成本较低。但与PCT类似的是，研究结果同样会受到患者方案变更、用药依从性等因素的影响，从而降低了研究结果的内部效度。此外，由于没有对患者进行随机分组，目标中医药诊疗方案组和对照组患者基线特征的差异很可能对成本和健康产出带来较大影响，增加分析的难度。

（二）回顾性研究

循证中医药经济性评价通常采用回顾性队列研究。这类研究往往会从各种数据库或医院病历资料中，回顾性地纳入患者并收集患者相关健康产出及成本信息，比较中医药诊疗方案与对照方案的经济性差异。在缺乏开展前瞻性研究和混合研究的条件时，回顾性研究是最佳选择。

回顾性队列研究对开展循证中医药经济性评价有很多突出的优点：①数据通常源于成体系的资料库，便于收集、提取且研究成本较低；②现有数据资料真实记录临床实际诊疗过程，受到研究人员主观干预的影响相对较小，因此，研究结果具有较高的外部效度；③有利于评估疾病的长期进展，分析中医药诊疗模式的演变，或比较不同中医药诊疗方案长期的治疗效果、安全性和其他结果，适合慢病疗效观察。

但这类研究设计也存在缺陷：①回顾性研究数据源于现存的数据库，无法由研究者主动控制数据收集质量，也无法事先明确入组样本的特征，这些都会给研究结果带来偏倚，因此，实施中需要首先评价数据质量并根据研究目的，限制、匹配入组样本的年龄、性别、证候、疾病严重程度、多种疾病并发状况等特征。②由于现有的数据库不是以开展药物经济性评价的目的而设立的，其记录的变量有限，可能难以达到经济性评价的要求。例如，在大多数的医疗保险数据库中都没有记录实验室检测指标和健康相关生命质量等变量。

（三）混合研究

混合研究是对上几种研究设计的综合运用，即从多种数据源收集循证中医药经济性评价所需的信息，也包括将多种来源的数据放入决策分析模型中进行长期队列模拟。通常来讲，混合研究会采用临床试验或观察性研究中获取的健康产出数据，以及回顾性研究或横断面调查中获取的成本数据。有时，若基于短期成本和健康产出推测目标中医药诊疗方案的长期终点，需延伸模型或外推临床试验中获得的基础数据，结合相关假设，预测长期（终点）的成本和健康结果，进而评估目标中医药诊疗方案的经济性。

混合研究设计的优点是可以利用多种数据源来回答单一数据来源不能解决的问题，

是一种被经常采用的研究类型。尤其是将多源的数据放入决策分析模型，可以实现对疾病临床路径和长期中医药诊疗方案效果的模拟与预测，获得中医药经济性评价的长期终点结果。由于混合研究设计的数据来源较复杂，若成本和效果数据的来源不同，在使用时应注意数据的适用性和外推性，慎重选择数据源并对数据质量进行评价，同时对纳入研究的关键参数进行敏感性分析。

（四）模型研究

模型研究是成本–效果研究中最常用的研究设计。模型研究采用决策分析模型（decision analysis model），包括决策树模型（decision tree model）、马尔可夫模型（Markov model）、离散事件模拟模型（discrete event simulation model）、分区生存模型（partition survival model），其中常用的是决策树模型和马尔可夫模型。模型研究数据来源更加宽泛，可带入从临床试验、流行病学研究、Meta 分析、真实世界研究、专家咨询等多个渠道获取的所需要的参数信息，将源于前瞻性、回顾性的数据相结合。经济性评价时可以根据研究目的制定相应的模型结构，也可通过文献检索筛选已有的、成型的决策分析模型，在其基础上根据研究设计的异同及特点进行调整和修改。模型研究设计的优点是可以实现对疾病转归、预后的模拟以及中医药诊疗方案长期效果的预测，获得阶段性或终生模拟的结果。但是，由于模型研究的结果易受到结构合理性、参数选择及质量等方面的影响，建议开展敏感性分析。

（五）案例分享

某药治疗糖尿病前期的成本效益分析：随机，双盲，安慰剂对照，多中心设计。

1. 研究背景 糖尿病是一种治疗费用极高、负担沉重的慢性疾病。中国患病人数不断增加。同时，越来越多的人罹患糖尿病前期，随着健康问题的日益严重，其中大部分患者发展为 2 型糖尿病。包括糖尿病前期干预措施的系统评估在内的 19 项随机对照试验显示，在 1471 例患者中，生活方式和中药干预措施的结合能够降低空腹血糖。因此，生活方式与传统中医药结合的干预措施为有效预防糖尿病提供了可能。由黄连和金银花为主要组分的某药的药效学和临床使用表明，该药有助于治疗糖尿病前期。在药效学方面，一些研究已经证明，该药可影响糖代谢、抗胰岛素性、血清胰岛素以及免疫功能。也有研究发现该药可以改善人体的抗胰岛素性，延缓糖尿病肾病的发展，并阻止糖尿病前期到糖尿病的病情进展。

2. 研究目的 通过与安慰剂比较，评价某药对于中国糖尿病前期的有效性、安全性和经济性优势。

3. 研究方法 采用随机、对照、双盲临床试验。试验在中国临床试验注册中心进行注册。

（1）*研究人群及样本* 满足西医和中医的标准，诊断为糖尿病前期的患者，并符合纳入标准，招募 400 例糖尿病前期患者，分别来自中国 4 个城市（北京、天津、西安、南宁）的 5 个医院，按照随机数字表随机分配到治疗组（某药）和对照组（安慰剂）。

（2）干预方案　对照组：仅采用生活方式干预，包括制定个人饮食计划，推荐含糖、低盐饮食种类、改变不良习惯、严格控制吸烟和饮酒以及制定运动计划等；同时接受安慰剂治疗，方法和时间与治疗组相同。治疗组：除生活方式干预外，患者每日饭前服用某药 2 次。

（3）效果指标及测量　干预期 12 个月，随访期 12 个月。分别于干预前、干预期间每个月以及干预后的第 2、6、12 个月进行随访检查（仅摘录 24 个月的指标结果）。

主要效果指标：2 型糖尿病发病率。

次要效果指标：SF–36 的问卷评分，受试者的依从性。

安全性指标包括一般体检，在研究访问期间进行血液和尿液检查，功能检查以确定 ECG、ALT、BUN 和 Cr，以及不良事件。

（4）成本指标及测量　成本测量包括药物成本和生活方式干预成本。生活方式干预成本包括生活方式教育材料成本（24 个月每人 2.5 元，干预期间每人 2 元），生活方式教育会议成本（每次会议 1220 元，干预期间举行 80 次会议，150 次会议在整个试用期间举行）和参加者依从性成本（30 分钟填写 SF–36 表格和 2 小时听取会议情况，目前城镇居民平均月收入为 2400 元或 10 元 / 小时，用于计算时间成本）。

生活方式干预成本 =（生活方式教育材料费用 + 生活方式教育会议成本 + 参与者依从性成本）× 填写 SF–36 的依从性 ×SF–36 评分。

药物成本 =（发药量 – 剩余药量）× 每 1 片价格 × 依从性。

（5）评价方法　采用成本 – 效果比。

糖尿病发病率成本 – 效果比 = 总成本 ÷ 糖尿病发病率。

糖尿病转归率成本 – 效果比 = 总成本 ÷ 逆转率。

（6）统计学方法　对组间比较，计数数据采用卡方检验；计量资料非正态分布采用 Wilcoxon 秩和检验，正态分布采用 t 检验。下降率分析使用卡方检验或 Fisher 精确概率法。依从性分析，使用卡方检验或 Fisher 精确概率法。

4. 研究结果　共筛选了 400 例患者，其中 376 例合格入选。最终 362 例进行随机分配，治疗组 182 例，对照组 180 例。治疗组和对照组在性别、婚姻状况、国籍、身高、体重、职业、疾病史、既往史、血糖水平、OGTT 值等均无统计学差异（$P > 0.05$），只有年龄的基线数据显示轻微差异（$P = 0.036$）。治疗组和对照组的不良事件分别发生 5 例和 3 例，不良事件发生率分别为 2.78% 和 1.65%。两组间差异无统计学意义，因此，未计算药品相关不良反应处理成本。

（1）糖尿病的发病率和逆转率　整个试验过程中，治疗组 37 例进展为糖尿病，对照组 59 例进展为糖尿病（$P < 0.05$），研究结果显示治疗组药物有效降低了糖尿病发病率。另外治疗组 82 例恢复正常血糖，对照组 54 例恢复正常血糖（$P < 0.05$），表明与对照组相比，治疗组药物提高了逆转率（表 5–1）。

表 5-1　24 个月内糖尿病发病率和逆转率

组别	糖尿病人数	糖尿病发病率（%）	血糖正常人数	逆转率（%）
治疗组	37	20.3	82	45.1
对照组	59	32.8	54	30

SF-36 评分和干预依从性：在 12 个月的干预期间，两组 SF-36 表的实际回收率分别为 91.04% 和 83%。在 24 个月的随访期内，两组 SF-36 表的实际回收率分别为 96.46% 和 87.37%。两组 12 个月、24 个月 SF-36 平均得分均在 65 分以上，差异无统计学意义（$P>0.05$）。两组依从性均达到 80%以上（$P>0.05$），均具有依从性，差异无统计学意义。（表 5-2、表 5-3）

表 5-2　24 个月干预期内 SF-36 评分

组别	$\bar{x}\pm s$	t	P
治疗实验组	67.72±6.06	-0.397	0.691
对照组	—	67.47±5.53	—

表 5-3　患者依从性情况

组别	$\bar{x}\pm s$	I	P
治疗组	92.94±7.28	-0.771	0.441
对照组	—	92.27±8.29	—

（2）成本分析　对于药物成本，当 1 例进展为糖尿病或血糖恢复正常时，该病例应停止服药。治疗组药物市场零售价格（24 片 ×3）为每片平均售价 0.26 元。在 3 个月、6 个月、9 个月和 12 个月服用药物的病例为 54 例、27 例、13 例和 88 例。因此，确定成本如下式所示：

药物成本 =（7×3×30×3×54+7×3×30×6×27+7×3×30×9×13+7×3×30×12×88）×0.26× 92.94% =227 896.9 元

24 个月随访期间的生活方式干预费用计算如下：

生活干预成本（治疗组）=（182×2.5+1220×150/2×1035×5+182×2×10×150）×94.46%×67.72=41 139 933.9 元

生活干预成本（对照组）=（180×2.5+1220×150/2+941×5+180×2×10×150）×87.37%×67.47=37 529 823.2 元

（3）24 个月成本 - 效果分析　治疗组和对照组总成本为 41 367 830.8 元和 37 529 823.2 元。在糖尿病逆转率方面，两组分别为 45.1% 和 30%，治疗组较高；从增量成本 - 效果比来看，治疗组每提升 1% 的逆转率需要比对照组多花费 254 172.7 元。在糖尿病发病率方面，两组成本 - 效果比为 2 037 824.2 和 1 144 201.9，对照组较少；从增量成本 - 效果比来看，与对照组相比，治疗组糖尿病发生率每多下降 1%，需要多花费

307 040.6 元，显示对照组经济优势较好。（表 5–4、表 5–5）

表 5–4　24 个月内的成本 – 效果分析（糖尿病逆转率）

组别	成本（元）	逆转率	成本 / 逆转率	增量成本（ΔC）	增量效果（ΔE）	ΔC/ΔE
治疗组	41 367 830.8	45.1%	917 246.8	3 838 007.6	15.1%	254 172.7
对照组	37 529 823.2	30.0%	1 250 994.1	—	—	—

表 5–5　24 个月内的成本 – 效果分析（糖尿病发病率）

组别	成本（元）	发生率	成本 / 发生率	增量成本（ΔC）	增量效果（ΔE）	ΔC/ΔE
治疗组	41 367 830.8	20.3%	2 037 824.8	3 838 007.6	12.5%	307 040.6
对照组	37 529 823.2	32.8%	1 144 201.0	—	—	—

5. 研究结论　本研究通过药物经济学与临床试验相结合的方法，证明了单独进行健康教育治疗或与某药结合治疗糖尿病前期的重要性以及效果。这种联合治疗不仅可以预防糖尿病前期进展为糖尿病，而且可以促进血糖的正常。成本 – 效果分析和增量成本 – 效果分析结果表明，某药与生活方式干预联合使用比单独进行生活方式干预具有更好的经济优势。此外，某药在糖尿病前期的预防中，安全性、疗效和经济优势已得到证实，为中医药理念和理论提供了有力支撑。

（资料来源：SunX, Guo L, shang H. et al. The cost–effectiveness analysis of JinQi Jiangtang tablets for the treatment on prediabetes: a randomized, double–blind, placebo–controlled, multicenter design. trials. 2015 Nov3; 16: 496.）

三、统计分析方法

（一）决策分析模型概述

循证中医药经济性评价的统计方法可以采用简易的描述性分析，也可以是较复杂的模型分析。模型分析方法存在多种形式，主要包括决策分析模型和计量经济模型两类。其中，循证中医药经济性评价主要采用的是决策分析模型。

决策分析模型基于研究变量间的特征关系，如逻辑关系、数量关系或因果关系等的认知，构建变量间的逻辑关系框架，在模型中代入各变量的赋值进行量化分析。决策模型分析具有三个特点：①当所研究的疾病情况较复杂、转归不明确时，决策模型分析能更好地理解和展现疾病进展过程；②在循证中医药经济性评价过程中，如果不能获取个人层面的健康产出及成本数据，而只能代入人群期望值等数据时，决策模型分析更为适用；③可以通过敏感性分析和阈值分析，对不确定因素进行系统处理，使经济性评价结果更具说服力。

（二）决策分析模型技术要点

1. 模型假设 构建决策模型首先需要对模型进行假设，结合疾病真实进展和患者转归的主要方向。模型假设包括变量之间因果关系的结构假设、定量参数假设（如疾病发病率、患病率、治疗方案的有效率、存活率、健康状态效用等）、使用的外推技术假设以及模型范围假设等。在报告中，研究者应对假设进行详细解释和说明，确保假设合理、透明。对于研究中的关键性假设，还需要进行敏感性分析。

2. 模型结构

（1）简单决策树 简单决策树模型结构一般包括6个要素：疾病状态、决策节点、机会节点、分支概率、最终节点及路径，模型结构可以用树形图表示。疾病状态的确定通常以疾病相关的生理、病理过程为依据。在中医药经济性评价的模型结构中，疾病状态也可以参考中医理论中的舌诊、脉诊、证候、症状等信息确定。（图5-1）

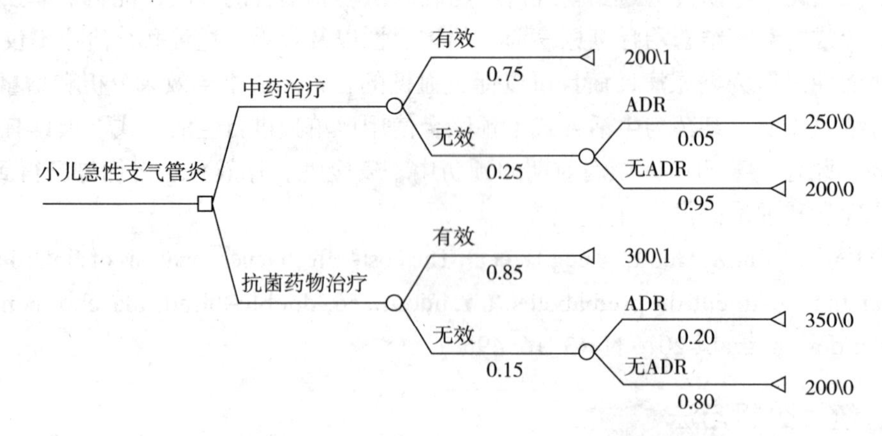

图5-1 小儿急性支气管炎治疗方案决策树模型

（2）Markov模型 Markov模型的基本要素包括Markov状态、循环周期、模型概率、健康产出和成本以及循环终止条件。构建Markov模型前，首要任务是明确疾病进展中可能出现的健康状态，即模型中的各Markov状态（选择疾病进程中比较重要，或对疾病的发展具有重大影响的节点事件）。各个状态应是相互对立、互不包含的，即患者在同一时刻只能停留在某一种Markov状态。由于Markov模型同时引入了时间变量，更加适合对慢性疾病治疗进行模拟，其健康产出和成本的计算比决策树模型更为复杂。模型中的健康产出也常以效用值QALY衡量。对于中医药经济性评价的模型结构，应同时结合中医证候诊断或证型分类结果等进行设计，体现中医药整体观及辨证论治的诊疗特色。（图5-2）

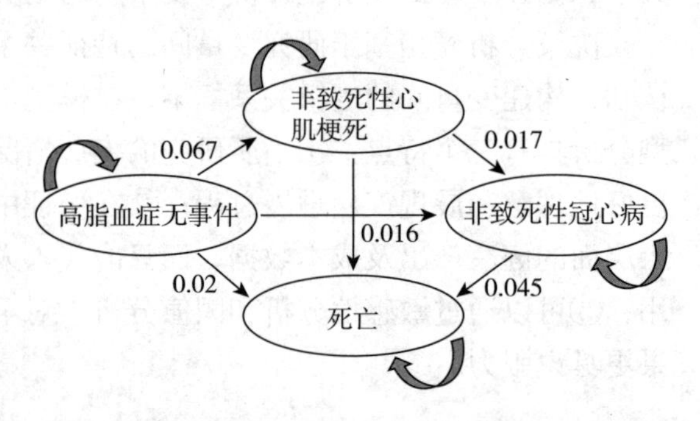

图5-2 Markov模型气泡图

（三）案例分享

基于 Markov 模型某中成药联合西医常规疗法治疗糖尿病肾病的药物经济学评价研究。

1. 研究背景 糖尿病肾病（diabetic nephropathy, DN）是糖尿病的主要并发症之一，在糖尿病患者中的发病率为 20% ～ 40%，也是终末期肾病的主要诱因之一，临床上主要表现为蛋白尿、肾功能不全等。中药是临床治疗 DN 的常用药物，主要通过补肾健脾、补益气血等作用达到治疗目的，不仅能够延缓疾病进展，改善临床症状，而且可以提高患者的生活质量。某中成药由西洋参、人参、地黄等多味中药制成，为临床上治疗 DN 等慢性肾脏病的常用中成药之一。目前尚无该中成药联合西医常规疗法治疗 DN 的经济性研究。本研究旨在对该中成药治疗 DN 的长期经济性进行研究，为临床医师用药选择、医疗保险和卫生部门相关决策提供参考。

2. 研究目的 基于 Markov 模型对某中成药联合西医常规疗法治疗糖尿病肾病进行药物经济性评价研究。

3. 药物经济学评价

（1）研究设计类型 本研究基于医保支付方角度，采用循证药物经济性评价方法，试验组接受某中成药联合西医常规治疗，对照组接受单纯西医常规治疗。从长期对某中成药治疗 DN 的经济性进行分析。

（2）模型结构 根据慢性肾脏病（chronic kidney disease，CKD）的疾病进展情况及现有 CKD 的经济学研究，设定本研究的 Markov 模型，包括 CKD Ⅳ期（CKD4）、CKD Ⅴ期（CKD5）、血液透析、死亡 4 种状态。CKD4 期患者仅可以维持 CKD4 期，或从 CKD4 发展为 CKD5、血液透析或死亡；CKD5 期患者仅能维持 5 期或者进展到血液透析、死亡；血液透析患者则只能维持或进展到死亡。整个疾病进展过程是不可逆的。基于文献发现，在接受透析治疗的 CKD 患者中，89.1% 以上的患者均接受的是血液透析治疗。因此，本研究仅考虑血液透析的情况。（图 5–3）

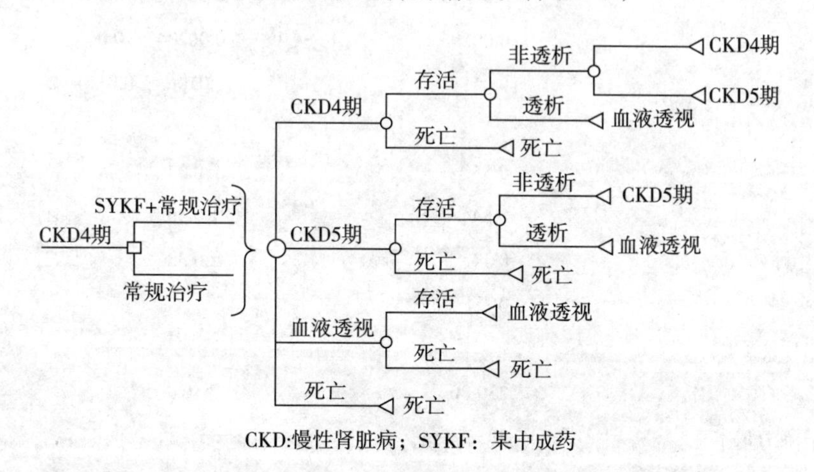

图 5–3 慢性肾脏病 Markov 模型

（3）数据来源 模型所需参数主要包括入组患者的肾小球滤过率（glomerular

filtration rate，GFR）、不同疾病之间的转移概率、某中成药成本、西医常规治疗成本，以及患者在不同健康状态下的健康效用。其中由于 DN 的常规治疗通常为控制饮食、控制血糖血脂等基础的对症治疗，我们假设 2 种治疗方案的常规治疗成本相同，因此仅考虑直接医疗成本中的药品成本。效果数据来源于已经发表的关于某中成药治疗 DN 的 Meta 分析。除 CKD4 到 CKD5 的转移概率基于离散事件仿真模拟得到，其余所有参数均来源于已发表的文献（表 5-6）。

表 5-6　Markov 模型所需基本参数

变量	变量值	变量范围（敏感性分析范围）
临床指标		
①肾小球滤过率		
CKD4 初始值	23	19 ～ 27
CKD4 期患者 eGFR 降低速度		
联合用药组	−0.0596	−0.0121 ～ −0.0024
常规治疗组	−0.143	−0.172 ～ −0.114
②转移概率		
CKD4 转移到 CKD5		
联合用药组	0.0162	0.0142 ～ 0.0198
常规治疗组	0.0435	0.0381 ～ 0.0559
③透析概率		
CKD4	0.004	0.0142 ～ 0.0198
CKD5	0.0435	0.0381 ～ 0.559
④死亡概率		
CKD4	0.00242	0.00194 ～ 0.00290
CKD5	0.00293	0.00234 ～ 0.00352
透析	0.011	0.0106 ～ 0.0114
⑤生命质量		
CKD4	0.55	±0.34
CKD5	0.54	±0.36
透析	0.54	±0.33
死亡	0	—
⑥成本数据（月数据）		
药品成本	230.80	±10.9
CKD 常规西医治疗成本	2850	—
透析成本	5040	4284 ～ 5796

两种治疗方案相对效果数据根据糖尿病临床研究用药后的结果计算，药品成本根据

某中成药说明书载明的用法用量（每天 15 片）、平均中标价格（每片 0.553 元）和患者用药依从性（92.75%）估算。

（4）评价方法　采用 Markov 队列模拟方法，以 CKD4 期患者为队列起点，模拟不同治疗方案下，患者终身的健康产出和费用情况。因所获得的转移概率数据以月为单位，所以以 1 个月为循环周期。长期分析的成本为患者的终身直接医疗费用，包括每个健康状态的治疗费用；健康产出为患者获得的质量调整生命年，以两方案的增量成本－效用比（incremental cost–utility ratio，ICUR）为评价指标，将 ICUR 与外部阈值比较，分析 2 种方案的经济性。成本和效果均采用 3% 的贴现率。

（5）敏感性分析　本研究采用单因素敏感性分析和概率敏感性分析。在单因素敏感性分析中，对于能够获得变量取值范围的参数，根据变量取值的上下限进行赋值。对于无法获得变量取值范围的参数，以 ±20% 的变动幅度进行赋值；贴现率变动范围为 3% ～ 8%。在概率敏感性分析中，采用二阶蒙特卡洛（Monte Carlo）模拟分析所有参数变动对主要研究结论的影响进行分析，结果以增量成本－效用散点图和成本－效果可接受曲线呈现。

4. 成本－效用分析结果

（1）分析结果　终身模拟结果显示，某中成药联合西医常规治疗的成本为 43.27 万元，效用为 4.91 QALYs；单纯西医常规治疗组患者的累积成本为 41.22 万元，获得的效用值为 4.44 QALYs。两组的增量成本－效用比 ICUR 为 43 431 元，小于 2016 年中国人均 GDP（53 980 元），说明该中成药联合西医常规治疗增加的费用完全可以接受，该干预方案具有经济性（表 5–7）。

表 5–7　某中成药联合西医常规治疗糖尿病肾病的长期成本和效果

治疗方案	U（QALYs）	ΔU	C（元）	ΔC	ICUR
某中成药联合西医常规治疗	4.91	0.47	432 690	20 448	43 341
单纯西医常规治疗	4.44	—	412 241	—	—

（2）单因素敏感性分析　对该中成药的成本、GFR、不同分期患者转移概率以及效用参数进行的单因素敏感性分析，结果表明，CKD4 期、CKD5 期、透析患者的效用值变动对结果的影响较大（图 5–4）。

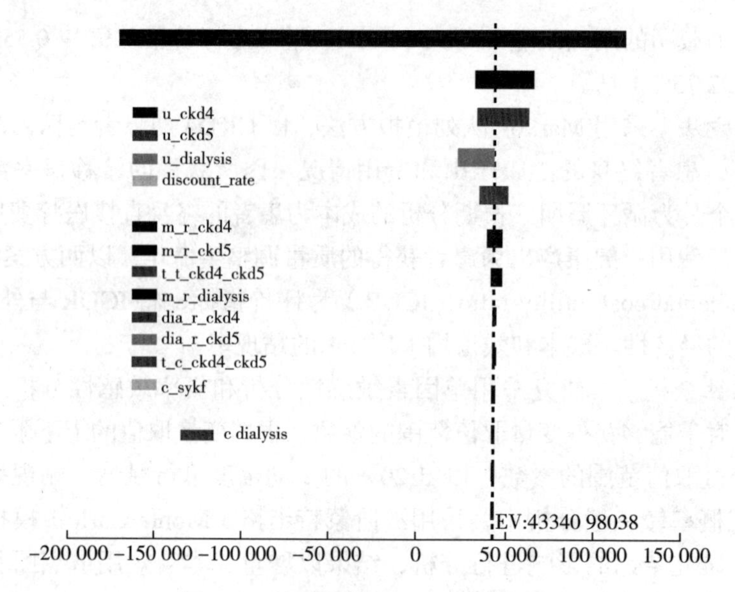

图 5-4 单因素敏感性分析龙卷风图

注：u_ckd4：CKD4 期患者效用；u_ckd5：CKD5 期患者效用；u_dialysis：透析患者效用；discount_rate：贴现率；c_dialysis：透析成本；m_r_ckd4：CKD4 期患者全因死亡概率；m_r_ckd5：CKD5 期患者死亡概率；t_t_ckd4_ckd5：某中成药组 CKD4 期患者转移到 CKD5 的概率；m_r_dialysis：透析患者死亡概率；dia_r_ckd4：CKD4 期患者透析概率；dia_r_ckd5：CKD5 期患者透析概率；t_c_ckd4_ckd5：常规组 CKD4 期患者转移到 CKD5 期的概率；c_sykf：某中成药成本。龙卷风图表示当某参数变化时，研究结果相对基础分析的变化程度。

（3）概率敏感性分析

蒙特卡洛模拟散点图（见图 5-5）显示，在 10000 次模拟分析中，大部分点都落在第一象限，即该中成药联合西医常规治疗的成本和效果均好于单纯常规治疗；约有 70% 的点落在可支付意愿（161 940 元）下，表明相比于单纯西医常规治疗，该中成药联合常规疗法治疗糖尿病肾病具有成本效果的可能性为 70%。成本效果可接受曲线见图 5-6。当支付意愿高于 6 万元时，联合方案的可接受性高于单纯常规治疗。

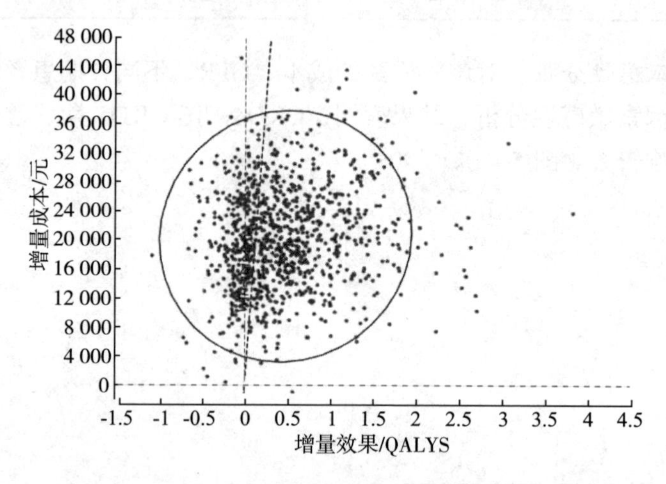

图 5-5 增量成本效果散点图

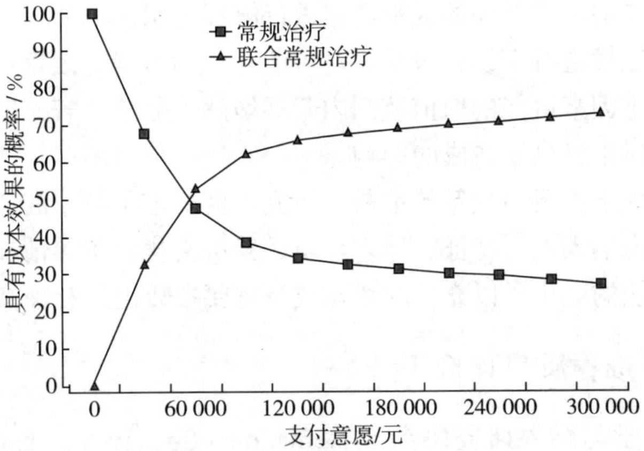

图 5-6　成本效果可接受曲线

5. 研究结论　从长期来看，与单纯西医常规治疗相比，某中成药联合常规治疗组治疗 DN 的干预方案更具有经济性。

四、质量评价与报告标准

（一）质量评价的必要性

为确保循证中医药经济性评价结果的真实性和可靠性，卫生监管部门及科研机构都在积极制定经济性评价指南。指南就研究对象、研究角度、对照组确立、研究设计、统计分析方法、产出成本测量、贴现率及不确定性分析等方面，科学地制定了一系列标准和指导原则。

（二）质量评价的思考角度

根据循证中医药经济性评价研究涉及的主要内容，质量评估可从以下几个关键问题出发：

1. 是否明确阐述了循证中医药经济性评价研究目的　报告需明确拟解决的问题及研究目的，主要包括纳入的人群、研究角度、干预方案、对照方案及所采用的分析方法等。

2. 是否正确选择了对照方案并给予充分的描述　应充分考虑对照方案选择的合理性，是否存在其他更优的备选方案。与目标中医药诊疗方案相比，对照药物在药理、适应证等方面是否具有可比性。

3. 健康产出结果是否已得到验证　目标中医药诊疗方案的健康产出结果（效用、效果结果）是开展经济评价的基础，其真实性直接影响着经济性评价的结果。研究阶段需要对健康产出的信息来源、证据等级及可信度进行严格评估，同时在报告中客观呈现相应内容，确保其真实性、客观性及可重复性。

4. 是否纳入研究所需的全部健康产出指标与成本信息　中医药经济性评价中选择的健康产出指标需要贴合拟解决的研究问题，选择与研究角度相关的成本信息。报告中应明确成本来源，对未纳入或缺失的成本数据进行解释说明。

5. 是否对不确定性进行了评价分析 对可能存在的不确定因素，应予以充分的探索和分析，并在不确定因素可能的取值范围内开展敏感性分析。若某些变量对结果的影响较大，则需进一步讨论对决策造成的影响。

6. 研究结果的外推性及对决策的助益 研究角度决定了结果的适用范围，在结果外推过程中需慎重考虑纳入人群特征、地理环境、经济文化背景等情况是否与应用环境适配。理性判断对可能的变化予以充分的考虑或对重要参数进行合理修正。

（三）ISPOR 推荐质量评价工具

国际药物经济学与结果研究协会（International Society for Pharmacoeconomics and Outcomes Research，ISPOR）是致力于药物经济学研究的非营利性国际科学和教育组织，其宗旨是促进卫生经济学以及健康结果研究的卓越发展，以改善全球健康决策。ISPOR 制定、推荐的药物经济学研究质量评价工具为 CHEERS（the consolidated health economic evaluation reporting standards），该评价工具包含 title and abstract、introduction、methods、results、discussion、other 6 个部分，共 24 个条目，由 ISPOR 的专家小组研发，是目前国际上公认的评价量表，详见附录 5。

第四节 循证中医药经济性评价指南与应用

一、世界各国药物经济学指南

（一）世界各国指南

依据指南颁布的目的和用途，ISPOR 将各国制定、公开发布的药物经济学指南分为三类，分别为推荐性指南（published PE recommendations）、药物经济学官方指南（PE guidelines）和申请审评的递交资料指南（submission guidelines）。推荐性指南：由药物经济学专家及相关领域专家编撰的评价标准或指导意见，给卫生部门、科研机构及企业研究人员提供经济学研究指导。药物经济学官方指南：由负责药品定价和报销的相关政府机构组织专家撰写的官方指南，具有一定的强制性。申请审评的递交资料指南：由国家负责药品定价或报销的相关组织机构撰写的指南，企业向监管部门提交审评材料时需遵守该指南。

需要注意的是，有些国家发布的指南虽然文件名中含有“申请审评的递交资料指南”，但由于其不具强制性，因此，仍归为“公开出版的推荐性指南”或“药物经济学官方指南”。各国对于药物经济学指南的执行力度不同。

（二）各国药物经济学指南的主要特征

由于各国的指南制定部门、指南制定目的、标准报告模板、对结果呈现要求的不同而各具特色。结合 ISPOR 所提出的标准和特征要素，本节对主要国家或地区药物经济学评价指南内容进行提炼，比较分析指南特征。（表 5–8）

表 5–8 主要国家药物经济学指南特征表

条目	中国	英国	美国	德国
制定部门	学术界（中国药学会与高校）和医院	国家健康临床优化研究院	美国管理保健药学会	德国国家医疗保险治疗与效率研究所
制定目的	提出药物经济学评价方法的一般框架和规范，为药物经济学研究执行提供方法学指南，也是用来评估研究质量的标准	提供 NICE 卫生技术评估和评价的原则和方法，提供向 NICE 提交报告的标准	为卫生系统提供更快、范围更广、质量更高的信息，简化数据采集过程	联邦联合委员会委托德国国家医疗保险治疗与效率研究所对医学干预措施的产出及经济性等进行评估，以助其完成决策
报告格式标准	是	否	是	否
执行力度	现阶段自愿使用	推荐使用	自愿提交	强制使用
推荐的研究角度	社会角度为主、其次是支付方角度、雇主角度、医疗提供者角度、患者角度	患者及看护者角度	支付方角度为主，可采用社会和雇主角度	社会保障角度（包括长期护理及其他社会保障）或全社会角度
对照组的选择	常规治疗或标准治疗方案，特殊情况可用安慰剂对照	常规干预或最佳干预措施	现有最好的，或常规的治疗方法	所有相关的干预措施
分析方法的选择	优先考虑 CUA、CBA，其次是 CEA、CMA、CA	广义成本 – 效果分析（优先考虑效用分析）	CEA 和 BIM，应基于所评估的条件或治疗选择适合的分析方法	优先使用 CEA，其次是 CUA
成本识别与来源	主要是直接医疗成本，如果数据条件允许则包括直接非医疗成本和间接成本	患者发生的直接成本和间接成本，成本数据来源当前卫生部或威尔士议会政府所公布的价目表	所有与研究相关的资源	资源的使用和成本的核算应当分别汇报，数据应来源于德国法定医疗保险
实际效果偏好	如果只能获得临床试验的疗效数据，应用模型将其转换为实际效果数据	是	是	是
推荐产出指标	临床终点指标、QALY、WTP	QALY	临床终点指标、QALY、获得生命年	患病率、死亡率、生命质量等患者相关产出及其他德国医疗保险中所涉及的指标
公平性	需要，且不同人群健康产出权重相等	对不同特征的患者，QALY 价值相同	需要	公平性问题由联邦联合委员会考虑
贴现	均为 1 年利率，敏感性分析均为 0% ～ 8%	均为 3.5%，敏感性分析时在 0% ～ 6% 间调整	需要	均为 3%，敏感性分析是时可以调整为 0、5%、7%、10%

续表

条目	中国	英国	美国	德国
敏感性分析方法	单因素分析、多因素分析、阈值分析、极端值分析、情景分析、概率敏感性	首先要对研究假设和参数的不确定性进行评估，如椭圆法、散点图、成本效果可接受曲线等	应确定对结果影响最大的3～5个参数和2～3个假设进行单因素敏感性分析	汇报影响结果稳定性的参数的置信区间，可使用单因素、双因素、多因素敏感性分析及概率敏感性分析
外推性	需考虑	需符合研究背景	需考虑	须适用于参考人
预算影响分析	包含	需考虑	不作为基于价值的决策制定依据	强制要求

注：最小成本分析（cost minimization analysis，CMA）；成本–效益分析（cost benefit analysis，CBA）；成本–效果分析（cost effectiveness analysis，CEA）、成本–效用分析（cost utility analysis, CUA）；质量调整寿命年（quality–adjusted life years，QALYs）；支付意愿（willingness to pay，WTP）

二、药物经济学指南的应用

（一）各国药物经济学指南实施中遇到的问题

在药物经济学及卫生技术评估领域，各国存在的问题较具有共同性。这些问题可以归于技术层面及实施层面两大类。技术层面的难题主要体现在成本、健康产出的获取、QALYs社会效用值的确定等方面。具有经济性优势的药品往往会由于受到医疗保险基金或财政预算的限制，而无法被纳入处方集中。

1. 药品成本数据的获得 在加拿大、德国等国的实践中，指南要求成本数据来自报销目录，而对于新药，尚未被纳入目录时，研究者无法获得本土的成本数据，只能参考经济发展水平和医疗保障体制相接近国家的数据。而其他医疗资源的成本数据来自本土。

2. 使用“真实世界”的数据 在大部分国家的指南中，都建议开展平行研究，以期在严格控制的条件之下收集数据。但是在真正的临床实践中，这些控制条件很难达到。因此，将平行研究的数据直接应用到经济性评价过程中，会造成评估结果与真实世界的偏离。此外，由于研究条件的限制，具有代表性、基于大样本的“真实世界”的可获得性相对较差。折中的办法是将平行研究的数据进行转化，使之接近“真实世界”的数据。但是目前各国还没有探索出好的转化办法。

3. QALYs的社会价值存在争议 随着卫生领域技术日新月异的发展，产出等一系列数据更新速度的不断加快，成本–效果分析结果的预测性会越来越差。目前药物经济学界的主流思想以及ISPOR的建议都是以QALYs为产出指标，采用增量成本–效用分析评价一个药品是否具有经济性。发展中国家及发达国家对于1个QALY的价值有着不同的意愿支付价格，因而产生了各自的阈值。但是QALYs是一个包含生命质量、健康状态、心理健康等一系列内容转化而成的综合结果，致使QALYs的社会价值仍饱受争议。

（二）中国药物经济学评价指南的应用现状及挑战

中国药物经济学研究开展较晚，药物经济学评价指南多是专家学者为开展药物经济学评价而撰写的研究规范，执行力度相对较弱。同时，缺乏关于中医药经济性评价的指南及指导意见。

尽管《2016 年国家基本医疗保险、工伤保险和生育保险药品目录调整工作方案（征求意见稿）》《国务院办公厅关于完善公立医院药品集中采购工作的指导意见》《关于印发国家基本药物目录管理办法的通知》等政策和文件中明确提出，需要制药企业提供相关产品的药物经济学证据，但是，尚无落地政策将中医药经济性评价和卫生决策真正联系起来。

即使在药物经济学指南发布之后，国内药物经济学评价类论文的质量仍参差不齐。近年来，中国学者、研究人员在国内外发表的药物经济学文章数量不断增加，但是文献整体质量并没有随之显著提升。评价方法的不足、关键成本和健康产出参数来源及质量评价的缺失，以及报告规范混乱等是现存的主要问题。而中医药经济性评价因其目标诊疗方案的特殊性，在目标人群、对照组选择等方面存在的问题尤为突出。因此，需加强对药物经济学指南的宣传与教育，提高药物经济性研究与评价的质量。

第六章 中医药真实世界证据研究

从循证证据等级来看，RCT 是评价干预措施的最佳设计。来源于可信区间狭窄的 RCT 或基于同质性良好的 RCT 的系统评价是等级最高的循证证据。但是 RCT 研究对象单一、样本量小、试验条件严格、干预措施单一、研究时限较短、评价指标较少、研究成本高、研究结果外推性较差，并且受到伦理学限制较多，决定其只能获得干预措施的净效应，即效力。但是干预措施需要在临床中推广使用，而真实的医疗环境中患者情况更加复杂，如年龄范围更广，可能合并多种疾病，可能合并使用多种干预措施，评价指标也更加全面等，经典 RCT 的结果常常无法适用。因此需要一种更加贴近临床实际，其研究结果更具可推广性的临床研究模式。

真实世界研究（real world study，RWS）就是在这一背景下发展起来的临床研究理念，它倡导将临床研究置于真实的医疗、保健或预防的情景之中，分析诊断或干预措施在真实医疗实践中的效果。随着数据科学的飞跃式发展，这一理念在临床研究中得以落实。在中医药领域，由于其更好地满足了中医学整体观、辨证观的要求，对于揭示中医药复杂干预、个体化治疗的价值具有重要意义，因此日益成为一种重要的研究理念。本章将从真实世界研究概述，真实世界研究的选题、设计与实施，以及真实世界证据的质量评价方面介绍如何开展中医药真实世界研究。

第一节 真实世界研究概述

一、真实世界研究的起源与发展

（一）真实世界研究的起源

中医药的医学实践产生较早。早在殷商甲骨文中，已有关于“疾首”“疾腹”“疾言”“疟疾”“蛊”等记载，并采用了按摩和药物等方法来治疗。传统中医药学的临床实践和研究方法，本质上就是真实世界研究。

从现代科学发展的角度来看，真实世界研究起源于实用性随机对照试验（practical randomized control trials，PRCT）。经典的随机对照试验是指解释性（explanatory）RCT，包括探索性（exploratory）RCT 和确证性（definitive）RCT。解释性 RCT 一般用来评价干预措施的疗效（efficacy），即特异性疗效，是指干预措施在严格控制的理想条件下，对经过严格标准筛选后的受试者产生的治疗性作用。PRCT 的目的则在于测量干预措施的实际效果（effectiveness），即干预措施在接近于临床实践的条件下能够取得的治疗性作用。ERCT 提供了在“理想”环境下干预的“效力”，研究结果的外推性相对不佳，有些经过 ERCT 被证明确有疗效的干预措施，在临床实践中疗效并不显著，甚至完全无效。因此，ERCT 的证据在临床应用时还需要进一步的研究和转化。为了克服 ERCT 的上述缺点，研究人员开始设计和实施 PRCT，以产生有关“真实世界”环境下干预的“效果”，从而获得可直接应用于真实临床实践的证据，这可以说是真实世界研究的雏形。

（二）国际上真实世界研究的发展

1967 年 Schwartz 和 Lellouch 最早从理念上提出了 ERCT 与 PRCT 的区别；1989 年 MacRae 再次阐释了 ERCT 与 PRCT 在研究设计上的区别，并应用“效力（efficacy）”与“效果（effectiveness）”两个术语加以区分。20 世纪 90 年代后期，PRCT 广受关注，相关研究大量涌现。1993 年 Kaplan 等首次以发表论文的形式明确提出了真实世界研究的概念，在欧洲和北美，研究人员和相关组织陆续开展了一些真实世界研究，进行了大量独立的临床研究实践探索，并逐渐上升至国家宏观政策支持发展的高度。

1. 早期的真实世界研究　1999 年，美国马萨诸塞大学医学院发起急性冠脉事件全球注册研究（global registry of acute coronary events，GRACE），这是一个针对所有急性冠脉事件临床管理和患者结局的多国参与、前瞻性、观察性研究。由于对胆碱酯酶抑制剂在临床实践中的应用效果和安全性所知甚少，且尚未开展大型的临床试验以比较不同胆碱酯酶抑制剂的疗效，Mossello 等组织了一项真实世界研究，以评价胆碱酯酶抑制剂治疗诊断为轻度至中度阿尔茨海默病的中老年门诊患者的有效性和安全性。

1999 年至 2002 年期间，Cazzoletti L 等根据全球哮喘防治创议（global initiative for asthma，GINA）的指南，针对欧共体呼吸疾病健康调查（european community respiratory health survey，ECRHS）项目第二阶段参与者开展了随访性研究，以评价哮喘在数个欧洲治疗中心的控制情况，并调查其决定和影响因素。这是一个较早的横断面研究。

2008 年，Gale 等开展的研究利用英国心肌梗死国家监测（myocardial infarction national audit project，MINAP）数据库在真实世界人群中评价 STEMI 患者院内死亡率的预测因素，所用数据库覆盖了英格兰和威尔士的所有急症医院。Lasalvia 和其他研究人员花费了 6 年时间，评价在一种现代的、面向社区的精神卫生服务环境下精神疾病患者发生精神病理和社会性失能的纵向变化，并通过使用多波随访设计和一系列综合指标作为假定预测因素来识别在每个临床和社会方面变化的预测因素。

这些真实世界研究的目的主要是为了探究上市后药品或临床干预措施的有效性和安全性。这些研究的结论补充了以往 RCT 或其他研究在有效性和安全性方面的不足，可以为临床医师和患者更合理地使用药物提供有用的信息。真实世界研究是临床研究中的一种新理念，在实际实施中，针对具体的研究目标和内容，可以选择不同的设计方法。

2. 比较效益研究　2009 年，比较效益研究（comparative effectiveness research，CER）

兴起，当时美国以法案形式将 CER 写入《美国复苏与再投资法案》，并计划投入 11 亿美元开展 CER 研究。时任美国总统奥巴马签署法案后，美国相关负责机构，如美国国家卫生研究院（National Institutes of Health，NIH）和美国医疗保健研究与质量局（The Agency for Healthcare Research and Quality，AHRQ) 立即着手 CER 的研究计划论证以及实施部署工作。同时，该法案指定美国医学研究所（Institute of Medicine，IOM）设立 CER 有限发展项目。于是在紧锣密鼓的准备后，2010 年初，《患者保护和可负担医疗法令》指定创立了“可持续 CER 发展项目办公室”，即患者为中心的医疗结局研究所，旨在确立 CER 优先发展的项目，促进 CER 的方法学研究。

CER 并不是一个完全崭新的概念，它涉及的内容仍然是形成或综合证据，为医疗实践服务。CER 涵盖了预防、诊断、治疗、监测、医疗、保健等所有领域，并着重于对不同干预措施的利弊进行比较。直接对真实医疗环境中各种干预措施进行比较，使用各种各样的数据源和策略方法来发现干预措施针对哪类人群有最大的利或弊。CER 的目的在于支持所有医疗相关人员，包括医生、患者、决策者做出明智的决定，从而将医疗水平从个体和群体水平上进行提升。从本质上讲，CER 是真实世界研究的进一步发展，是国家宏观政策支持发展的真实世界研究。

3. 真实世界证据广泛应用 2016 年 12 月 25 日，美国国会在官方网站上公布了历时两年修订的《21 世纪治愈法案（21st Century Cures Act）》的最终版本，法案推荐了利用“真实世界证据”取代传统临床试验进行扩大适应证。FDA 也在《新英格兰医学杂志》上发表了一篇名为《真实世界证据——它是什么以及它能告诉我们什么？》（Real-World Evidence — What Is It and What Can It Tell Us?）的文章，认为真实世界证据（real-world evidence，RWE）并不等于不采用干预性试验和随机化的试验设计，而真实世界数据只有在合理的研究设计中才能体现出价值。

2017 年 8 月，美国 FDA 发布了《使用真实世界证据支持医疗器械注册审评指南》，提出对真实世界数据相关性和可靠性的要求。

2017 年 9 月，国际药物经济学与结果研究协会（ISPOR）发布了干预和效果比较真实世界研究实施规范。

2018 年 12 月 6 日，美国 FDA 发布了《真实世界证据方案框架》，界定的真实世界证据的来源及其源数据监管，提出真实世界证据评价相关标准等，为实现 RWE 支持药品审批决策的目标提供了一个相对清晰的路线图。

（三）中医药的真实世界研究

1. 传统中医药的真实世界研究 辨证论治体系的确立，是中医临床开展真实世界研究的重要基础。成书于西汉的《黄帝内经》全面地总结了秦汉以前的医学成就，其最显著的特点是体现了整体观念和辨证论治；东汉张仲景总结前人的经验，并结合自己的临床体会，著成《伤寒杂病论》，以六经论伤寒，以脏腑论杂病，提出了包括理、法、方、药比较系统的辨证论治的理论体系，将辨证论治的思维方法与临床实践密切结合起来，为中医临床奠定了理论和方法学基础。

2. 真实世界研究在中国的发展　在我国，自从真实世界研究的概念引进以来，极大地引起了研究人员、临床医师和医药企业的重视，在理论和方法上进行了一些探索，亦开展了基于真实世界理念的临床研究。

2007 年 11 月，杜文明教授在第一届中国药物警戒研讨会上报告了真实世界研究方法。2009 年，任德权教授将其引入中医药领域，并指导应用于中药注射剂安全性评价研究。2010 年，中国中医科学院谢雁鸣首席研究员发表了国内真实世界研究的第一篇论文，探索真实世界研究在中药上市后评价中的应用价值。此后，真实世界研究陆续有文献发表，并在中药注射剂安全性研究中得到推广应用。

真实世界在中医药领域的应用研究起步较早。真实世界研究更契合中医“整体观念”及“辨证论治”的基本特征，有利于保存中医特色，是中医药科研的重要方向。

2010 年，中国中医科学院谢雁鸣首席研究员建立了中国第一个科研用真实世界数据库，依托该数据库开展了一系列疾病和药品的真实世界研究，攻克了数据融合集成、标准化编码、混杂偏倚控制、缺失数据和不平衡数据处理的方法学等瓶颈，引入处方序列分析、巢式病例对照设计、历史性队列研究设计等方法，为大规模的真实世界研究提供了方法学支撑。

2013 年，中国中医科学院刘保延研究员提出建立真实世界的中医临床科研范式，即以人为中心，以数据为导向，以问题为驱动，医疗实践与科学计算交替，从临床中来到临床中去的临床科研一体化的科研范式，认为将临床实践中产生的完整的诊疗信息数据化是开展真实世界临床研究的前提，并提出了一些在真实世界研究过程中保护受试者、进行伦理审查以及提高科学性和伦理性的初步策略。

基于真实世界研究的理念，中国中医科学院谢雁鸣研究员牵头开展了中药注射剂临床安全性监测注册登记研究，通过逾 30 万例的临床观察，明确了代表性中药注射剂的常见不良反应及不良反应发生率。亦有学者呼吁在风湿病、卒中临床防治领域内推广真实世界研究。

2020 年 1 月，国家药品监督管理局发布了《真实世界证据支持药物研发与审评的指导原则（试行）》，RWS 有了较为系统的技术指导。2020 年 3 月，我国首个使用境内真实世界数据的医疗器械产品获批上市，2020 年 9 月，国家药品监督管理局药品审评中心发布了《真实世界研究支持儿童药物研发与审评的技术指导原则（试行）》，标志着真实世界证据支持药物和医疗器械的研发进入实质阶段。

二、真实世界证据的定义

“真实世界证据（real world evidence，RWE）”目前还没有公认的定义，一般认为是指通过分析“真实世界数据（real world data，RWD）”产生的与医疗产品的使用及潜在获益或风险相关的临床证据。

“真实世界数据”一般是指通过多种途径获得的，与患者健康状态和医疗行为相关的数据。真实世界数据来源广泛，可以是以特定研究目的开展的观察性研究数据，可以是基于真实医疗条件开展的干预性研究数据，也可以是非研究数据。数据来源包括电子病历（electronic medical record，EMR）、电子健康档案（clcctronic health record，EHR）、医保理赔数据（claims data）、药品和疾病登记（product and disease registry）、个人健康设备收集的信息、出生死亡登记、公共健康监测数据、区域化数据等。

“真实世界研究（real world study，RWS）”是指收集、处理和分析真实世界数据以产生真实世界证据的临床研究理念和实践。中医药真实世界研究是中医药临床试验充分证据的深化研究。

真实世界数据、研究、证据所谓的“真实世界”是与临床研究中“理想条件”相对应的。2016 年 12 月，美国 FDA 在《新英格兰医学杂志》（*N Eng J Med*）上发文指出：真实世界证据与其他证据的本质区别不在于研究方法和试验设计，而在于获取数据的环境，即真实世界研究的数据来源于医疗机构、家庭和社区，而非存在诸多严格限制的科研场所。实际上，真实世界研究不仅可以是观察性研究，还可以是干预性研究，甚至是采用类似解释型 RCT 设计的实用性随机对照研究。

三、真实世界证据的特点

真实世界证据最根本的特点就是外部真实性高。经典的 RCT 通过严格的纳入排除标准达到研究人群的单一化和同质化，通过对试验过程的严格控制创造研究的“理想条件”，这保证了研究结论对于研究对象及其因果关系的真实反映，但是研究的样本人群与临床真实应用的人群并不相符，理想的研究条件与真实临床的诊疗环境也有相当大的差异，这就导致研究结论在临床的应用中存在很多的局限。真实世界研究强调数据获取的环境是真实的医疗、保健环境，而非科研的“理想”条件。因此，真实世界证据往往可以较好地应用于目标人群而不存在科研与临床的巨大鸿沟。

真实世界研究与传统临床研究的区别见表 6–1。

表 6–1　真实世界研究与传统临床试验的特点比对表

	传统临床试验	真实世界研究
研究目的	以效力研究为主	目的多样，包括效果研究
研究用途	通常作为药物审评审批的申请资料	用于药品上市后的临床医疗 / 宏观决策
研究设计	随机对照；前瞻性研究	实用性随机对照试验或观察性研究
研究环境	理想世界：高度标准化环境	真实世界：医疗机构、社区、家庭
研究对象	人群相对单一，纳入 / 排除标准多且严格	人群多样，纳入 / 排除标准相对宽松
随访	严格设定，可能和临床常规有差异，强化手段控制失访	通常与临床实际吻合，在条件允许的情况下，尽量降低失访
结局指标	临床中间指标终点，如血压、糖化血红蛋白等	远期结局，如心血管事件、生活质量、再次入院等；非临床指标，如成本、资源使用
数据来源	专为研究收集，数据收集过程常为前瞻性，严格规范	数据来源多样，前瞻性或回顾性收集，可基于现有数据库或专为研究收集

续表

	传统临床试验	真实世界研究
优点	评估上市前新医疗产品和比较不同干预措施疗效和常见不良反应的标准方案 内在真实性高 选择偏倚小 组间基线可比性好及统计分析方法简单	试验样本量大 试验条件和环境源于日常的临床实践 试验结果适用性广 专门用于试验的费用不高
缺点	试验样本量小 高度选择同质患者 测量短期效果，如替代终点 / 生物标志物 试验环境通常与日常的临床环境相差较大，且需要大量专门经费	试验条件不严格 试验设计比较简单 试验结果容易产生偏倚

四、真实世界证据的应用

在真实医疗环境下，能直接为真实世界的医疗决策提供全面信息的试验是切实可行的。当设计和结局指标的选择与真实患者直接相关，试验在实际医疗服务环境下开展，受试者具有广泛代表性，试验证据与个体患者特征相结合进行有意义的疗效和安全风险评估，这时试验所得证据是最适用于临床实践的。通常，当我们想知道干预措施是否有效时，多采取 ERCT 设计；当我们需要进一步研究干预措施在日常医疗实践中的应用效果和安全性时，就需要采取真实世界研究设计。

虽然真实世界研究更加接近患者接受治疗的实际情况，但研究结果可能是接近于毫无意义的。本质上说，这是因为真实世界研究结果（正面的或负面的）可以从多方面加以解释，同时真实世界研究往往忽视治疗措施与任何观察到的临床结局之间的因果关系。科学设计的真实世界研究，可以用来作为对 RCT（特别是 ERCT）研究的补充，去检验一种已经认为有效的治疗措施在真实医疗实践中的有效性和安全性。在实际研究中，由于需要大的样本量且相对较长的随访时期，开展真实世界研究的成本可能是非常昂贵的。真实世界研究的最大优势在于它可以为日常真实临床环境下治疗措施的有效性和安全性提供证据，但其风险可能是在努力确保外推性的同时牺牲了内部有效性。

试验条件控制得越严格，我们越相信其治疗效力，但试验本身离真实医疗实践会越远；效果研究越接近真实医疗实践，它提供的效力系数越小。在平衡临床研究的效力和效果时，必须在利用随机、盲法研究同质患者样本的优点和获取更贴近真实临床实践的数据之间有所取舍。我们的最终目标是在保持可接受的内部有效性的同时使外部有效性最大化，即需要在外部有效性和内部有效性之间取得可以接受的平衡。ERCT、PRCT 和真实世界研究在评价医疗干预措施中都占有重要的地位，只有综合考虑来自 ERCT、PRCT 和真实世界研究的结果，才能很好地反映真实临床情况，才能合理制定适用于真实临床环境下的治疗指南和规范，指导日常医疗活动。

真实世界研究的最大优势在于它可以为真实临床环境下药品的有效性和安全性提供更多的证据。精心设计的真实世界研究，可以用来作为对上市前 RCT（特别是 ERCT）

研究的补充，检验一种上市药物（已经认为有效的药物）在真实医疗实践中的安全性和有效性，正是中医药临床研究所迫切需要的。

在广大人群中开展真实世界研究，试验时间较长、观察指标全面，如实记录医生诊断和处方以及患者的用药情况，可以较真实地收集中医药干预措施（中药、针灸等）安全性和有效性相关信息，为评价中医药干预措施（中药、针灸等）的受益–风险及采取相应措施提供可靠依据。基于真实临床环境，真实世界研究可以全面监测药品偶发的、罕见的、迟发的以及过量、长期和合并用药等情况下发生的 ADRs 及其影响因素，以及对特殊人群应用中医药干预措施（中药、针灸等）所发生 ADRs 的监测。在有效性评价方面，真实世界研究可以进一步评价中医药干预措施（中药、针灸等）原有的适应证，进一步明确并优化其临床用药剂量和疗程；发现中医药干预措施（中药、针灸等）新的适应病证，淘汰不适宜的病证；明确药物之间的相互作用，包括相互配伍、合并用药等；获取中医药干预措施（中药、针灸等）在特殊人群中应用的有效性相关信息。RCT 显然是在解决上述问题上存在明显的不足，这也正是中医药临床研究开展真实世界研究的必要性和可行性所在。

辨证论治和综合干预是中医临床用药的基本特征，中医临床医师往往注重于中药的实际临床效果，通过严格设计的 RCT 评价中医药干预措施（中药、针灸等）在广大人群中应用的有效性和安全性往往存在不足，无法获得全面真实的中医药干预措施（中药、针灸等）临床应用信息。如何评价中医药干预措施（中药、针灸等）的有效性和安全性呢？在我们看来，开展真实世界研究是一个很好的思路。我们可以通过 RCT 来初步探究中医药干预措施（中药、针灸等）的临床效力（efficacy），从而使有效且相对安全的中医药干预措施（中药、针灸等）及时应用于临床。再通过开展真实世界研究来深入探究其真实临床效果（effectiveness），获得更全面的安全性和有效性信息，在保证人民群众用药安全、有效的前提下，可能延长中医药干预措施（中药、针灸等）的临床应用价值，也有利于中医药行业的健康发展。随着越来越多的中医药临床研究问题需要探索和研究，研究者们将会越来越注重真实世界研究。我们相信真实世界研究是开展上市后中药临床评价研究的一种新理念，将会在中药临床评价实践工作中得到充分的应用和检验。

有学者提出真实世界的中医临床科研范式，即以人为中心，以数据为导向，以问题为驱动，医疗实践与科学计算交替，从临床中来到临床中去的临床科研一体化的科研范式。该范式继承了中医药临床研究的基本模式，融合现代临床流行病学、循证医学、统计学和信息科学等概念、理论和技术，以中医临床科研信息共享系统为支撑，在肿瘤、中风、冠心病、糖尿病等重大疾病研究中得到应用，取得了以往难以获得的研究成果。这一范式有望成为中医临床研究的重要模式，把真实世界研究应用于中医药临床研究是一种新的理念。在具体研究过程中，由于需要较大的样本量且相对较长的临床观察期和随访期，开展真实世界研究的成本可能是相对昂贵的，这有待在今后实施过程中具体解决。将真实世界研究引入中医药研究亦是一个崭新的研究方向，在保存中医特色的同时，又不失中医药研究的科学性，取得符合真实临床情况的研究成果，从而推动中医药走向世界。

第二节 真实世界研究的选题、设计与实施

一、真实世界研究选题

医学科学研究的目的最终是为了解决临床问题，好的研究问题，相当于研究完成了一半。因此，开展任何一项研究之前提出好的科学问题是每一位研究者应具备的基本技能。研究问题和研究目标是研究的基础，研究设计和分析等各方面内容都要服务于研究问题和研究目标，因此要使研究产生对医疗决策和行为有价值的新知识，必须详细阐述和精确书写研究问题和研究目标。

形成研究问题包含 7 个重要组成部分，分别是确定研究的内容与范围、研究者与受益者、研究背景，整合现有知识了解研究进展，建立科学假说，应用 PICOTS 结构化研究问题，确定研究结局，明确说明评价效果的大小，以及讨论证据局限性。本节分别介绍以上 7 个组成部分的关键内容，同时，以医院信息系统（hospital information system，HIS）数据为例，简要介绍利用 HIS 数据可开展的临床评价研究。

（一）确定研究的内容与范围、研究者与受益者、研究背景

在确定临床研究问题时，研究者首先要阐明研究的内容和范围是什么，比如针对疾病开展疗效评价研究，药品的上市后安全性评价或者有效性评价研究，还是开展疾病或药品的经济学研究。确定研究的内容和研究范围是确定研究问题与目标的第一步，也是基本步骤，因此需要在开展研究前对研究的内容与范围加以限定。

医学科学研究的目的是改进临床诊疗水平，在研究开展前要确定研究者与研究结果的受益者分别是谁，对于研究的结论要有所预测，这样有利于研究者更加明确研究问题与研究目标。如果出于伦理、管理或其他原因需要在某个特定的时间范围内利用研究结果作为临床决策的依据，这将直接影响研究结局与设计类型的选择，那么应对研究的时间范围加以明确说明。如利用医保电子数据进行一定时期内中医药医保目录制定的研究，那么其中研究者为医保政策制定者、医保政策执行者和参加医保的人员，而决策可说明为真实世界研究中的中医药种类、价格及应用范围，在探讨研究问题时应对以上内容加以明确说明。由于医保政策的制定与国家金融政策、中医药研究进展等内容密切相关，在开展此类研究时应明确表明研究的时间范围。

在制定研究问题与目标时，还应对医疗决策制定的背景进行阐明，包括制定医疗决策的理论依据，目前存在的主要问题，科学证据支持决策的途径，利益相关者进行决策的过程，对研究受益者的描述等。通过对以上背景的详细阐释，能够更加明确研究目标与相关指标的制定，明确研究的局限性所在，以便于对研究进行科学的假设，对产生的研究结果进行合理的认识，更有利于研究结果的转化和应用。

（二）整合现有知识了解研究进展

在设计一项新的研究前，研究者需对目前能获取的与研究相关的文献进行综述，或进行系统综述，严格评价文献内容，整合各类研究结果，获得目前关于此类研究的进展，重点对文献中研究的干预措施的已知效力、效果、安全性及相关结局进行总结。同时对于文献中的测量方法、局限性等问题进行评价。除研究者进行文献综述外，可查找高质量的文献综述或系统综述，参考研究相关的指南或标准，结合疾病的病理生理学知识和专家意见，还可对患者进行访谈，整合各类知识，了解目前研究问题的相关进展，为研究问题及研究目标的设定提供基础。

（三）建立科学假说

在充分了解研究进展基础上建立科学假说。科学假说是指根据已有的科学知识和新的科学事实对所研究的问题做出的一种猜测性陈述。它是将认识从已知推向未知，进而变未知为已知的必不可少的思维方法，是科学发展的一种重要形式。简单来讲，就是人们在探索错综复杂的自然界奥秘的过程中，以已获得的经验材料和已知的事实为根据，用已有的科学理论为指导，对未知自然界事物产生的原因及其运动规律做出推测性的解释。这种假说需要在实践中检验它的科学性，减少它的推测性，以达到理论的认识。

在建立科学假说过程中，可以邀请研究利益相关者以及其他相关专家对干预措施与患者结局之间的关系进行描述，也可以描述可能影响假设建立但是不会在研究中加以验证的混杂，这些内容应该在研究方案和研究报告中进行阐述，以利于评价者对研究结果的正确认识。

以科学的假设为基础，研究者可以利用相应的科学理论来设计研究方案并制定分析计划。建立正确的假说能够使研究获得的结论更加可靠，能够帮助研究者对研究结果提高认识，正确解释研究结果。

从以下几个问题入手能够帮助更好地建立科学假说，包括研究的主要目标是什么？与医疗决策的关系如何？决策者、研究者和相关专家对研究问题的假设是什么？假设的干预与解决可能存在的关系是什么？

（四）应用 PICOTS 使研究问题结构化

为使研究方案的读者更好地理解研究问题，可采用临床流行病学的六大基本要素对研究问题进行结构化，即研究人群（patients/population，P）、干预措施（intervention，I）、对照（control，C）、结局（outcomes，O）、时间（timing，T）和场所（setting，S），简称 PICOTS。P 指某一类患者或某一类人群，对于这部分内容主要需要明确研究的患者群体是哪些，干预措施在同种疾病的不同亚组之间是否具有同样的效果，是否需要进行亚组划分等；I 指需要确定的干预措施或干预因素是什么，如药物、针刺等；C 指对照，即与干预措施或干预因素相对比的干预措施是什么；O 为研究所关注的结局或终点是什么；T 为研究的时间范围是什么，最终结局是短期结局还是长期结局；S 指研究的场所，如大型综合医院、社区卫生服务中心或其他场所等。PICOTS 给出了研究问题的关键点，有助于保证在提出研究问题与研究目标时更加明确。

例如基于 HIS 数据开展“中医药治疗肝病”的研究，根据 PICOTS 来结构化研究问题，其中“肝病”应该是指患了肝病的患者，那么是哪类肝病的患者？什么时期？对患者有什么要求？这就是 PICO 中的“P”。又如“中医药”过于泛化，无明显的目的性，要说明是什么样的中医药，针刺？灸法？中成药？或者方剂？要明确采取何种治疗措施，这是 PICO 中的“I”。PICO 中的“C”，在科学假说中可以认为是未使用中医药治疗的患者，或者未使用所需研究的干预措施的同类患者。结局指标的选择需要根据干预措施来确定，比如终点结局指标“死亡”“肝癌”等，也可是中间替代指标，比如各类酶学指标的变化等，也就是 PICO 中的“O”。那么根据以上临床问题，研究问题可以表述为“清热解毒类中成药是否能够降低慢性乙型肝炎患者急性期 ALT 值、AST 值？”。

此处需要指出的是，建立假说所选择的 PICOTS 一定为医疗电子数据库中可以获得的指标，比如在以上研究中，清热解毒类中成药、慢性乙型肝炎急性期患者、ALT 值、AST 值均为 HIS 数据库中所记录的信息，如果在以上研究中提出观察清热解毒类中成药对基因等的影响，那么这类数据在 HIS 数据库中并未有记载，也就无法进行统计分析，最终基于医疗电子数据建立的科学假说就是失败的。

（五）确定研究结局

临床研究的最终目的是对利益相关者起到积极的保健、预防或治疗作用，在确定研究终点时可通过访问利益相关者获得哪些结局对研究干预措施更加重要。RCT 研究一般使用临床终点和替代指标来衡量效力的大小，而开展真实世界研究，存在多种混杂因素，因此疗效可能需要同时使用多种指标才能度量，其中很多指标并非是生物学指标，从医疗电子数据特点来讲，可作为研究终点的测量指标有死亡率、发病率、不良反应、成本以及相关指标降低等多种结局。

（六）确定临床界值

在确定研究问题与研究目标时，一项非常重要的内容是如何确定一项干预措施有效，这与评价指标有关，而不能仅仅用统计学的显著性差异代替有意义的临床效果差异，如开展高血压病的研究，采用血压值作为研究指标，当试验组血压降低 5mmHg 时，通过统计学分析两组可能存在显著性差异，但是对于临床实际来讲，人体血压存在一定的波动范围，血压值降低 5mmHg 无太大临床意义，因此不能认为是干预措施的疗效，可见预估评价效果的大小对干预措施的评价有重要的意义。研究者需要正确认识测量工具和统计方法的准确性、局限性，从而确定所需效果的大小，需考虑的问题包括确定不同干预出现什么样的差异是有意义的，目前能获得的研究成果是如何定义有意义的差异，以及通过研究希望获得优效结果还是非劣效的结果。

（七）阐明证据的局限性

任何一项研究都有其局限性，有的是来自研究设计本身存在的天然缺陷，有些是来自研究实施过程的限制，如数据质量、研究时限、研究者的专业素养、测量差异、分析方法的选择等。因此在制定研究问题与研究目标时要预先对研究的局限性进行说明，这有利于读者对最终研究结果有正确的认识，避免决策者过分依赖研究结果而做出不恰当的决定。

以上步骤为制定研究问题与研究目标的框架，是所有研究的基础。美国卫生健康研究与质量管理署（Agency for Healthcare Research and Quality，AHRQ）提出可以邀请利益相关者共同参与制定，这将有利于获得对于临床更有意义的结果，也更利于研究结果的推广。在制定具体的研究问题时，可列出相应的核查清单进行逐一明确，以确保研究实施过程的透明化和可操作性。

二、真实世界研究的设计类型和关键要素

根据临床研究问题与研究目标，确定正确的设计类型十分关键，而在选择设计类型时要充分考虑医疗大数据的特点以及设计类型的特点，选择适宜的设计类型，从而获得正确的研究结论。

选择设计类型，最重要的是要了解医疗大数据的特点。真实世界研究数据之所以独具特色，是由于其数量大，数据能够真实反映临床实际，更易总结规律，发现发展趋势，节省研究成本。如病例采集时间、临床试验药费、观察费、检测费等，开展多中心研究，反映不同地域和不同类型医院间的诊疗差异，为前瞻性研究提供思路与线索，最终将研究成果反馈于临床，指导临床实践。

但是也有其自身的缺点，各类医疗电子数据来源多样，多是基于某种目的的专业数据，而非为科学研究而独立设置，数据类型多属于回顾型，利用此类数据开展研究存在局限性，如各家单位数据结构不统一，数据标准不同，如同一检测指标可能有多种名称或正常范围，数据存在缺失，混杂因素较多，缺少某些研究指标，获得的研究结果仅能为临床提供参考，不能做因果判断等。

因此，考虑医疗电子数据的回顾性、观察性、大样本数据特点，参考临床流行病学和药物流行病学的设计类型，优先可选的设计类型主要有实用性随机对照试验、队列研究、注册登记研究、病例对照研究等，但不宜设计为解释性 RCT。

（一）实用性随机对照试验

实用性随机对照试验又称实效性随机对照试验，是指在真实的医疗环境下，采用随机、对照的方式，比较不同干预措施的治疗结果的临床设计类型。

实用性随机对照试验是真实世界研究中的重要设计类型，属于干预性临床研究，属于前瞻性研究，也属于随机对照试验。但是，它与解释性随机对照试验不同，它强调研究要在真实的临床医疗环境中进行，将相关的干预措施用于具有代表性的患者群体，采

用对利益相关者（如临床医生、患者、医疗决策者、医疗保险机构等）有重要意义的结局指标（如死亡、生存质量、成本等）进行评价。实用性随机对照试验的研究结果相对于解释性RCT更加贴近临床实际情况，具有较好的外推性，可以更好地为医疗决策提供依据，帮助利益相关者在现有不同的干预措施中做出最佳选择。

实用性随机对照试验应在真实的医疗环境中进行。受医护水平、硬件设施等影响，从不同级别医院所获得的证据可能不同，其推广性受到影响。因此实用性随机对照试验应覆盖较大范围的医疗机构，使开展研究的中心具有代表性。

实用性随机对照试验的研究对象也应尽可能与真实医疗环境中使用该干预措施的群体相近，因此纳入排除标准不宜过于严苛，在受试者的年龄、疾病的严重程度、合并疾病、合并用药等方面允许有较大的不同。由此带来的研究对象的异质性，一般通过分层分析来处理，因此实用性随机对照试验往往需要较大的样本量。

实用性随机对照试验的干预措施应与临床实践相吻合。如果临床中某项干预措施作为治疗方案的一部分，则实用性随机对照试验中也常常将此治疗方案作为干预方案。另外，干预方案也并不要求固定不变，事实上干预方案的低标准化正是实用性随机对照试验的重要特征之一。因此常常允许干预的实施者根据受试者、疾病、证候、症状等情况灵活决定干预方案的实施细节。

实用性随机对照试验一般采用标准对照或阳性药对照，很少采用安慰剂对照。一些严重疾病，单独用药无法解决临床问题时，也可以采用加载设计，即试验组采用包含某项干预措施的临床治疗方案，而对照组采用不包含该干预措施的临床治疗方案。

实用性随机对照试验一般选择对患者有重要临床意义的结局指标，优先选择终点结局指标，以直接反映患者的健康获益，一般不采用中间指标。但因终点结局的出现需要更长时间，并经历不同的病理环节，因此实用性随机对照试验往往会设置较多的访视点，研究周期也较长。实用性随机对照试验也常设定多个结局指标，从各个角度来观察患者的健康获益。

实用性随机对照试验的统计分析要注意控制混杂因素的影响，可采用分层分析、Logistic 回归分析等，也可采用倾向评分法控制混杂因素。

（二）队列研究

队列研究将一群研究对象按是否暴露于某因素分成暴露组与非暴露组，随访一段时间，比较两组之间所研究疾病或结局发生率的差异，以研究这个（些）暴露因素与疾病或结局之间的关系。队列研究是观察性研究的经典设计类型，是由“因”到“果”的研究，分为前瞻性队列研究、回顾性队列研究以及双向性队列研究，适用于医疗电子数据研究的主要为回顾性队列研究。

回顾性队列研究的研究对象是根据其在过去某时点的特征或暴露情况而入选并分组的，然后从已有的记录中追溯从那时开始到其后某一时点或直到研究当时为止这一时期内，每一研究对象的死亡或发病情况。

队列研究的优势主要有以下几方面：①时间方向清晰，能够区分暴露和混杂因素，还可以区分暴露和结局的关系；②能够得到各组间的发病率或风险率，可计算组别间比率的差值；③能够获得同一干预措施的多种结局；④证据等级较高，位于证据等级金字塔的第二级。其局限性在于当研究结局发生率较低时，将会非常耗费时间、人力、物力及财力。

队列研究是医疗电子数据研究的主要设计类型，根据是否有暴露因素自然形成分组，具有样本量大、研究时间长等特点。医疗电子数据样本量大，由于监测或医院病例连续纳入，研究时限长，有些监测会定期对患者进行随访，符合队列研究的设计需要。根据研究目的，按照研究结局指标分为暴露组与非暴露组。采用队列研究分析方法获得结果，其证据等级仅次于 RCT。

采用队列研究可以进行疾病危险因素分析、病证结合的证候规律探索分析、疾病中西医联合治疗方案有效性评价、中西医联合治疗方案安全性评价、药物有效性分析、药物安全性研究等，如扶正类药物对化疗后患者血细胞的影响、清热解毒中药对白细胞的降低作用等。

（三）注册登记研究

近年来，注册登记研究（registry study，RS）越来越受到研究者们的重视，RS 的定义为“注册登记是一个有序的系统，该系统使用观察性研究的方法收集统一的数据（临床的或其他）来评估由某种疾病、状况或暴露的人群的特定结果，该系统服务于一个或多个预定的科学、临床或政策的目的”。定义中出现的“暴露”一词是流行病学概念，指接受某种诊疗措施或接触某些致病因子。从本质上来讲，RS 属于队列研究的一种。

在 RS 中，根据研究目的的不同，暴露包括使用药物、医疗器械、疾病与病情、治疗方案及过程、医疗卫生服务等，因此可将 RS 分为医疗产品（包括药品及医疗器械等）登记、健康服务登记、疾病或健康状况登记，也可以根据研究目的结合以上分类，作为综合性注册登记研究出现。换言之，RS 是对处于以上一种或多种暴露因素中的人群进行评价。

在 RS 的定义中，要点包含以下几方面：①研究类型为观察性研究；②数据收集由研究目的决定；③收集的数据内容统一；④数据收集方式一致；⑤数据收集内容为来源于患者临床实际的数据；⑥采取主动收集数据的方式。

AHRQ 于 2010 年发布的《评价患者结局注册登记指南（第 2 版）》中，对 RS 研究的目的进行了阐述，主要有：①描述疾病的自然史；②确定临床实际效益或成本效益；③评估医疗产品、医疗服务的安全性或风险；④评价或改善医疗质量；⑤开展公共卫生监测；⑥开展疾病监测。RS 不仅可以作为安全性评估手段，还能够为临床实践、患者转归以及比较效益等方面提供真实世界研究的结果。在研究设计中，RS 可以仅有一种研究目的或同时具有多种目的，以最急需解决的问题作为主要目的，其他作为次要目的，并以主要研究目的设置结局评价指标，研究要紧紧围绕主要研究目的开展。

选择登记病例时，根据研究需要，可以是目标人群中全部或几乎所有的对象，也可以是其中的一个样本（由抽样获得的人群，可代表目标人群特征）。以描述性研究为目的的 RS 可不设置对照组。RS 通常具有样本量大、数据收集范围广（许多研究为全球性登记）、研究时限长、收集的信息量大等特点。

医疗电子数据来源中，如传染病监测数据库、慢性疾病监测数据库等，均为针对某类特定人群建立的，同时数据具有连续性、大样本的特点，与 RS 定义相符，因此可采用 RS 设计，开展疾病研究或药品研究。

（四）巢式病例对照研究

巢式病例对照研究（nested case-control study，NCCS），又称套叠式病例对照研究或队列内病例对照研究，是将病例对照研究和队列研究进行组合后形成的一种新的研究方法，即在对一个事先确定好的队列进行观察的基础上，再应用病例对照研究（主要是匹配病例对照研究）的设计思路进行研究分析。这一设计方案最早于 1973 年由美国流行病学学家 Mantel 提出。

其研究对象是在队列研究的基础上确定的，以队列中所有的病例作为病例组，再根据病例发病时间，在研究队列的非病例中随机匹配一个或多个对照，组成对照组，比较两组间的暴露差异。由于巢式病例对照研究是在队列研究的基础上设计和实施的，因此也有前瞻性、回顾性、双向性三类。

NCCS 的主要特点：①暴露资料在疾病诊断前收集，选择偏倚和信息偏倚小；②病例与对照来自同一队列，可比性好；③可计算发病率，统计和检验效率高于病例对照研究；④样本量小于队列研究，节约人力、物力；⑤符合因果推论要求，论证强度高。由于 NCCS 是在队列研究基础上进行的，其证据等级与队列相同，也可作为二级证据。除此之外，应用于医疗电子数据中还可解决两组之间比例不均衡问题。

应用 NCCS 的首要原因是它只需收集那些被选为研究对象的而不是全队列的完整资料，从而减少了资料收集所花费的人力、物力。队列研究在确定暴露因素与疾病的因果关联上能为人们提供直接的证据，比病例对照研究更具有说服力。其次，随着时间的推移、研究工作的开展和深入，一项队列研究很可能要增加原设计中没有的某一暴露或混杂因素的内容，NCCS 能妥善解决这一问题。最后，应用 NCCS 能避免那些与时间关联自变量的计算问题。

在 NCCS 设计中，病例仍然是全队列中的所有病例，而对照则是在相应失效时间上的危险集内选出的很少一部分非病例。除了这种时间配比外，较常考虑的配比因素是性别、年龄，此外还要根据具体情况对混杂因素进行配比。例如，研究吸烟与肺癌的关系时，可以选择性别和年龄作为配比因素，由于癌症可能具有遗传性，因此肺癌家族史可能是一个混杂因素，也可以选择肺癌家族史作为配比因素。

需要注意的是，采用 NCCS 设计对照组时要从同一队列中相同时期的患者中选取，如从队列基线中直接选取，那么可能忽视时间因素对于结局的影响，对干预措施的评价可能产生偏倚。另一方面，虽然采取匹配的方式可控制混杂从而提高统计效率，但是在 NCCS 研究中匹配因素一般应选取对研究结局影响较大的因素，匹配后，对于匹配因素对研究结局的影响将无法评估，如果将与治疗结局关联较强的因素作为匹配因素，有时可能反而降低统计效率。比如探讨降压药对血压的影响，年龄可能是个重要的因素，如以年龄作为匹配因素，则无法评价年龄这一因素对血压的影响。因此在进行匹配时，对于匹配因素要进行评估，权衡利弊后谨慎选择。匹配因素也不适宜选择过多，否则限制过多可能难以获得足够的对照组。

基于 HIS 数据，采用 NCCS 可以进行药物的安全性研究、某些疾病的理化指标变化研究等。如某种中药注射剂疑似过敏反应研究，将使用这种中药注射剂的全部患者作为队列，将发生疑似过敏反应的患者作为病例组，以性别、年龄作为配比条件，以随机抽样的方式在符合条件的未发生过敏反应的患者中按照 1 ∶ 4 比例抽取对照组，并采用 Logistic 回归分析获得发生疑似过敏反应患者影响因素。

（五）处方序列分析

处方序列分析（prescription sequence analysis，PSA）是药物流行病学的设计类型，由 Petri 在文献中加以介绍，是一种依据药品处方记录来检测药品反应的研究方法，主要用于研究药品的不良事件（adverse event，AE）。

PSA 方法的使用要求基于现有的、完备的处方记录数据库来实现，当某些药物的 AE 本身是其他药物使用的指征时可以使用。因为在这种情况下，患者的处方药物记录会显示出某种特定的药物使用先后序列（顺序），在大量的处方记录数据库中表现出特定的频率分布，比如药物 1 和药物 2，其中药物 1 是最初处方的药物，产生了某种 AE，而这种 AE 需要药物 2 来治疗，这样在数据库中两种药物的使用频率分布就会发生变化，根据药物频率的变化确定哪些患者发生 AE，从而对其特征或治疗进行研究。

采用 PSA 可利用 HIS 数据开展某些中成药发生 AE 的研究。药品 AE 属于小概率事件，在药品上市前由于样本量限制而难以发现，因此需要进行上市后的研究。HIS 中记录了大量来源于真实世界研究的临床诊疗数据，完整记录了患者住院期间的所有用药信息，但并未记录患者是否发生了 AE，如当患者使用某种中成药时发生过敏反应，使用地塞米松注射液进行治疗，从时间上存在序列关系，符合 PSA 的使用条件，因此适宜采用此种方法进行分析。

PSA 作为 AE 研究的一种类型，较其他药物流行病学研究方法耗时少且经济，研究结果外推性更好。但是本研究结果也存在局限性，由于属于回顾的观察性数据，偏倚与混杂会对结果造成一定影响。

（六）其他设计类型

除以上设计类型外，还可采用病例 – 队列研究、病例 – 交叉设计、病例 – 时间 – 对照设计、自身对照的病例系列设计，各种设计类型分别有其优缺点，可根据研究问题及研究目标选择适宜的设计类型。

利用医疗电子数据开展研究时，针对医疗电子数据的特点，适当选择正确的研究设计类型，能够为临床提供高等级的研究证据。处方序列设计与以上几种设计类型有所不同，是药物流行病学特有的设计类型，是由于难以直接获得研究对象，但是有完整的处方记录的情况下产生的一种回顾性设计类型，主要用于药品的 AE 研究，但是更加适用于利用 HIS 数据开展药品 AE 研究。

总之，无论选择何种设计类型，均应充分考虑数据的特点，根据研究问题和假说，选择适宜的设计类型，从而获得真实准确的研究结论。

三、真实世界研究实施的要点

真实世界研究实施的重点是对偏倚和混杂的控制。

（一）偏倚和混杂的来源

真实世界研究中，可能的偏倚和混杂包括：

1. 暴露风险窗口（exposure risk window） 暴露风险窗口的选择可以影响风险比较。在 ADR 研究中，暴露风险窗口构成每个处方的使用天数。当每个暴露风险窗口只覆盖本期间潜在超量风险时，为理想设计时机。与药品有关的风险时间取决于药物使用时间以及药物毒性反应发生和持续时间。如某种药物连续使用 14 天可能出现肝毒性或者肾毒性，而在开展真实世界评价时观察时限超过 14 天则出现肝毒性或肾毒性的概率变大，因此处方风险窗口的选择可以影响暴露风险的估计。风险窗口应被验证，或应进行敏感性分析。

2. 未亡时间偏倚（immortal time bias） 流行病学中的“未亡时间”是指特定期间未见死亡（或决定终结随访的结局）的队列随访时间。当进入队列和首次出现暴露的日期之间的间期被错误分类或简单地被排除且在分析中未考虑时，未亡时间偏倚就会发生。如评价某种治疗措施的临床疗效，这种治疗措施对患者的真实远期疗效可能不尽如人意，但患者进入队列开始观察到使用这种治疗措施进行治疗期间相隔了一段时间，而这段时间在评价治疗措施时被忽略，那么可能夸大这种治疗措施的远期疗效，这种结果可能由于未亡时间偏倚所造成。因此，对于获得出乎意料的有益效果的观察性研究，应警惕这种偏倚的存在。在利用电子数据库开展评价药物效益的观察性研究时，必须进行正确的设计和分析，以避免未亡时间偏倚。

3. 易感人群损耗（depletion of susceptible） 是指坚持用药的人群具有高耐受性，而那些容易遭受 AE 的患者则选择处于危险人群之外的效应。如开展药物安全性评价研究，纳入的患者常常能够坚持服药以保证随访的顺利完成，但是这类患者由于经常服药，对药物具有很好的耐受性，不易出现 ADR。反之，某些患者可能是由于易出现 ADR 而较少服用药物，但这类患者可能被认为难以实现随访而没有被纳入研究中，因此，造成高估药物的安全性。既往使用某药应被作为使用该药发生某事件相关联的非实验风险评估条件下的潜在风险调节。

4. 适应证混杂因素（confounding by indication） 是指如果特定的高风险或不良预后是实施干预的适应证，那么现有结局参数外部的决定因素就成了一种混杂。这意味着病例组和对照组之间的医疗差异可能部分源于干预适应证的差异，如特定健康问题存在的危险因素。潜在的适应证混杂可以通过适当的分析方法处理，其中包括分离不同时间用药的疗效、不可测混杂因素的敏感分析、工具变量（instrumental variable，IV）和G–估计（G–estimation）。

5. 药物 / 暴露原始反应偏倚（protopathic bias） 是指使用某种药物（暴露）治疗某种疾病（结局）时，发生了某种新诊断症状，并将其判断为该药所导致的某种原始反应。例如，使用镇痛药治疗由一个未确诊的肿瘤引起的疼痛，可能会导致镇痛药引发肿瘤的错误结论。因此，药物 / 暴露原始反应偏倚反映了原因和效应的倒置。

6. 不可测的混杂因素 大型医疗数据库经常被用来分析处方药和生物制剂非预期的效果，此时，这类数据库中的混杂因素由于需要临床参数、生活方式或过度非处方用药方面的详细信息，导致无法测量，进而引起残余混杂偏倚。针对这种使用医疗数据库的药物流行病学研究中的残余混杂因素的分析，国外学者采用了较为系统的敏感性分析方法，认为敏感性分析和外部调整有助于研究者理解在流行病学数据库研究药物和生物制品的影响因素。

（二）处理偏倚和混杂的方法

1. 新用药者设计（new–user designs） 大多数观察性研究以纳入现行用药者（即患者在随访研究开始前已治疗一段时间）为主，这种形式可能会导致两类偏倚。一是现行用药者是初期药物治疗的“幸存者”，如果风险随着时间推移变化，可能导致主要偏倚；二是对药品使用者在进入研究时的协变量往往不可避免地受到药物本身的影响。新用药者设计有助于避免在调整因果路径上不同因素时可能导致混杂的相关错误。

2. 自身 – 对照设计 病例 – 交叉研究（case–crossover studies）和病例 – 时间 – 对照研究（case–time–control studies）对于研究短暂暴露 – 即时效应特别适合，且不易受到适应证混杂因素的影响。病例 – 交叉研究使用每个病例的暴露史作为自身对照，可以反映暴露与即时效应的时间关系。这种设计通过包括慢性适应证等稳定特性，消除个体之间的混杂。病例 – 时间 – 对照设计是病例 – 交叉设计的一个更高层次的改良，它从传统对照组的暴露史数据来估计和调整处方时空变化中的偏倚。然而，如果未能很好地匹配，对照组可能会重新产生选择偏倚。在这种情况下，病例 – 病例 – 时间 – 对照（case–case–time–control）方法可能有所帮助。自身对照病例系列（self–controlled case series，SCCS）方法产生于研究短暂暴露（疫苗）和 AE 之间的关联研究中。将每个病例给定的观测时间划分为对照期和风险期，风险期定义为暴露过程中或在暴露后，然后比较在对照期和风险期的发病率。其优点是那些不随时间推移而变化的混杂因素（如遗传学、地理位置、社会经济状态）都是可控的，即使在高度暴露的人群中亦可进行风险评估。

3. 疾病风险评分（disease risk scores，DRS） 控制大量混杂因素的方法之一是构建一个多变量混杂因素的综合评分，将潜在的混杂因素汇总为一个分值。其中一个例子是 DRS，其估计在未暴露条件下的疾病发生的概率或率，然后估计暴露与疾病之间的关联性，对单个协变量进行疾病风险评分的调整。如果结局是罕见的，DRS 便较难估计。

4. 倾向性评分（propensity score，PS） 药物流行病学研究中使用的数据库通常包括处方药记录，并面向医疗服务提供者，从中可以构建潜在混杂因素（药物暴露和协变量）的替代测量方法。逐日跟踪这些变量的变化往往是可行的。尽管这些信息是研究成功的关键，但其数量为统计分析带来了挑战。PS 将大量可能的混杂因素综合成为一个单一的变量（得分），这和 DRS 类似。暴露倾向性评分（exposure propensity score，EPS）是指暴露条件概率（暴露于给定观察协变量的治疗措施下）。在队列研究中，匹配或分层处理和比较受试者的 EPS 趋向于平衡所观察到的所有协变量。然而，与治疗方法随机分配不同的是，PS 不能平衡未观测的协变量。除高维倾向性评分（high-dimensional propensity score，hd-PS）外，与传统的多变量模型相比，在研究者可识别的混杂因素调整方面，虽然在大多数情况下 PS 模型不具有任何优势，但仍然可能会获得一些益处。PS 方法可能有助于探索治疗的决定因素，包括年龄、衰老和合并症，可以帮助识别与期望相反的治疗个体。PS 分析原理的优势是在暴露不罕见而结局罕见的情况下，可以调整大量的协变量，这是药物安全性研究中经常遇到的一种情况。

5. 工具变量（instrumental variable，IV） IV 方法是在 70 年前提出的，但最近才被应用于流行病学研究。其中 IV 校正法在很多情况下具有应用价值。即使 IV 假设有问题，校正仍然可以作为敏感性分析或外部调整的一部分。然而，当假设非常有说服力时，在实地试验和获得效度或信度数据的研究中，IV 方法可以作为分析中一个完整部分。《安全性和有效性比较研究中的工具变量方法》是药物流行病学中 IV 分析的一个实用指南。IV 分析的一个重要局限是弱工具（IV 和暴露之间的微小联系），会降低统计效能和有偏 IV 估计。

6. 分析中时间依赖性混杂因素的处理 G- 估计是一种类似 IV 的方法，该方法主要评估随时间变化治疗措施的联合效应。边际结构模型（marginal structural models，MSM）是 G- 估计的替代性方法。与 G- 估计相比，MSM 方法具有两大优势：一是虽然对生存时间结局、连续变量结局和分类变量结局有用，Logistic G- 估计在估计二分类结局治疗效果时却有诸多不便，除非结局是罕见的；二是 MSM 与标准模型类似，而 G- 估计不是。

除了上述方法，在研究设计时运用传统和高效的方法来处理随时间变化的变量，如评估时间变化的暴露窗口的 NCCS 应予以考虑。

真实世界研究的最大优势在于它可以为真实临床环境下中医药干预措施（中药、针灸等）有效性和安全性提供更多的证据。设计严格的真实世界研究，可以作为对 RCT（特别是 ERCT）研究的补充，去检验一种已经认为有效的中医药干预措施（中药、针灸等）在基于广泛人群真实医疗实践中的有效性和安全性，这正是中医药临床研究所迫切需要解决的重要问题。

第三节　真实世界证据的质量评价

一、真实世界证据质量评价的原则和角度

评价真实世界证据应依从两个主要原则：①真实世界证据是否可以支持需要回答的临床问题；②已有的真实世界数据是否通过科学的研究设计、严谨的组织实施及合理的统计分析得到所需的真实世界证据。

对于中医药真实世界证据而言，其能否科学合理并且精准地回答所需解决的临床问题，体现中医药特色，应从以下方面进行分析：

1. 评价人群的设定是否合理　①应考虑中医的病、证、症、征及体质等中医诊断标准是否明确，诊断方式是否可靠。如不同临床医师的诊断水平是否一致，不同诊断设备的诊断结果是否统一，以及用语的规范性。②应考虑研究证据中的重要特征是否与研究目的对应的要求具有相似性，如病情轻重、病程时长、年龄分布、性别构成、合并症种类、辅助治疗种类及其他社会经济学特征。③应考虑西医诊断与中医诊断是否需要同时出现，以及诊断名称与国际疾病分类编码（international classification of diseases，ICD）的一致性等。

2. 评价暴露/干预措施的设定是否合理　①应根据研究目的判断暴露/干预措施定义的清晰性和设置的合理性，明确干预措施不应违背中医理论。例如，中医干预措施的分类是否科学、分类是否同一水平；联合用药是否具有合理性、充分性。②应明确所研究药物的组成及剂量。例如，固定处方/协定方、经典方、院内制剂、名老中医经验方等，应明确其药物组成及加减药物的范畴；明确各味中药的具体剂量或增减剂量范畴。③应明确所研究药物的剂型和煎煮方式。例如，中药饮片应明确自煎或代煎，是否根据药性先煎后下；院内制剂应明确其制备工艺，包括但不限于药物是分开煎煮再混合发放，或直接混合后煎煮发放；中药颗粒剂亦应明确制备方法。不同煎煮方式、剂型是否可能带来疗效变异。④评价中医药用药的连续性和疗程的长短，有交叉设计性质的研究证据，还需要评价干预措施洗脱期的设定是否合理。⑤评价是否存在药物样本留存，以及能否提供各种药学参数和药物质量控制证据。⑥应考虑中医医嘱对患者日常生活的影响。例如，饮食宜忌、调畅情志、调节作息等，尤其需考虑其对慢性疾病患者远期预后的可能影响。⑦考量研究方案中的上述设定与可获得的真实世界数据及其分类之间的一致性。

3. 如需要设置对照，评价对照措施/暴露的选择是否合理　①应判断对照措施/暴露定义的清晰性和选择是否体现研究目的。例如，当以比较两种药物的有效性和安全性为主要目的时，条件允许的情况下是否选择了已知的、对所研究的疾病公认的最为有效和安全的阳性药；当与另一种中药或中医类干预措施/暴露对照时，需要评价对照的疗效和安全性的证据基础是否扎实；当选择空白对照或外部对照时，其理由是否充分合理。②对照措施/暴露的选择须与干预措施/暴露的药物作用等方面保持较好的同质性，

且应符合日常临床实践模式；如果属于非同类干预措施作为对照，需要说明理由。③应判断对照组别患者的主要预后因素特征或病情特征与暴露组 / 干预组的特征是否可比。

4. 评价结局的设定是否合理 ①结局指标的设置应与中医临床实践需要一致，同时顾及研究结局的国际及西医学视角下的可理解并可利用的程度，建议主要结局采用国际公认的结局指标，次要结局加强对患者报告结局（patient reported outcome，PRO）的使用，如生命质量、患者主观评价及健康总体评价等。不建议使用没有公认标准的结局，如未经合理测评的由多维度指标构成的有效率结局等。关于证候结局的使用需要谨慎，因为证候评分的变化不一定直接代表疗效，例如变化的分值也可能是由于证候量表有欠科学或变化为其他证候所致。②关于结局指标选择的合理性，也可以参考国际核心结局指标集，如 COMET 核心结局研究，和已经发表的高质量指南、系统综述或随机对照试验等。③中药临床研究必须重视对安全性的评价，包括对所有试验用到的药物的已知不良反应和未知的不良事件均需要进行严格周密的评判，并依据其严重程度，按照要求上报和处理。不合常理的低不良事件率往往会被怀疑是由于对安全性观测不足而导致的。要注意对不良事件是否要归属于不良反应做出及时的判断。考察不良事件 / 反应用语与国际相关规范，如国际医学用语辞典（Medical Dictionary for Regulatory Activities，MedDra）和世界卫生组织不良反应术语集（WHO Adverse Reaction Terminology，WHO-ART）等的一致性。④评价是否包含卫生经济学结局、依从性信息，以及结局的效应量是否具有临床实际价值（最小临床重要差异，minimal clinical important difference，MCID）。

5. 评价研究时长是否足够 应根据研究目的判断中医药暴露 / 干预时长及随访时长，例如，当探索有效性相关结局时，应根据短期疗效、长期疗效分别设定暴露 / 干预 / 随访时间；当探索暴露 / 干预对结局发生影响时，应使随访时长足够达到结局发生。应判断待研究的中药开始和结束使用时间与相配合的西药的用药时间的关系。

6. 其他 将真实世界研究用于中医药临床研究及中药研发时，还应考虑中医药在真实世界环境中的适宜性、便捷性、可及性等。当用于支持中药研发豁免Ⅱ期临床试验时，应根据研究目的和中医理论，严格评判证据对患者人群的中医特质、中药组成及剂量范畴、中药剂型及煎煮方式、暴露 / 干预及随访时长、联合治疗的限定和体现是否合理。当适用人群复杂、暴露因素 / 干预方式过多，存在合并用药等情况时，应判断其是否采用必要措施处理相关混杂因素。还需考虑证据是否在恰当的时候采用了结局信息采集者、结局评价者和统计分析人员盲法。还需特别注意中医药个体化治疗结论的外推性问题等。具体参见相关规范如《用于中药研发的真实世界数据统计分析计划和报告规范》。

二、不同类型真实世界证据质量的评价方法

真实世界证据质量评价需区分针对经典研究设计类型直接形成的真实世界证据的评价和针对经典研究设计类型改良后形成的真实世界证据的评价两种类型。经典研究设计类型直接形成的真实世界证据，按照其研究设计类型选择评价工具进行质量评价，详

见第三章。经典研究设计类型改良后形成的真实世界证据，其质量评价优先采用真实世界研究特异性评价工具及条目，若无针对该类型的真实世界评价工具及条目，则将国际现有研究类型的评价工具及条目作为必要条目，针对真实世界研究特征，进行必要的补充，并根据所评价的证据类型，进一步考量其可能存在的偏倚问题及外推性问题。

前瞻性队列研究证据、回顾性队列研究证据、双向性队列研究证据、病例对照证据、巢式病例对照证据、横断面研究证据、注册研究证据、病例系列研究证据、病例报告研究证据，属于观察性研究直接形成的真实世界证据的类型。针对队列研究证据的质量评价，应首先采用国际现有评价工具，如高质量比较效果研究准则（good research for comparative effectiveness，GRACE）、NOS 量表（Newcastle-Ottawa Scale，NOS）中队列研究部分的条目、CASP 清单（critical appraisal skill program，CASP）中队列研究清单等。针对病例对照研究证据的质量评价，应首先采用国际现有评价工具，如 NOS 量表中病例对照部分的条目，CASP 清单中病例对照清单等，以及可以借鉴真实世界观察性研究评估工具（assessment of real-world observational studies，ArRoWs）。针对横断面研究证据的质量评价，应首先采用国际现有评价工具，如 AHRQ（agency for healthcare research and quality，AHRQ）横断面研究评价标准。注册研究所搭建的病例注册库或干预措施注册库，适用于支撑多种目的观察性研究，如传统的队列研究、病例对照研究、病例 - 队列研究、横断面研究，也可以基于注册库设计随机对照试验和进行复杂的数据挖掘。当对注册研究证据进行质量评价时，应明确研究问题和设计类型。首先采用相应设计类型的评价工具及方法。针对病例系列研究证据的质量评价，应首先采用国际现有评价工具，如英国国立临床优化研究所（National Institute for Clinical Excellence，NICE）、澳大利亚（The Joanna Briggs Institute，JBI）和加拿大卫生经济研究所（Institute of Health Economics，IHE）研制的病例系列质量评价工具。针对病例报告研究证据的质量评价，应首先采用国际现有评价工具，如澳大利亚 JBI 研制的病例报告质量评价工具。

真实世界前瞻性队列研究设计、真实世界双向性队列研究设计、真实世界巢式病例对照研究设计产生的证据，属于经典研究设计采用真实世界日常或医疗数据形成的真实世界证据。对于该类型研究，应首先考虑真实世界特异性评价工具，并将其与经典工具结合使用。在基于已有数据库构建回顾性队列时，还需考虑真实世界中常见偏倚如入院率偏倚、竞争风险以及人群易感性损耗等偏倚对结果的影响，真实医疗环境下对照组选择恰当与否，以及其他混杂因素。

实用性随机对照试验和技能型随机对照试验产生的证据均属于经典研究设计直接形成的真实世界证据的类型。应选择国际现有随机对照试验方法学质量评价工具及条目评价，如采用 Cochrane 协作网的偏倚风险评价工具（risk of bias tool，RoB）。值得注意的是，尽管实用性随机对照试验不要求受试者盲法和干预实施者盲法，但因此而导致的信息偏倚风险却仍旧真实存在。RoB 2.0 及其他国际上较为公认的工具如 Jadad 量表等也可考虑使用。此外，还需要考虑实用性随机对照试验在设计实施时的特殊性及潜在偏倚，例如治疗领域和干预措施、对照措施等是否为当前最具竞争力的最佳临床实践；是否具有足够的可以用于评价的病例数（特别是临床结局罕见的情况）；参与实用性随机对照试验的各试验中心甚至不同的数据库之间对结局的评价和报告方法是否一致；当盲法不可行时，应考虑非盲对结局变量（特别是患者报告的结局）可能产生的影响，可酌情着重使用受盲法与否影响较小的结局（如生存数据、显著性疾病进展等），以减少盲法不完全或非盲带来的可能偏倚。

真实世界随机交叉试验证据、真实世界单病例随机对照试验证据、真实世界基于患者意愿的随机对照试验证据，均属于经典随机对照研究设计类型改良后形成的真实世界证据。经典随机对照研究设计类型改良后形成的真实世界证据，宜采用经典研究设计类型的质量评价工具，如 RoB1.0、RoB 2.0、Jadad 等，并在此基础上根据改良后的真实世界证据的特殊性进行评价。真实世界随机交叉证据质量评价，还应考虑洗脱期的设置是否充分合理，是否存在顺序效应和剩余作用，以及脱落、失访病例对结果可靠性的影响。真实世界单病例随机对照试验证据质量评价，还应考虑真实世界环境下，仅对 1 位患者进行非安慰剂、非盲法的试验，其结果局限性和可靠性的评价。真实世界基于患者意愿的随机对照试验证据质量评价需考虑到非随机组涉及的观察性检验相关（除暴露率和现患率外）的显著性检验，必要时进行危险度估计分析有助于确定患者意愿因素是有利因素还是不利因素。

真实世界无对照单臂试验、使用真实世界数据 / 非安慰剂研究数据 / 观察性研究数据作为对照的单臂试验、实用性同期非随机对照试验证据、真实世界历史对照试验证据、真实世界自身对照试验证据、真实世界非随机交叉试验证据，均属于经典非随机对照研究设计类型改良后形成的真实世界证据。无对照单臂试验证据的质量评价，可以考虑从如下方面进行评价：研究目的是否清晰，纳入排除标准是否明确合理，是否在多中心收集病例，如果为确证性研究是否合理计算了样本量并遵照执行，患者的纳入是否为连续病例，主要干预措施的规定是否清楚明确，联合干预措施是否规定清楚明确，研究结局及其测量方法是否在方案中明确规定并且严格执行了，干预前后是否均测量了结局指标，缺失数据是否在可接受范围内，是否应用了合理的统计学检验来评价相关结局指标并完善地进行了报告，是否充分报告了不良事件并进行了合理的因果推断，是否对影响疗效的其他因素进行了合理的考虑与分析，在可能的情况下是否对结局信息采集者、结局评价者施盲，研究结果是否支持研究结论，利益冲突是否被有效控制。使用真实世界数据 / 非安慰剂研究数据 / 观察性研究数据作为对照的单臂试验证据质量评价也尚未发现国际规范，建议在前述评价要点的基础上，进一步考虑外对照数据来源数据集或研究其本身所处的医疗环境、医疗技术、诊断标准、结局的测量和分类、患者的基线水平、干预复杂程度、数据质量等方面是否可以保证单臂试验与其外对照相关特性的可比性，以及其对研究结果精确性、研究结论可靠性和外推性等方面带来的挑战。使用真实世界证据作为外对照的时候，上述局限可能由于数据的复杂性而变得更为需要慎重对待。经典非随机对照研究设计类型改良后形成的真实世界证据，尚未发现国际上针对性的方法学质量评价工具，因此宜采用经典非随机对照研究设计类型的质量评价工具，如非随机对照试验方法学评价指标（methodological index for non-randomized studies,

MINORS）、非随机对照试验偏倚风险评价工具（risk of bias in non-randomized studies of interventions，ROBINS-I）等。根据实际情况可以考虑多种评价方法结合使用。此外，还需在此基础上根据改良后的真实世界证据的特殊性进行评价。

针对真实世界原始研究证据的综合，参考现有证据综合质量评价工具，如评价单项证据综合（系统综述）实施质量的AMSTAR（assessing the methodological quality of systematic reviews），用于干预性研究证据综合的AMSTAR 2，以及评价Meta分析结果证据等级的GRADE（an emerging consensus on rating quality of evidence and strength of recommendations，GRADE）体系。由于真实世界原始研究类型种类繁多，在进行证据综合时，建议将同一类别的原始研究进行综合，对于跨类别合并的证据，目前尚缺少评价工具。如果确需合并，建议拆分亚组及进行敏感性分析；对于定量综合的评价，上述原始研究偏倚风险的评价是其评价的重要方面，除此以外，尚需考虑合并的异质性、证据的直接性、合并结果的精确性、发表偏倚的存在、利益冲突的影响等。此领域也属于新兴领域，针对性工具还比较缺乏，现有工具可供参考，但需要在使用时结合实际情况酌情决定是否需要增加相关评价维度。

第七章　系统综述和 Meta 分析

目前，系统综述的结果被认为是临床诊治决策和医疗卫生政策的可靠证据，其中，随机对照试验的系统综述被认为是评价干预措施效果的最高级别证据。本章主要就系统综述的定义、制定步骤、文献检索、获得证据、质量评价、报告规范以及其他一些Meta 分析方法进行介绍。

第一节　概述

一、系统综述与循证医学

有人将循证医学与系统综述相混淆，认为系统综述等同于实践循证医学，这是不正确的。系统综述只是为循证医学提供证据的一种工具，是鉴定并获取证据的最佳方法。但证据有很多种级别，除了系统综述外，还有别的研究类型。

二、Cochrane 系统综述

Cochrane 系统综述（Cochrane systematic review, CSR）是由 Cochrane 协作网（The Cochrane Collaboration）成员按照特定疾病的类型和疗法，收集可获得的、质量可靠的随机对照试验，通过定量的 Meta 分析之后，得出简明、扼要的综合结论的系统综述。Cochrane 协作网是一个国际性非营利组织，通过制作、保存、传播和更新系统综述来提高医疗保健干预措施的效果，其目的在于提供系统化评论文献以协助医务人员做出更好的医疗决策。与普通的系统综述相比，Cochrane 系统综述需要在 Cochrane 手册（*Cochrane Handbook for Systematic Reviews of Interventions*）的指导下进行，其检索策略更加系统、全面，质量控制措施更加严格，并采用统一的系统综述软件（RevMan 软件）制作，经过专业评价小组的同行评审和编辑，最终完成修改及发表。因此，Cochrane 系统综述已被国际上认为是当前最高级别的证据之一，被广泛应用于临床实践指南的制定和政府的医疗卫生决策。

三、系统综述与传统综述

虽然系统综述和传统综述都属于文献综述的范围，但是两者还是有显著区别的。传统的文献综述（narrative review），一般采用定性的叙述性的研究方法，是研究者为了了解某一领域学科发展现状，通过阅读复习该领域某一段时期的研究文献，提取并分析研究文献中的结论，评价研究成果的价值和意义，发现存在的问题，对将来的研究方向提出建议，使读者能在短时间内了解这一领域的研究历史、当前进展和发展趋势。其适用范围广泛，不单纯局限于临床问题，并且可以很容易定性地概括整合研究的结果，因而可为许多重要问题提供额外的重要观点和信息。相对系统综述而言，传统综述覆盖的范围更大，但是这类综述所纳入的文献都是作者主观认为重要的、有意义和有代表性的文献，文献的数量和质量没有规定的标准，非常容易产生各种偏倚，且作者的专业水平各异，对于相同主题论文的理解和总结也不尽相同，甚至可能得出截然相反的结论。此外，鲜见传统综述的作者会总结该主题的最新研究从而不断更新，因此，所得结论将很快过时。而系统综述是针对某一个具体的临床问题，进行全面、系统的文献收集（包括发表的和未发表的文献），用严格的批判性评估方法评价纳入的研究，并采用科学的汇总方法对单个研究的结果进行合并，得出综合的结论，得到的结论是建立在证据的基础上的。相对于传统综述，其结论比较全面客观，结果具有可重复性，而且，系统综述的结果会根据新证据的出现而不断进行更新。在期刊中系统综述是以论著的形式发表的，而传统综述只能作为综述形式发表。两者具体的区别可见表 7–1。

表 7–1　系统综述与传统综述的区别

特征	传统综述	系统综述
研究问题	涉及范围较广，常见对某个没有假设的主题的讨论	集中于某一具体的，可被清楚回答的临床问题
文献来源	不全面	明确，常为多渠道，保证文献来源的全面性
检索方法	常未说明	有明确检索策略
文献选择	有潜在偏倚，没有明确的选择标准	有明确选择标准
文献评价	方法不统一	有严格的评价方法
结果合成	常为定性研究	定量 / 定性研究
结论推断	有时遵循研究依据	大多遵循研究依据
结果更新	无定期更新	依据新证据的出现定期更新

四、系统综述与 Meta 分析

Meta 分析是由心理学家 Glass 在 1976 年首次提出的统计学方法。20 世纪 70 年代末，随着医学研究者开始吸收社会科学和行为科学的某些内容，Meta 分析被引入医学领域，并日益受到重视。狭义的 Meta 分析是指对资料进行定量合成的统计处理方法，实质上就是将相同研究目标的多个研究结果汇总，并分析评价其合并效应量的一系列过程，即通过综合多个研究结果而提供一个量化的平均效果或联系来回答问题。系统综述与 Meta 分析的关系为：①系统综述并非必须要对纳入的研究进行统计学合并（即 Meta 分析），是否做 Meta 分析要看纳入的研究是否具有足够的相似性。② Meta 分析也并非一定要做系统综述，因为 Meta 分析本质只是一种统计学方法。③包含对具有同质性的多个研究进行 Meta 分析的系统综述称为定量系统综述 /Meta 分析。④如果纳入研究不具有同质性，则不进行 Meta 分析，而仅进行描述性的系统综述，此类系统评价称为定性系统综述（qualitative systematic review）。两者的关系如图 7–1 所示。

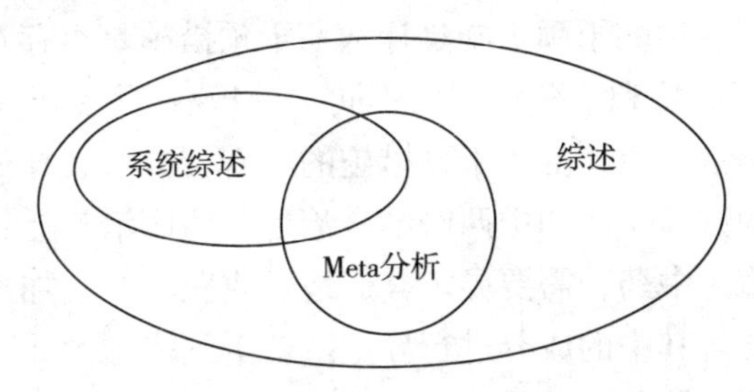

图 7–1　系统综述与 Meta 分析的关系

第二节　系统综述制定的步骤与方法

系统综述的完成需要按照科学研究的过程来进行，遵守规范系统的报告格式和制作流程，以保证其结论有科学客观的证据支持。Cochrane 系统综述的制作分为 7 个步骤：①提出要评价的问题；②制定检索策略，进行系统、全面的检索；③筛选研究和收集资料；④评估纳入研究的偏倚风险；⑤分析并得出结果；⑥对结果进行解释；⑦对系统综述进行改进和更新。

一、提出要评价的问题

正确的选题是系统综述最重要也是最基本的一步，是定义系统综述范围的前提，直接关系到文献检索策略的制定，并将影响和指导整个系统综述的制作过程。临床医生和卫生决策者也往往根据系统综述的题目和目的来判断该结论是否可以用于对自己患者的处理。为了明确描述系统综述的问题，在确立研究问题时，应围绕研究问题的五个要素，即 PICOS 原则进行构建。这些要素的确定对于纳入标准的制定有很大帮助。

（一）研究对象

首先要使用明确的标准来界定所关注的疾病或健康状况，然后鉴定患该病的人群和背景。需要考虑的要素包括：疾病的诊断标准是什么？研究对象最重要的特征是什么？是否包括相关的人口学特征？是否应该从系统综述中排除某些类型的对象（因为这些对象可能以不同的方式对干预措施发生反应）？等等。

系统综述中包含的研究对象的类型需要足够宽，以保证研究结论的外推性，所以对人群特征的限制一定要有合理的生物学、社会学根据，比如有临床证据认为某特征因素（如病理分型）会导致在是否具备该因素的人群中产生疗效的差异。否则，应尽量避免对研究对象的年龄、性别、国籍等特征加以限制。

（二）干预措施与对照措施

应具体说明系统综述所关注的干预措施和作为对照的处理措施。界定干预措施时需要考虑的要素包括：所关注的干预措施是什么？干预措施是否存在变异（比如剂量、给药方式、给药者、给药次数和给药疗程的不同），以及这些变异是否会对研究对象和结局指标产生不同的影响？是否包括了干预措施的所有变异？怎样处理所关注干预措施和其他干预措施相结合的试验（比如中西医结合治疗与西医治疗比较的试验）？对于中医药研究，如果干预措施为中药，需要界定其产地、收获季节、加工处理方式、质量控制方法等，中药复方需要对其中的成分进行界定。若干预措施为非药物疗法，如针刺，可能还需要对穴位、手法、针灸师资质等加以界定。

对照组的选择是解释两组治疗效果差别的关键。合理的比较包括：治疗 A 与无治疗或安慰剂比较，以及治疗 A 与效果已知的治疗 B 比较。以下比较的结果将无法解释：治疗 A 与效果不明的治疗 B 比较；治疗 A 加辅助治疗与无治疗或效果已知的治疗 B 比较；治疗 A 与效果已知的治疗 B 加辅助治疗比较。

（三）结局指标

系统综述中应包括所有重要的结局指标，即对临床医师、患者、管理者和决策者有意义的结局指标，避免纳入琐碎的或对决策者没有意义的结局指标，否则会潜在地误导读者。结局指标不宜过多，应该将其数目控制在 7 个之内。结局指标中又分为主要结局和次要结局。主要结局是与评价问题联系最密切，对临床决策最有价值、和患者利益密切相关的最重要的结果。循证医学强调终点结局，如病死率、致残率等。主要结局中不仅要包括良性结局，还要包括不良结局，比如分别评价干预措施的益处和副作用。系统评价者应当说明如何纳入不良事件的资料，并将严重不良事件和一般不良反应进行界定。次要结局指标可以选择其他相关的结局指标，如间接指标（实验室检查结果）。这些指标没有临床终点结局指标重要，但对于解释疗效或决定干预的完整性上会有帮助。此外，还需要考虑结局的测量方式和时间。结局指标的确定应该在进行检索之前，一定要避免根据原始研究使用的结局指标来确定系统综述使用的指标。

（四）研究设计类型

某些研究设计比另外一些研究设计更适合回答某些问题。因此，应当针对不同临床问题和研究目的，选择能回答研究问题的方法学质量最高的研究设计类型。由于大多数系统综述关注的临床问题是关于防治性医疗措施的效果，而随机对照临床试验是回答此类问题的主要研究设计类型，因此，大多数疗效评价的系统综述纳入的是随机对照试验。而如果研究关注的是病因或危险因素，病例对照研究或队列研究可能是比较适合的研究设计类型。

此外，在确定选题范围时还要注意不要出现选题范围过宽或过窄的情况，如果问题范围太宽泛，有可能导致系统综述制作过程失控，消耗过多的资源和时间，导致纳入患者或研究的异质性增大，使研究结果难以解释。如果问题范围过窄，会因纳入的研究过少，增加出现假阳性和假阴性的机会，使结果不可靠，推广价值也受到限制。因此，系统综述的制定者应该综合考虑所有资源、临床意义及可行性等各方面制定适合的题目。

二、制定检索策略，进行系统、全面的检索

全面的检索是系统综述与传统综述的关键区别之一。应当根据提出的临床问题，制定详细的检索策略，尽量不要有遗漏，确保检索的全面性。检索原则是全面、客观和可重复。通常采用计算机检索和手工检索相结合的方式。由于生物医学文献量非常大，单个资源（库）难以满足所需证据，单一的检索策略已不可能定位于检索范围广泛的证据资源。系统综述作者应提供检索策略的细节，包括关键的检索词的选用，检索的时间跨度和所使用的资源。详见本章第三节内容。

三、筛选研究和收集资料

检索完成后，应由专人对文献进行筛选。文献的筛选应分为三步进行：①初筛：根据检索出的文章的题目、摘要等筛除明显不符合要求的文献，那些根据题目和摘要不能肯定的文献要通读全文进行筛选；②阅读全文：对可能合格的文献，应获取全文，逐一阅读和分析，以确定是否合格；③与原文作者联系：如果文章中的信息不全面或不能确定，或者有疑问和分歧，应与文章作者联系，获取相关信息，再决定取舍。为了减少偏倚，应该由至少两名研究人员对文献进行筛选，并明确记录检索及筛选的过程及结果，如有意见不一致的地方，应明确说明判断意见不一致时的处理方法。

文献筛选结束后，需要从原始研究的全文或研究者提供的资料中收集所需要的相关数据，即进行资料提取。在撰写系统评价计划书时就应该明确需要收集哪些数据，并针对数据提取制定详细的操作流程。一般需要设计专门的资料提取表来帮助完成资料提取工作，资料提取过程应该尽可能全面、准确，避免偏倚、错误和重复劳动。资料提取过程也应该由至少两名研究人员独立进行，并对如何处理意见不一致的情况进行说明。

四、评估纳入研究的偏倚风险

对纳入研究进行正确的质量评价是保证系统综述得出正确结论的关键。研究的质量由研究设计和具体研究采取的各种偏倚控制措施所决定。原始研究的质量是系统综述质量的基础，系统综述不可能把低质量的原始研究变成高质量的综合证据。无论系统综述的其他工作（如文献检索）做得如何，综合低质量原始研究的系统综述必定是低质量的综述。因此，评估原始研究的方法学质量以确定系统综述结果的真实性非常重要。另外，评估原始研究的质量对系统综述还有以下几个方面的作用：①可作为纳入研究的标准之一；②用于解释研究结果间的异质性；③用于敏感性分析；④作为综合结果时赋予权重的依据，即质量越高赋予的权重越大。

现有很多种评价研究质量的工具，其基本原理都是利用量表或清单针对影响研究质量的不同方面进行打分，最后将各项的得分综合得出一个质量总分。1995 年，Moher

等分析了 34 种评估临床试验质量的方法，这些量表包括的质量项目从 3 项到 57 项不等，完成整个评价过程需 10 ～ 45 分钟的时间。虽然这些都是常用的标准，但是很多量表中包含了与研究质量无关的条目。世界 Cochrane 协作组织认为以下几个方面是决定临床试验质量最基本的因素：①是否报告了随机序列产生的方法，所用的方法是否适当？（评价是否存在研究对象的选择性偏倚）②随机分配方案是否隐藏？所用的方法是否适当？（评价是否存在研究对象的选择性偏倚）③是否对研究对象和受试者施盲？（评价是否存在实施偏倚）④是否对研究结局评价者施盲？（评价是否存在测量偏倚）⑤结局数据是否完整？是否报告了每个主要结局指标的数据（包括失访及退出的）。是否报道了退出及失访的原因，并在统计分析时做了恰当处理（如意向治疗分析）？（评价是否存在随访偏倚）⑥研究者是否有选择地报告了某些结局？（评价是否存在结局报告偏倚）⑦是否存在其他偏倚？

建议用“偏倚风险”的程度对上述不同方面是否达到要求进行评价，如“低偏倚风险”“未知偏倚风险”和“高偏倚风险”。以上每个方面的具体评判指标可参见 Cochrane 协作组织的“*Cochrane Handbook for Systematic Reviews of Interventions*（version 5.1.0）”中的相关章节。

另外，对研究质量的评价还面临两个问题：一是研究报告不恰当，可能是研究设计的问题，也可能是报告本身的问题，仅仅通过阅读研究报告很难说清楚；二是现有的证据尚不能完全证明哪些因素会真正影响研究的结果和结论，因此很难确定地说应该用哪些指标来评价研究的质量。

最后，为了避免在评价文献质量时产生偏倚，可以考虑一篇文章由多人评价，也可采用专业与非专业人员相结合来共同选择和评价的方法，对选择和评价文献中存在的意见分歧可通过共同讨论或请第三方讨论解决。

五、分析并形成结果

系统综述的目的是对收集的研究资料进行综合分析，并确保结果的真实可靠。综合系统综述资料有定性和定量两种分析方法。定量的统计学分析又称为 Meta 分析。通常在进行资料分析时需要考虑以下方面的问题：①进行何种比较？②每一种比较中使用什么研究结果？③每一种比较当中的研究结果是否相似？④每一种比较结果的最佳合并效果怎样？⑤这些合并结果的可靠性如何？⑥采用何种效应指标？然后对各个研究的效应进行综合。常用的测量干预措施效果的指标有比值比（odds ratio，OR）、相对危险度（relative risk，RR）和均差（mean difference，MD）。此外，应当探讨各研究之间是否存在异质性。定性分析方法是对资料进行描述性综合，适用于不适合定量分析的情况。

六、对结果进行解释

系统综述的目的是帮助患者、医生、卫生管理者和卫生政策制定者进行卫生决策，并不是给出推荐意见，而是提供信息并帮助对证据做出解释。因此，简洁的结果、慎重的讨论和明确的结论是系统综述不可或缺的部分。对于结果的解释和讨论主要应该涉及的方面包括：证据的强度、结果的可应用性、其他与决策有关的信息和临床实践的现状，以及干预措施的利弊和费用的权衡。

七、对系统综述进行改进和更新

随着临床研究的进展、新证据的不断出现，系统综述也必须进行定期评价与更新，及时将新知识整合进去，这也是系统综述与传统综述的区别之一。

第三节　检索文献与获得证据

通过 PICOS 的方式构建临床问题后，就需要全面地检索和收集文献，以获得证据回答临床问题。

一、证据资源

系统、全面地收集所有相关文献是系统评价与传统文献综述的重要区别之一，可减少因检索文献的代表性不够而影响公正、全面地评价某一个临床问题。为了全面地获取临床研究证据，应尽可能地围绕临床问题采用多种渠道和系统的检索方法对发表语种、发表年代和状态不进行限制，以减少发表偏倚和语言偏倚等因素的影响。

主要的信息源包括：

（一）综合性文献数据库

制作系统评价而检索文献时，通常需要检索以下 4 个中文数据库：CNKI、VIP、WanFang、SinoMed。不同的数据库收录的期刊和文献交叉重合，没有任何一种数据库能够完全包含另一种数据库的内容。为了保证检索全面，4 个数据库均应检索，再应用文献管理软件进行剔重。

一般认为，制作系统评价需要检索最重要的 3 个外文数据库是 CENTRAL、MEDLINE 和 EMbase。同时检索三者得到的结果太多且不易通过使用限制策略缩小检索范围时，可采用 CENTRAL+MEDLINE/EMbase 的策略，并限定时间到近期。

其他二次文献资源还包括：Ovid 循证医学数据库（网址：https://gateway.ovid.com/autologin.html），OVID 公司将 100 多种数据库整合在一起，通过 OVID 网络检索平台实现对多个数据库的同时检索，可以对来源不同数据库检索的结果进行剔重、整合等处理，从而大大提高检索效率和质量。美国国立卫生研究院卫生技术评估与导向发布数据库（National Institutes of Health Consensus Statements and Technology Assessments，NIHCS&TAS），由美国 NIH 的医学应用研究事务所（Office of Medical Applications of Research，OMAR）制作，是一个关于卫生技术评估的数据库。

（二）会议论文数据库

中文数据库主要包括：中国知网会议论文数据库、万方数据会议信息、国家科技图书文献中心中外文会议论文数据库（网址：http://www.nstl.gov.cn）等；外文数据库主要包括：Paper First 与 Proceedings First（网址：http://www.oclc.gov/firstsearch）等。

（三）学位论文数据库

中文学位论文主要检索中国知网学位论文数据库、万方数据学位论文数据库、国家科技图书文献中心学位论文数据库。外文学位论文可以检索美国 ProQuest 公司研发的 ProQuest Digital Dissertations（PQDD，网址：http://wwwlib.umi.com/dissertations）或者美国弗吉尼亚科技大学发起的 Networked Digital Library of Theses and Dissertations（NDLTD，网址：http://www.ndltd.org）。

（四）在研临床试验数据库

跟踪在研临床试验有助于及时纳入最新的临床研究结果，另外有些临床试验已经完成，但其结果由于各种原因从未公开发表，将这部分文献纳入有利于减少偏倚。WHO 国际临床试验注册平台（International Clinical Registry Platform，ICTRP）可以检索到各国已注册的临床试验，其检索入口（网址）为：http://apps.who.int/trialsearch/。美国 NIH 所属临床试验网站（http://clinicaltrails.gov）是目前国际上最重要的临床试验注册机构之一。中国临床试验注册中心（http://www.chictr.gov.cn）是 WHO 国际临床试验注册平台一级注册机构。

（五）搜索引擎

主要包括百度学术（网址：http://xueshu.baidu.com）、Google 学术搜索（网址：http://scholar.google.com）、在线期刊搜索引擎（网址：http://www.ojose.com）等。

（六）手工检索资源

手工检索主要用于检索电子数据库未涵盖的文献，例如电子版更新落后于印刷版，增刊及其他原因未收录者，因此应对相关重点期刊、重点文献的参考文献及其他信息源进行手工检索。

对于中医药来说，应用手工检索的文献主要是古代文献。虽然中医古籍已开展数字化，但还有相当多的古籍尚未数字化，因此应手工检索相关的古籍，包括医学论著、医话、医案等各种形式的文献。

（七）中国中医药数据库检索系统

中国中医药数据库检索系统是中国中医科学院中医药信息研究所自 1984 年开始建设的中医药学大型数据库，目前包括 48 个数据库，数据总量 120 余万条，包括中医药期刊文献数据库、疾病诊疗数据库、各类中药数据库、方剂数据库、民族医药数据库、药品企业数据库、各类国家标准数据库（中医证候治则疾病、药物、方剂）等相关数据库。

多类型的中医药数据库，以其充实的数据成为中医药学科雄厚的信息基础。所有的数据库都可以通过中医药数据库检索系统提供中文（简体、繁体）版联网使用（网址：http://cintmed.cintcm.com/）；部分数据提供英文版；所有数据库还可以获取光盘版。中医药数据库检索系统可以实现单库与多库选择查询。单表数据库检索可选择最专指的一个数据库进行相应字段的检索。多库可以进行跨库、多类检索。

（八）其他

主要包括区域性数据库、相关网站、专业或专题网站、主要的在线书名、相关医药企业网站、与研究主题相关的研究者发布的研究内容等。

二、证据的检索

（一）布尔逻辑运算符

信息检索系统通常需要借助布尔逻辑运算符来表达较为复杂的语义关系。常用的布尔逻辑运算符有以下几个：

1. AND　表示逻辑关系“与”，表达式为“A AND B”或“A*B”，检索结果中必须出现所有的检索词，可缩小检索范围，提高查准率。如：检索病毒性肝炎治疗文献，可以检索“病毒性肝炎 AND 治疗”；检索金银花的抗感染作用，可以检索“金银花 AND 抗感染”。

2. OR　表示逻辑关系“或”，表达式为“A OR B”或“A+B”，检索结果中至少出现其中某一个检索词，可扩大检索范围，提高查全率。如检索中风的文献，可以表达为：中风 OR 卒中 OR 脑梗死 OR 脑出血。检索淋证，可以表达为：淋证 OR 热淋 OR 气淋 OR 血淋 OR 劳淋。如检索地黄的文献，为提高查全率应列出地黄的各种形式的名称，可利用“鲜地黄 OR 生地黄 OR 鲜生地 OR 干地黄 OR 干生地 OR 熟地黄 OR 熟地 OR 地黄 OR 生地”进行检索。

3. NOT　表示逻辑关系“非”，表达式为“A NOT B”，检索结果为 A 范围内非 B 的文献，通过从检索范围内排除一部分文献的方式来缩小检索范围，提高查准率。如检索病毒性肝炎中非乙型肝炎的文献，可用病毒性肝炎 NOT 乙型。如需要检索不含西洋参的有关人参的文献，可表示为“人参 NOT 西洋参”进行检索。

截词检索：可检索词根相同词尾不同的检索词，常用于检索词的单复数、词尾变化但词根相同的词或同一词的拼写法变异等，以提高查全率。不同数据库使用的截词符可能不同，常用的截词符包括：星号（*）和百分号（%）表示任意数量的字符，问号（?）和井字符（#）表示任意一个字符，美元符号（$）表示零或一个字符。如“急性*肾炎”可检索出“急性间质性肾炎”“急性肾盂肾炎”“急性肾小球肾炎”“急性药物过敏性间质性肾炎”等有关文献。

限定检索：通过指定某一个或几个检索字段使检索结果更为准确的方法，通常限定检索会采用字段标识符的缩写形式，例如在 PubMed 检索“乳腺癌”，通过“breastcancer [Title/Abstract]”进行限定检索。

（二）选择检索词及检索方式

首先应分析研究课题的 PICO，明确文献检索的需求。然后确定检索词和检索方式。常用的检索方式有以下几种：

1. 主题词检索 主题词是经过优选和规范化处理的词汇，由主题词表控制。主题词检索是根据文献的主题内容，通过规范化的名词、词组或术语来查找文献信息，其检索字段为主题词。如冠状动脉粥样硬化性心脏病的主题词为“冠心病”，乳腺癌的主题词为“乳腺肿瘤”。

2. 关键词检索 关键词是未经过规范化的词汇，在检索时需要考虑到与检索词相关的同义词、近义词，以免漏检。如检索乳腺癌时，应考虑用“乳腺肿瘤”“乳癌”等。

3. 题名检索 利用题名（篇名、标题）作为检索字段来检索文献，是最常用、最精准的检索方式。

4. 著者检索 根据文献署名的著者、作者、编者的姓名来检索文献，当要查找某人的论文，著者检索是最快捷、精确的检索方式，但需注意姓名的准确书写方式（中文同音字、外文正确拼写）。

5. 缺省检索 指自动在检索系统预先设定的多个字段中同时进行检索。例如：CNKI 的主题字段由篇名 / 题名、关键词、摘要 3 个检索项组成，SinoMed 的常用字段由中文标题、摘要、关键词和主题词 4 个检索项组成。

6. 引文检索 利用引文，即论文所附的参考文献，作为检索入口的检索方式。如 SinoMed 和 Web of Science 等。

7. 智能检索 自动实现检索词、检索词对应主题词及该主题词所含下位词的同步检索。如 SinoMed 的智能检索；PubMed 的“自动词语匹配检索”也属于智能检索。

（三）制定检索策略

制定检索策略，首先应围绕研究课题进行分析，明确检索要求：反映课题核心概念的 PICO 是什么？需要什么类型的文献？文献的时间范围是什么？检索要求侧重查新、查全还是查准？依据这些关键点选择数据库，确定检索方式，构建检索表达式。

编写检索策略表达式，即用确定的主题词、关键词及各种符合等，以各种检索算符（如布尔逻辑运算符、截词符等）组合的方式，形成计算机检索要求的表达式。运用多个布尔逻辑运算符可以形成复杂的检索策略，从而尽可能精确、全面地检索到所需文献。布尔逻辑运算符组合中，运算次序为（ ）＞ NOT ＞ AND ＞ OR。通过括号“( )”的运用可以改变运算次序，达到所需的检索要求。

关注敏感性可以扩大检索范围，提高查全率；如果关注特异性可缩小检索范围，提高查准率。检索者可以根据检索目的与需求进行选择，制定检索策略的原则是提高敏感性、降低漏检率。根据需要可对检索文献的研究类型、文献的时限、语种、研究对象及地域等进行限定，提高准确率。扩大检索（查全）的检索措施包括：选择更多的数据库和时间范围、选择更多的检索途径、近义词/同义词、截词检索、减少AND组合中的非核心词、模糊检索、相关信息检索等。缩小检索范围的技巧包括：减少数据库数量、选择最快捷准确的检索方式、选择最准确的检索途径、限定字段、使用一些检索系统提供的过滤功能等。

检索策略的制定质量直接关系到检索结果，是检索成败的关键环节，涉及对研究主题的分析、检索语言转换、逻辑关系的组配、多种检索技术的运用等，应通过检索实践不断校正、优化检索策略，达到全面、准确地检索到目标文献的目的。

（四）实施检索

根据检索目的，选择数据库，制定检索策略，就可以实施文献检索了。检索后，要对检索结果进行评估，主要看检索结果是否在预期范围内。首先将检索结果导出，并导入文献管理软件（如EndNote、Reference Manager等），然后对检索结果进行评价。初步可浏览记录的标题和摘要，评价是否符合研究制定的纳入和排除标准，纳入符合标准的文献，对不能确定的记录应阅读全文以进一步评估。如果检索结果不能满足需要，有必要对已经检索过的数据库进行再次检索，或再检索其他数据库。由于不同数据库收录范围、检索术语、主题词表及检索功能有所不同，因此需要在检索过程中仔细选择检索词，不断修改完善检索策略，调整检索策略的敏感性和特异性，最终达到最佳的检索效果。

三、证据获取与利用

文献检索后，将检索结果导出。为有效管理检索出的文献，特别是当文献量比较大的时候，一般需要借助文献管理软件（如EndNote、Reference Manager、Procite等）管理文献题录、摘要、全文等，便于剔重、浏览、筛选、排序等，也有助于撰写论文时编写参考文献格式和插入参考文献等。

将检索结果导入文献管理软件来对文献进行去重。然后阅读文献标题和摘要进行文献初步筛选，对符合纳入标准且不符合排除标准的文献获取全文以进一步进行文献评估和证据评价。

第四节　系统综述中的资料分析

制作系统综述的过程要求从符合纳入标准的研究中提取原始资料，并用统计学方法对这些资料进行分析和概括。如果方法应用得当，数据的合成将为从这些资料中得出有意义的结论提供有力的工具，同时也有助于避免在解释资料时发生错误。在数据合成时，常犯的一个错误是对所有阳性结果进行简单的相加，而不考虑每一研究的样本大小、其研究的质量和事件结局的发生率等问题。第二个常见错误是不用统计学方法进行分析，而仅仅比较阳性研究和阴性研究的数量，不考虑每一单个研究对最终的可靠证据所占的权重有多大。当然，使用统计学方法并不能保证系统综述结果就一定是真实可靠的。同其他工具一样，统计学方法也有被误用的时候，造成合并分析结果的可靠程度并不一定比某个原始研究高。

一、定性资料分析

定性分析是对单个研究的结果进行描述性综合。通常当各研究间存在异质性，不能进行资料的定量综合时，需要进行定性资料的综合分析，可对资料类型、相对效应、研究特征、研究结果进行描述性分析。

二、定量资料分析

定量资料的统计学分析又称为 Meta 分析。当各研究间研究对象相似，采用相同的干预和对照、结局测量指标和测量方法，效应量的表达也一致时，我们认为研究间没有异质性，可以采用 Meta 分析合并数据。或者虽然有异质性，但其异质性在合理的、可解释的范围且可用统计学方法予以处理时，可以用随机效应模型对不同研究的结果进行汇总。

（一）效应量（effect size）的选择

效应量是指临床上有意义或实用价值的数值或观察指标变量，是单个研究结果的综合指标。效应量的选择需要考虑几方面的问题：一是系统综述所使用的结局资料类型；二要考虑系统综述使用者能否对该效应量做出正确的解释；三是所选择的效应量在不同的研究之间是否一致或可否相互转换；四是对效应量所反映的特性能否给出准确的答案。

系统综述中常见的资料类型有 3 种：一种是计数资料，主要指二分类资料，意为每一个个体必处于两种状态之一，如生与死、阳性与阴性、有或无等。这样的资料可用比值比（OR）、相对危险度（RR）、相对危险度降低（relative risk reduction，RRR）来表示。当结局事件率很低时，OR 和 RR 值的差异不大。第二种称为连续变量资料，某些测量值如身高、体重、血压、血转氨酶水平等属于连续资料，在系统综述中通常用组间均数的差值（MD）和标准化的均数差值（standardized mean difference，SMD）来合并效应量。当所有研究的连续变量结果均采用单位一致的测量时，合并效应量可用组间均数差值（MD）。其最大的好处就是合并结果有自然单位，易于理解。对于那些概念上一致但采用不同尺度测量的结果变量，以及各研究之间结果变量高度不一致时（如测量疼痛的严重程度用不同的量表作为测量单位），其合并效应量宜采用标准化的均数差值（SMD），但是由于 SMD 没有单位，因此系统综述者对该效应量进行解释时应慎重。第三种资料为生存率资料或时间 - 事件资料，常常见于癌症的治疗研究，主要的结局指标是观察某一时间段之后所发生的结局事件如死亡或残疾。这类资料通常用危害率（hazard ratios，HR）表示。除此以外的资料类型可向统计学专家咨询。

近年来有的系统综述还通过计算干预效果的绝对值的差值，如危险差（risk

difference，RD）、绝对危险度降低（absolute risk reduction，ARR）和需要治疗的病例数（number needed to treat，NNT）来获得干预措施效果的绝对获益。这些指标由于更容易被临床医生理解，其应用有逐渐增多的趋势。但是，由于各个原始研究纳入人群的基线风险常常存在差异，导致绝对指标（RD 和 ARR）的一致性（即合并统计量值与所有纳入原始研究或亚组人群效应值的相似性）不如相对效应指标（RR 和 OR）好。此外，NNT 虽然容易被理解，但由于其没有一个简单的方差估计值，所以难以在 Meta 分析中作为合并统计量而直接使用。因此，多数系统综述还是采用了相对效应量。

（二）森林图（forrest plot）的解读

Meta 分析的结果通常以森林图的形式表达（图 7–2）。该图以一条数值为 1（对二分类变量结局）或 0（对连续变量结局）的中心垂直线为无差异线，试验结局的效应值横向排列，综合效应值用一小菱形方块表示。每一横线代表效应值的可信区间范围，通常该横线触及或跨越中线，则表示试验干预与对照比较的结局效应差异不具有统计学的显著性。

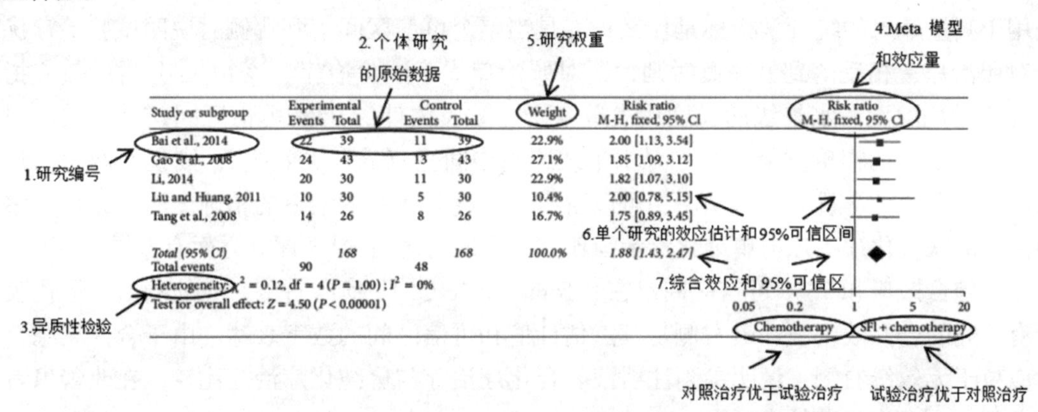

图 7–2 某中药注射剂辅助治疗晚期非小细胞肺癌的系统综述结果森林图

一个典型的森林图一般包括以下信息：研究编号、个体研究的原始数据、比较的类型、结局指标、Meta 分析模型、研究的权重、异质性检验结果、个体研究效果的大小及其 95% 可信区间（effect size and 95%CI），以及综合效果及其可信区间。

以图 7–2 为例。这是一篇关于参附注射液辅助治疗晚期非小细胞肺癌的随机对照试验的 Meta 分析结果，使用的结局指标为治疗后卡氏评分（Karnofsky performance score，KPS）。

1. 研究编号 系统综述中每一个纳入的研究都有一个编号，编号由系统综述研究人员制定，一般是原始研究第一作者的姓氏加发表年代，如“Li 2004”。如果几项研究的作者姓氏和年代都相同，可在编号末尾加不同的字母以示区别，如“Li 2004a”。

2. 个体研究的原始数据 以 Li 2004 为例，试验组有 30 例，对照组有 30 例随机分配的患者，治疗后试验组 KPS 评分改善的人数 20 例，对照组 KPS 评分改善的人数 11 例。个体研究数据是 Meta 分析的基础。

3. 比较的类型和结局指标 在此 Meta 分析中，试验组的治疗是参附注射液联合化疗药物，对照组单独应用化疗药物治疗。此 Meta 分析中，结局指标是治疗后 KPS 评分改善的人数。

4. 异质性检验 从图的左下角可以看到，异质性检验 χ^2=0.12，*df*=4，*P*=1.00，I^2=0%，说明这些研究之间的异质性可以忽略不计。

5.Meta 模型和效应量 从图的右上角可以看到"Fixed"，说明由于这些研究之间的异质性较小（I^2=0%），因此该 Meta 分析使用的是固定效应模型（fixed effect model），以使结论更加保守。该 Meta 分析使用的效应量为相对危险度（risk ratio，RR）。

6. 研究的权重（weight） 在 Meta 分析中，每一项研究对合并效应值的贡献度是不同的。典型的情况下，赋予每一研究的权重为其变异值的倒数，也就是说样本量越大、具有较多结局事件的研究，其效应的估计值越精确，在合并分析中被赋予的权重也就越大。此外，森林图中的方块大小也可以表示权重的大小，方块越大，该试验在所有试验的总和结果中所占的权重越大。

7. 单个研究的效应估计和 95% 可信区间 阅读森林图时首先要弄清两个问题：一是用于测量效果的统计学指标是什么；二是当整个可信区间落到哪侧时说明试验治疗优于对照治疗，相反落到另一侧时则说明对照治疗优于试验治疗。该 Meta 分析的效应指标为相对危险度。水平线的长度代表单个研究效应估计的 95% 可信区间，这个线段越短，表明结论的精确度越高。如果水平线跨越中间垂直的"无效线"，则说明两组治疗的差异没有统计学显著性。从图中可以看出，大部分研究的结果的精确度尚可，说明参附注射液联合化疗治疗与单纯化疗治疗比较，在改善患者 KPS 评分方面有差异。

8. 综合效应和 95% 可信区间 在"Total（95% CI）"横向右侧对应的菱形图形代表所有研究的合并效应值，最右侧是其点估计值和可信区间的数字表达。由于合并后综合效应位于无效线右侧，说明参附注射液联合化疗治疗与单纯化疗治疗比较，在改善患者 KPS 评分方面有显著性差异。

（三）异质性检验（heterogeneity test）

系统综述一般会对纳入研究的结果进行合并，最后得到一个综合的所有研究的"平均"结果。是否对获得的一组研究结果进行合并，取决于这种合并是否具有意义，包括临床意义和生物学上的合理性；如果这些研究结果之间所观察到的差异没有统计学意义（即同质性较好），或者这种合并具有重要的实际临床意义，那么就可以直接将结果进行合并。但是，一般来说，纳入系统综述中的研究总是不同的，如果各研究结果差异很大，则合并的平均结果是不合理的。不同研究之间在结果上的差异叫作异质性（heterogeneity），研究在临床方面（如患者特征）和研究设计方面的差别都可能引起结果的异质性。因此，在进行系统综述的过程中，对纳入的研究进行异质性检验是非常重要的。读者应当关注系统综述是否报告了异质性检验的结果，如果异质性检验有统计学显著性差异（$P \leqslant 0.10$），则显示异质性的存在。当异质性存在时，由于合并的平均结果不能代表各研究的结果，寻找异质性的原因将成为该系统综述的主要分析内容。

Cochrane Handbook for Systematic Reviews of Interventions 中将 Meta 分析的异质性分为三类：临床异质性（clinical heterogeneity）、方法学异质性（methodological heterogeneity）和统计学异质性（statistical heterogeneity）。临床异质性指的是患者的不同、干预措施的差异，以及终点指标不同等临床特征方面的差别引起的异质性；方法学异质性指的是不同研究在研究设计和偏倚控制等研究方法学方面的差异引起的异质性；统计异质性指的是不同试验间被估计的治疗效应的变异，它是研究间临床和方法学上异质性的结果。

确定异质性的方法有两种：一是通过森林图观察各研究结果的可信区间是否有重叠，如果有些研究的可信区间互不重叠，则说明有明显的异质性，这是一种定性的方法；另一种方法是进行异质性检验，是定量的方法，如果异质性检验显示研究结果之间有显著性差异，则说明有异质性的存在。检测异质性的检验为异质性 χ^2 检验，用来判断研究间结果的差异是否完全由于随机误差造成。当 $P \leqslant 0.10$ 时，说明研究结果之间的变异超过了机遇或随机误差所能够造成的最大变异，提示可能有临床和方法学因素引起的变异。

需要注意的是，异质性的 χ^2 检验的灵敏度较低，尤其是当纳入研究的样本量较小或纳入研究的数量较少时，该检验可能无法检出真实存在的异质性。也就是说，χ^2 检验统计学无“显著性”时，也不能肯定研究之间不存在真实的异质性。为了提高异质性的 χ^2 检验灵敏度，通常把统计学显著性的 P 值的阈值定在 0.10，而不是通常使用的 0.05。有关异质性检验的另外一个问题是，如果系统综述中纳入了很多的研究，χ^2 检验可能会检测出来一些很小的异质性，即使这些异质性在临床上并不重要。另外，异质性的大小还可以用 I^2 值来衡量，I^2 值表示由于非机遇因素造成的研究结果之间的变异占总变异的百分比。一般认为 I^2 值大于 50% 表示存在显著的异质性。

在 Meta 分析中，对异质性的处理可以按图 7–3 的流程来进行。当异质性存在时，如果研究数目足够，应尽可能采取措施分析异质性的原因，可根据研究的特征（如性别、年龄、病情严重程度、疾病分期、基线危险度、观察时间长短、研究设计等因素）进行亚组分析或 Meta 回归分析，以解释异质性的来源。也可以进行敏感性分析，分析异质性是否是由于一两个特殊的研究造成的。

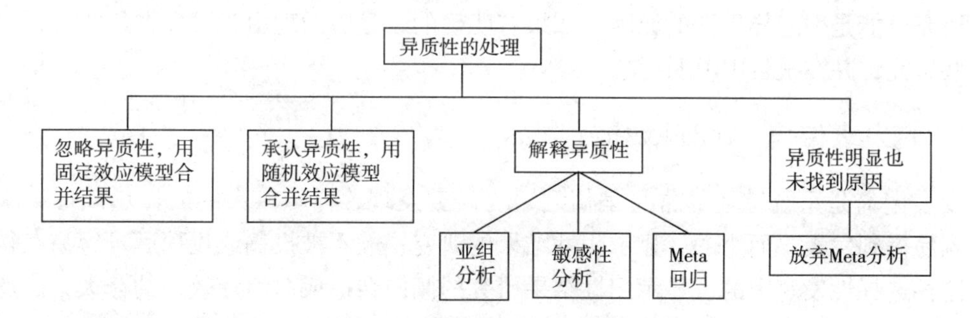

图 7–3　Meta 分析中异质性资料的处理方法

如果以上分析没有发现任何引起异质性的因素，且认为合并的结果仍具有一定的实践意义，常用的方法是采用随机效应模型合并研究结果。当研究在患者、治疗和结局等各个方面十分相似，且异质性不是很大时，可忽略异质性，采用固定效应模型合并研究结果。相反，如果异质性过于明显，而且研究在临床和方法学方面存在明显的不同，可彻底放弃对结果的合并，只对不同研究的结果分别报告和讨论。

（四）固定效应模型（fixed-effect model）与随机效应模型（random effect model）

Meta 分析中所用的合并研究结果的方法有固定效应模型和随机效应模型两种。固定效应模型的统计方法假设系统综述纳入的所有研究的真实结果是一样的，其间的差异完全是由于随机误差造成的。随机效应模型则假设系统综述纳入的研究的真实结果本来就是不同的，其间的差异部分由随机误差引起，部分由临床和方法学特征的不同而产生。因此不同模型采用了不同的权重计算方法，固定效应模型会给大样本的研究更多的权重，而随机效应模型在权重的分配上会更加“平均”，与固定效应模型相比，随机效应模型赋予较小样本含量的研究以较大的权重，因而后者给出的 95% 可信区间更宽，结果也更保守。固定效应模型的统计方法主要包括 Mantel Haenszel 法、Peto 法和 the general variance based 方法。随机效应模型的统计方法主要是 DerSimonian & Laird 法。

一般来说，如果纳入的研究异质性比较小，可以采用固定效应模型，如果异质性比较大，应该采用随机效应模型。但在实际操作中，往往使用固定效应模型与随机效应模型分别估计合并效应量，然后根据避免偏倚的原则决定选取哪个模型的结果，若无异质性，两个模型的结果应该一致。

（五）亚组分析（subgroup analyses）和敏感性分析（sensitivity analyses）

亚组分析是依据研究的临床或方法学特征进行分组，分别估计各组内研究的结果，并对各组的综合结果进行比较，如果它们之间的差异存在统计学显著性，则提示分组的因素可能是异质性的原因之一。敏感性分析是通过剔除具有某种特征的少数研究，来观察剩余的多数研究合并的结果是否会发生变化，如果结果发生了明显的变化，则说明剔除的研究可能是引起异质性的原因，如果有明确的、足够的理由，可以在最终分析里剔除这些研究，并在报告中说明。

（六）发表偏倚（publication bias）

发表偏倚是系统综述的常见偏倚之一。研究发现，样本量大的或显示阳性结果的研究容易得到发表，而小的、显示阴性结果的研究一般不被投稿或投稿后不容易获得发表，这种选择性发表大的、显示阳性结果研究的倾向会造成对治疗效果的夸大，由此形成的偏倚叫作发表偏倚。在评价系统综述时，是否存在发表偏倚，是判断其结果科学性的重要指标之一。

评估和检测系统综述是否存在发表偏倚的常用方法是漏斗图（funnel plot）及其相

关的统计分析。该图以原始研究的治疗效果的估计值作为 X 轴，以对应的样本量或效果估计的精确性作为 Y 轴，形成一个散点图。如果没有选择性偏倚，散点应围绕一个代表真实效果的中心轴对称分布，小样本研究的结果宽散地分布在图形的下方，而大样本的研究则紧靠中心轴分在图的上方，状似倒置的漏斗，因此叫作漏斗图（图 7–4）。

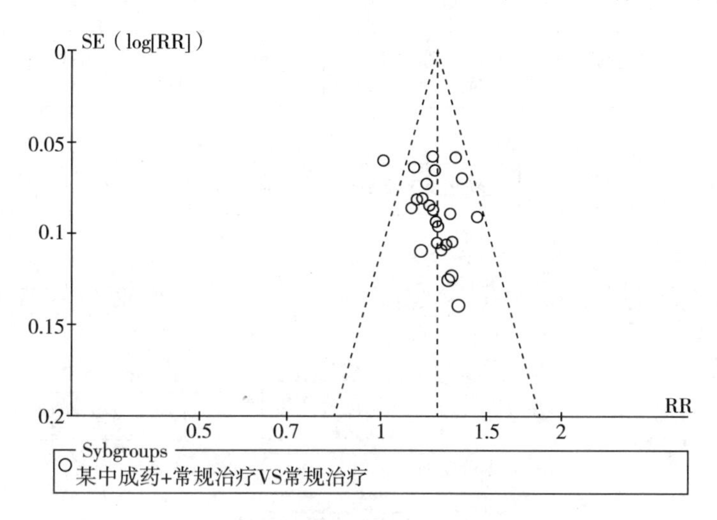

图 7–4 检测发表偏倚的漏斗图

（资料来源：吕健等 . 灯盏细辛注射液治疗急性脑梗死的系统评价和 Meta 分析 . 中华中医药学刊，2020，38（09）:107–115.）

当小样本阴性结果的研究区域变得稀疏或完全缺失时，提示发表偏倚可能存在。更客观的方法是通过统计学检验对图形对称性进行定量的分析，以弥补对图形对称性观察的主观性和不可靠性。

但是，应该注意漏斗图不是一个灵敏度很高的检测发表偏倚的方法。同时，当统计学检验显示图形不对称时，除了发表偏倚外，还有以下几种可能：临床异质性、方法学异质性、漏斗图纵轴和横轴的选择等。而且绘制漏斗图需要一定数量的研究，一般来讲 10 个以上的研究才有实际意义，如果有关的研究数量太少，漏斗图分析则没有太大的意义。

此外，根据研究资料和组间异质性的不同，还可选用 Egger 检验、Harbord 检验、Peter 检验、AS–Thom–PSON 检验等来分析和评估发表偏倚。

第五节 系统综述的国际报告规范

为了提高系统综述和 Meta 分析文章报告的质量，2009 年由国际著名专家组成的系统综述和 Meta 分析优先报告的条目（preferred reporting items for systematic reviews and Meta–analysis，PRISMA）小组在国际重要医学期刊包括《英国医学杂志》《临床流行病学杂志》《内科学年鉴》和美国《公共科学图书馆医学杂志》等同步发表了《系统综述与荟萃分析优先报告条目：PRIAMA 声明》。该标准的制定对于改进和提高系统综述和 Meta 分析的报告质量起到了重要作用。PRISMA 声明由 27 个条目清单（详见附录 6）和一个信息收集流程图（图 7-5）组成，虽然针对的是随机对照试验的系统综述，但是 PRISMA 也适合作为其他类型研究系统综述报告的基础规范，尤其是对干预措施进行评价的研究。

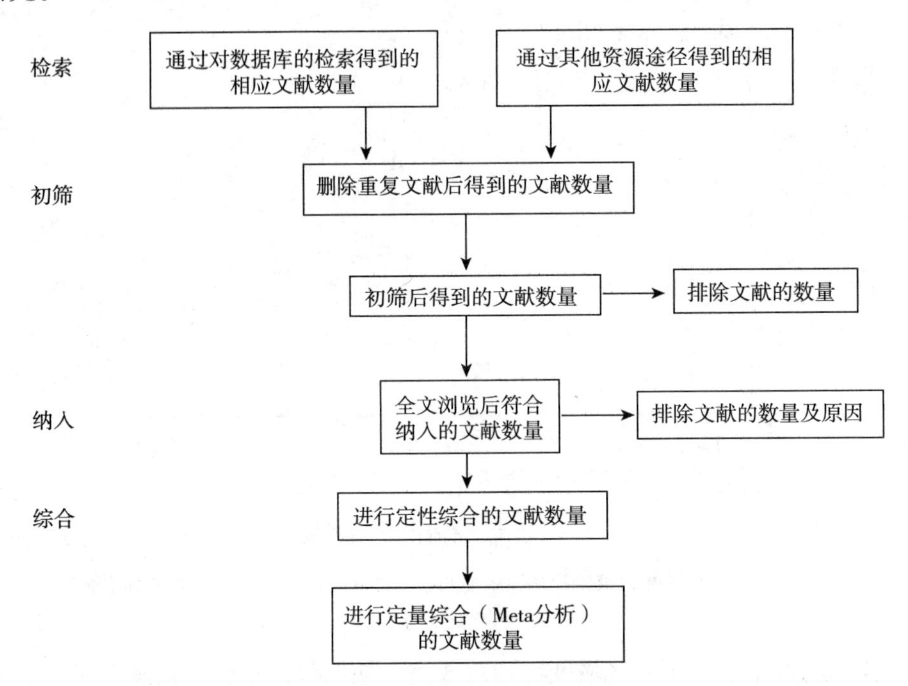

图 7-5　系统综述各阶段信息收集流程图

第六节　其他 Meta 分析方法介绍

随着循证医学的发展和方法学研究的进展，除经典的干预措施的系统综述 /Meta 分析外，出现了许多其他的 Meta 分析方法，常见的有以下几种：

一、个体患者资料的 Meta 分析

个体患者资料（individual patient data，IPD）的 Meta 分析是指直接从原始研究作者获取每个参与者的原始数据，并对这些原始数据进行 Meta 分析。个体患者资料的 Meta 分析的优点是：能够最大限度地纳入未发表的试验或灰色数据；能够进行时间 - 事件分析；能够更新长期随访的数据；更方便地进行亚组分析；能够进行更复杂的多变量统计分析。虽然，目前建立在 IPD 基础上的系统综述被称为系统综述的金标准，但是制作 IPD 的 Meta 分析非常复杂，比其他形式的 Meta 分析需要更多时间、资源和专业知识，而且，是否能获得研究的原始资料是决定其可行性的最重要的一步。

二、前瞻性 Meta 分析

前瞻性 Meta 分析（prospective Meta-analysis，PMA）是指在任何研究（通常为 RCT）结果尚未出来之前，先进行系统检索、评价和制定纳入排除标准的一种 Meta 分析。由于在临床试验结果出来之前确定待检验的假设，可以前瞻性地确定筛选标准，并事先确定统计分析方法，包括亚组分析，因此，PMA 可以克服传统回顾性 Meta 分析的一些缺点，如系统综述制作者会由于知道临床试验结果而对系统综述过程产生影响，以及发表偏倚的问题。但是 PMA 面临的挑战是如何发现 PMA 所关注的在研的研究。

三、网络 Meta 分析

网络 Meta 分析（network Meta-analysis），又叫多处理 Meta 分析（multiple-treatments Meta-analysis，MTM）、混合处理比较 Meta 分析（mixed treatment comparisons Meta-analysis，MTC），是一种可以进行多种干预措施间接比较的分析方法。当我们要评价两种不同干预的效果（安全性、有效性、接受性等指标），但又找不到它们之间开展直接比较的临床证据时，就必须“借助”其他的力量，即借用已开展的其他处理因素的相关临床试验和证据来估计要评价的两种干预的效能。网络 Meta 分析可以将多种不同比较类型的数据进行整合并估计出一个综合结果，并且可以对处于同一个证据体的所有干预措施进行综合评价并排序，即从标准的双臂试验 Meta 分析扩展为同时将一系列多个不同处理因素进行相互分析比较并进行证据综合的方法。网络 Meta 分析的结果可以由直接比较的结果得到，也可以用间接比较的结果来估计，还可以用将直接比较和间接比较的结果进行合并等多种形式得到，这取决于试验类型、分析方案设计、数据质量以及研究人员和统计人员的分析习惯等。它不仅可以综合不同来源和不同研究设计的证据，还可以整合数据有关的复杂的参数函数。因此有学者也将网络 Meta 分析视为传统两处理因素 Meta 分析的多参数（multi-parameter）拓展。

四、系统综述汇总评价

系统综述汇总评价（overviews of reviews，简称 overviews）是将多个干预措施的系统综述 / Meta 分析进行汇总，并经过严格的质量评价之后得出评价，以确定某一问题相关的两个或多个干预措施系统综述的汇总效果。其主要特征在于纳入的不是原始研究，而是系统综述 /Meta 分析。Overviews 与系统评价都是将科学证据进行综合研究的一种方法，两者的制作都要经过定题，制定研究计划（包括背景、目的、研究方法等）、文献选择标准，全面检索认真筛选文献，提取资料，对纳入研究进行严格质量评价，分析资料，解释结果等步骤。Overviews 是基于系统评价的研究，其研究方法既有系统评价的特点，又有所区别（表 7-2）。

表 7-2　系统综述汇总评价与系统综述的异同点

	系统综述汇总评价	系统综述
目的	基于多个相关系统评价的综合研究	基于多个相关原始研究的综合研究
纳入对象	系统评价	原始研究，如随机对照试验
研究计划	有	有
选择标准	有严格的系统评价纳入和排除标准	有严格的原始研究纳入和排除标准
检索方法	有系统的检索策略，广泛、全面地收集同一主题的相关系统评价	有系统的检索策略，广泛、全面地收集相关原始研究
质量评价	对纳入的系统评价进行方法学质量评价及证据质量评价	对纳入的原始研究进行方法学质量评价及证据质量评价
资料分析	综合评价各纳入系统评价的结果。条件适宜时可应用一些附加分析方法，如间接比较等	针对每一个重要的结局指标，对纳入研究结果进行 Meta 分析或描述性分析
结果	客观描述纳入系统评价的特征、质量评价结果及效应量等信息	客观描述纳入原始研究的特征、质量评价结果、效应量及发表偏倚等信息
结论	主要对相关信息进行客观陈述，获得当前研究现状下更为全面、客观的结论，并描述对将来研究的提示	综合考虑纳入原始研究质量、效应量等多方面内容，并描述对将来研究的提示
报告	按方法、结果、讨论、结论等步骤进行报告，有相对较严格的报告要求，尚无相应报告质量标准	依据 PRISMA 规范进行报告

第八章 循证中医药临床实践指南的制定、评价与应用

循证医学自诞生之日起就强调医生的医疗决策，应当基于当前所能获得的最佳的研究证据，结合医生的医学知识、技能和经验，尊重患者的价值观和选择，做出合理的医疗决策。这就要求及时跟踪、总结并吸纳医学科学研究的最新成果，使临床医疗不断地进步。如何促进医疗的规范化，其中一个重要的手段就是编制临床实践指南（clinical practice guidelines，CPG）。WHO 早在 2000 年前就已强调，所有医疗指南（包括传统医学）都应当是循证的，也就说指南当中推荐给临床医生使用的诊疗措施是经过科学研究加以验证，而且证明是有效的措施。而传统的临床指南通常是基于专家的观点和经验，往往不具有广泛的代表性和普适性，因此，采用循证医学一系列规范的方法制定的指南才具有较好的可信度和适用性。本章将重点介绍循证中医药临床实践指南的制定方法与应用原则。

第一节 概述

一、临床实践指南产生的背景

（一）不同地区的临床实践具有差异性

不同国家或同一国家不同地区，甚至同一个地区不同医院，对同一种疾病诊断和治疗都可能存在差异。疾病个体差异，部分可用疾病的特点及种族、地域、文化背景、信仰等原因解释；社会差异很大，难以用临床差异、人口学特点、地域差异解释，使人们对使用相关诊治措施的科学性及合理性产生怀疑。基于最佳研究证据的临床实践指南则可缩小差异，从而规范医疗行为，使患者得到合理医疗服务。

（二）医疗费用的快速上涨

首先经济发展增加了人民的收入，医疗消费需求增长，健康需求层次提高，促进医疗费用上涨。其次人口老龄化，疾病谱和生物医学模式改变，医疗服务手段日益多样化、复杂化，新技术、新设备和新材料广泛使用及某些医务人员医疗行为不规范等，使

药费和检查费用占医疗费用比重过高，造成医疗费用不合理地过度增长。政府和医疗保险机构面对各种各样的治疗措施，特别是昂贵的方法需要确定哪些费用应该报销。对于一组类似的患者，根据科学证据制定循证临床实践指南，能够有效地抑制医疗费用的快速上涨、合理高效地使用有限的卫生资源。

（三）医疗措施的不当使用

20 世纪 80 年代以来，研究表明在所有医疗保健行为中，1/4 ～ 1/3 的医疗措施没必要使用，并存在误用、滥用、使用过度或使用不足等问题。随着现代科技的发展，对于疾病诊断和治疗，不仅由临床医师个人经验决定，而且需要有经过正确评价的科学证据的支持。医疗措施不当使用，使卫生服务提供者的医疗行为及其临床结果越来越受到挑战和质疑，因此，促使医务人员更希望其工作对患者安全、有效且价有所值。

二、中医药循证临床实践指南制定和评价的现状

（一）中医药循证临床实践指南制定的概况

近年来，中医药循证临床实践指南的制定逐渐引起行业内的重视。2007 年，中国中医科学院与 WHO 西太区合作制定了中医药循证临床实践指南，涉及 28 种疾病。2011 年《中医循证临床实践指南·中医内科》《中医循证临床实践指南·专病专科》《中医循证临床实践指南·针灸》出版，这些指南多采用了国际上普遍采用的循证性临床实践指南的制定方法，对目标人群、指南制定小组的组成、文献的检索和评价、证据分级和推荐意见的形成、指南的起草、指南形成的审定和专家评价等循证性指南制定的核心内容进行了详细描述。但是采用 AGREE 工具评价这些中医药循证临床实践指南的质量显示，强烈推荐使用的指南仅有 9 个，说明中医药循证临床实践指南的应用性质量不高，在以后的指南研制中，要注重该方面质量的提高。

（二）中医药循证实践指南的建议和对策

1. 建立符合中医特色和国际通用规范的中医药循证指南制定技术规范 在指南针对的临床问题方面，要注意中医辨病和辨证的关系。应充分考虑到中医临床整体观和个体化辨证论治的诊疗特色。可根据提出的临床问题，采用病证结合的诊治模式、辨病为主的诊治模式及辨证为主的诊治模式。以疾病命名的中医和中西医结合指南，可采用病证结合的诊治模式；中成药临床使用指南 / 专家共识，可采用辨病为主、辨证为辅的诊治模式；针对某一中医病证的指南，可采用辨证为主的模式。

在证据的合成和评价方面，要建立符合中医特色的证据质量评价和分级以及推荐意见的分级体系。中医学在长期临床实践中形成了重视经典古籍和经验传承的特色，大量古籍文献、医案医话、名家经验中蕴含了丰富的诊治经验，但这些文献归属于专家经验，循证证据级别较低。近年来国内中文期刊发表的大量临床研究报告中，高质量的系统评价和随机对照临床研究相对匮乏，证据级别相对较低。根据 2007 年提出的关于传

统医学证据体的构成及证据分级的建议，将专家经验按是否经系统临床研究验证和长期广泛应用赋予不同的证据分级。

2. 提高中医临床研究的质量，增加高水平证据的来源 针对国内大量临床研究报告质量差，能够真正进入指南推荐的高级别证据少的问题，建议中医药临床试验严格参考《中医药与中西医结合临床研究方法指南》实施，提高中医药临床研究的质量。同时，还应重视中医证候的规范化，加强对安全性的评价等。

3 注重指南的实用性 中医药循证临床指南既要符合循证方法学要求，又要体现辨证论治的特色和优势，突出实用性。对个体化辨证论治的临床疗效评价，可考虑纳入实用性随机对照试验、单病例随机对照试验、队列研究、真实世界研究等。在证据不足时，可采用基于循证证据和专家共识相结合的方法，客观、科学地提取专家经验，提出符合临床实际的建议。

第二节 制定的方法和流程

一、制定的方法

（一）专家共识指南制定法

1. 非正式专家共识制定法 由一组专家开会讨论，将一次或多次开会讨论后达成的共识形成推荐意见作为指南依据，由专业学会或政府机构进行指南发布。多建立在专家意见的基础上，20 世纪 90 年代以前多用；只包括推荐意见，但缺乏证据基础及制定指南的背景及方法介绍；优点：简单、快速、经济；缺点：可靠性不能保证，容易受各种因素的影响，质量和可靠性较差；国内目前的多数指南属于此类。

2. 正式专家共识制定法 正式的专家共识指南制定法是针对某一干预方式进行相关研究证据的回顾，并列出可能的适应证，然后提供给制定指南的专家组成员，由专家组成员在第一次开会之前对每个适应证进行评分，评价其是否适用，量表一般为 9 分制。开会讨论小组集体评分和个人不一致的地方，重复评分评价，以此得出一致性程度较高的推荐意见。正式的专家共识指南制定法虽然回顾了相关的研究证据，但未将推荐意见与相关证据的质量明确联系，仍以专家的主观意见为主。

（二）临床实践指南制定法

临床实践指南以循证医学为基础，推荐意见有客观的科学依据，同时标注了证据级别和推荐强度，增加了指南的科学性、针对性及实用性。

苏格兰学院间指南网络（Scottish Intercollegiate Guidelines Network，SIGN）推荐的临床实践指南制定具有代表性。其开发程序为：指南开发组织—确定指南题目—组成专题指南开发小组—系统文献评价—草拟推荐建议—咨询及同行评议—发表与发行—地方应用—审计及评价。

二、主要流程

（一）确定指南拟解决的问题

1. 指南研究主题的确定 选择主题，具有以下三种特征之一则可成为指南的主题：①研究病种具备临床重要性，如发病率、死亡率居高不下；②有证据表明现行的医疗措施和适宜治法之间存在差异；③目前尚未有可靠而可操作的指南等。

确定指南主题后，对其进行相关检索。若相关主题的指南不存在，则开始严格编制指南；若已经存在，则重点改为现有指南的评估与修改、更新。选择主题后，考虑制定指南的目的，即指南实施可产生的结果，如提高卫生保健质量、改善患者预后等。

2. 提出临床问题 采用 Delphi、问卷调查法开展调查研究，提出临床问题。调查对象包括医务人员、患者及其家属等。对不同等级医院、不同职称医务人员展开调研，发现其在临床诊治中的困惑及难点，内容涉及指南病种的选择、中医证候的诊断依据、重要的干预措施及其适宜人群、目前临床可供选择的治疗方法等。

指南覆盖的临床问题应明确描述，包括目标人群、重要的干预措施、重要的结果等，可能有进行比较的内容（例如比较标准治疗与可供选择的新治疗），以及干预措施的危害和风险及对临床经济学的影响等。

3. 临床问题符合 PICO 原则

（1）患者类型（population） 推荐的干预方案的目标人群是谁？怎样描述他们最恰当？相关的人口学因素有哪些？需考虑年龄、性别、种族、社会身份和行为特征等问题。有没有需要考虑到的亚组？有没有需要排除的混杂因素等？

（2）干预措施（intervention） 干预措施包括：正在研究的干预方案有哪些？有哪些治疗措施、预后因素、风险因素、生活方式的改变、社会活动、筛查试验、预防措施或是某种手段正在进行评估？有没有可能需要考虑的变量（剂量、频次、时间安排和疗程等）？当干预措施较为复杂时，考虑哪些部分是指南小组最关注的以及如何最佳地描述它们。

（3）对照措施（comparison） 对照措施包括：其他可选的干预方案有哪些？可能是正在使用的措施（包括不给予特定治疗），也可能是指南制定专家组考虑作为对照的措施。可作为对照的有安慰剂、不干预、现行的标准诊断、干预措施的调整方案或完全不同的干预措施。处理策略是什么？

（4）临床结局（outcome） 临床结局包括：推荐意见的目的是什么？要达到怎样的效果？可能引起怎样的危害？将结局指标分为 3 个等级：至关重要（7 ～ 9 分）；重要（4 ～ 6 分）；相对次要（1 ～ 3 分）。

4. PICO 问题类型 根据 PICO 原则可以清晰地构建指南所关注的问题，而在这些 PICO 问题中，根据不同的干预措施、结局等，可以将 PICO 问题分成不同类型的问题，包括：①干预效力和 / 或效果；②干预的危害；③诊断；④患者偏好与价值观；⑤风险或预后；⑥资源投入的考虑。

（二）组建循证实践指南工作小组

1. 指南共识专家组 由临床专家、临床科研工作人员、基础研究者、统计学家、临床流行病学家、临床经济学家及医学决策专家组成，以 15 ～ 20 人为宜。职责：①确定 PICO；②确定指南计划书；③指导秘书组完成系统评价、证据分级和形成决策表；④处理外审意见；⑤撰写指南全文并提交指南发布方审核。

2. 指南秘书组 具备较强的策划和协调能力，同时具备一定的专业知识。职责：①调研临床 PICO 问题；②起草指南计划书；③完成系统评价、证据分级和形成决策表；④完成指南外审工作；⑤详细记录指南制定的整个过程；⑥协调指南制定相关事项。

（三）证据的检索及评价

1. 证据检索

（1）检索原则 检索证据的类型一般包括系统评价（systematic reviews，SR）、Meta 分析、随机对照试验、观察性研究、质性研究、专家共识、专家意见、案例分析、经济学研究等。文献检索一般按照证据金字塔“从高到低”的逐级检索，如依据系统评价 /Meta 分析、随机对照试验、非随机对照试验、观察性研究、案例报告、专家意见的顺序进行。

检索常通过网络、光盘数据库和重要的专业网站进行。为全面获取已有高质量临床研究成果，避免重复工作，指南制定者需要检索获取与评价已有证据，并评估是否需要和如何制作新的系统评价。如果尚未找到相关的系统评价，即可以从一般生物医学数据库中开始查找相关原始研究论文。

在制定中医（中西医结合）指南之前，除了检索常规数据库及指南数据库之外，还要对中医（中西医结合）领域专业学会 / 协会的网站、相关期刊进行手工检索。WHO 指南的推荐意见应该基于当前可得的最佳证据。最新高质量的系统评价会减少选择性引用的风险并提高决策的可靠性和精确性，是最佳证据的典范。见图 8–1。

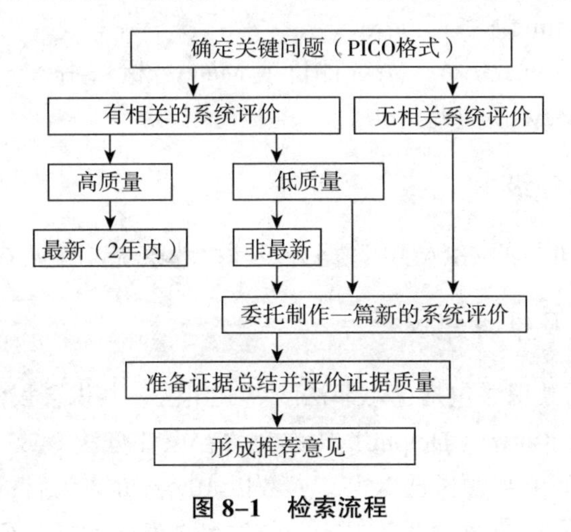

图 8–1 检索流程

（2）检索资源

1）系统综述的检索资源：① Cochrane 图书馆（Cochrane library）：网址为 www.cochranelibrary.com。② EBMR（evidence-based medicine reviews）：由 OVID 科技公司制作与更新的付费数据库，网址为 https: / /ovidsp.ovid.com /。③临床证据数据库：由英国医学杂志（*British Medi-cal Journal*，*BMJ*）出版，网址为 https: / /bestpractice.bmj.com /in-fo /cn /。④ *ACP Journal Club*：美国内科医师学会主办的双月刊，网址为 http: //www.acpjc.org。⑤ Evidence-Based Medicine：由 BMJ 和美国内科医生学院（American College of Physicians，ACP）联合主办，网址为 https: / /ebm.bmj.com /。⑥ Epistemonikos 数据库：是收录系统综述、系统综述的再评价及其所纳原始研究的数据库，网址为 https: / /www. epistemonikos.org /。

2）一般生物医学数据库：包括 Medline、EMBASE、CINAHL、CBM、CNKI、VIP、WANFANG 等。

2. 文献的方法学质量评价

（1）原始研究文献的评价

1）随机对照试验（randomized controlled trial，RCT）：对于 RCT 的评价可以采用 Jadad 量表和 Cochrane 偏倚风险评估工具 ROB（risk of bias）。

2）非随机对照试验：对于非随机对照试验采用 MINORS 条目（methodological index for non-randomized studies，MINORS）评价。

3）观察性研究：观察性研究采用 NOS 量表（the Newcastle-Ottawa scale，NOS）。NOS 量表通过研究人群选择、可比性、暴露评价或结果评价三方面共 8 个条目的方法，评价病例对照研究和队列研究。AHRQ 横断面研究评价标准：美国卫生保健质量和研究机构（Agency for Healthcare Research and Quality，AHRQ）推荐评价横断面研究（cross-sectional study）的标准包括 11 个条目。

4）诊断性研究：采用 QUADAS（quality assessment of diagnostic accuracy studies），也有一些手册推荐采用英国牛津大学循证医学中心文献严格评价项目 CASP（the critical appraisals skills programme）系列方法。

（2）系统评价或 Meta 分析　系统评价或 Meta 分析采用 AMSTAR（a measure tool to assess systematic reviews）进行评价。

（四）证据质量分级

证据质量分级标准参照 GRADE 证据分级和推荐系统，详见 GRADE 相关章节。

（五）专家共识及推荐建议

制定 CPG 常用的共识法包括德尔菲法、名义组法、共识会议法等。

1. 德尔菲法　德尔菲法（Delphi）又称为“专家评分法”或“专家咨询法”。其基本流程包括：①根据研究主题遴选专家，人数以 10 ～ 20 人为宜；②根据需要形成共识的主题，制定调查问卷；③通过匿名方式（邮件等）发送问卷，征询参与者意见，并应用统计学汇总整理，可重复实施 2 ～ 4 轮。④统计分析，得到相对一致且可靠的结论。其优点为：①避免了权威干扰结果，反映成员的真实想法；②集思广益，准确性高；③节约成本，无地域限制。缺点为：①无法进行面对面交流，可能无法产生创造性想法；②个人在理解调查问卷时可能存在偏差；③花费时间较长，不明确的问题难以在几轮之内形成共识。

2. 名义组法 名义组法是指在决策过程中对群体成员的讨论和人际沟通加以限制，群体成员可独立思考。基本流程包括：①针对临床问题，每个成员依次提出想法；②依次对想法进行讨论；③对每个想法进行评价，或对所有想法进行排序；④经过多次讨论，汇总评级或排名，就问题的解决方法达成共识。主要优点：将产生观点与讨论分开，利于群体共同思考；每位成员可平等参与，充分表达自己的观点。缺点为：在同时解决多个问题上缺乏灵活性；需较长时间；且不能排除有些参与者话语权较大，影响其他人决策。

3. 共识会议法 美国 NIH 于 20 世纪 70 年代将共识形成会议法引入医学领域，即遴选一组人（10 人左右）参加会议，通过面对面讨论与交流，就某问题根据呈现的证据达成共识。基本流程包括：①会议成员遴选；②会议主要议程：会议分两个部分，即公开讨论会和委员会；③会议讨论范围应预设若干问题作为议题，在会前使所有与会者对这些问题都熟知；④由各相关专家、群体、代表等以投票、排序、公开讨论等非结构化的互动方法，评估由外部专家提供的证据，再将这些多元化的决议整合出最重要的指导建议。优点为：多领域专家参与，专家组组建覆盖面广；面对面交流，利于创造性意见的提出；经济方便，利于快速决策。缺点为专家间存在相互影响；群体意见的综合分析方法不明确。

（六）征求意见和同行评议

1. 审查人员 由临床实践指南制定小组之外的专家和其他利益相关方对指南及其推荐意见进行评审，评审人员应包括临床领域的专家、方法学专家，目标人群代表（患者、公众等）也可以包括在内。

2. 审查内容 评估指南初稿中推荐意见的准确性、可行性、明晰性和适用性，并确保纳入指南小组之前未涵盖的更广泛和重要的观点。内容不仅包括对指南及其推荐意见的审查，还应包括指南方法学的评价。

3. 外审流程 为了保证外审的质量，外审成员必须提交相关利益冲突声明。外审成员可以通过多种方式对指南及其推荐意见进行评议，其中以填写表格最为常见。指南制定小组汇总意见后对指南进行修改并将修改结果反馈给评审成员，可能需经过多次评审才能形成指南的终稿。

（七）送审发布及出版

将形成的临床实践指南报请有关学会批准后，将形成的正式文件印成各种版本，可以全文发表，包括详细的证据来源及评价；也可以以摘要形式发表结论性建议，有助于临床医师执行使用；还可印成通俗小册子供患者选用。

三、规范化结构

2013 年，由中国学者发起，联合来自美国、加拿大、英国、德国等 12 个国家以及包括世界卫生组织、EQUATOR 协作网、国际指南协会（Guidelines International Network，GIN）、Cochrane 协作网、GRADE 工作组、指南研究与评估的评价（AGREE）工作组等 7 个国际组织的 30 余名专家，共同成立了（Reporting Items for Practice Guidelines in Healthcare，RIGHT）工作组。该工作组历时 3 年，完成了包含 7 大领域 22 个条目的报告清单。2017 年 1 月，RIGHT 声明全文正式发表在《内科学年鉴》（*Annals of Internal Medicine*）。同时，国际专门注册和收录报告规范的权威网站 EQUATOR（http://www.equator-network.org/）将 RIGHT 声明列为全球 11 个核心研究报告规范之一，是当前获得全球认可的报告学标准（详见附录 7）。

四、指南的更新

（一）更新的周期

不同指南方法学手册中推荐的临床指南更新周期不尽相同。有学者检索到的 35 部手册中，14 部推荐指南应在 2 ～ 3 年进行更新，8 部推荐 4 ～ 5 年，3 部推荐少于 1 年。其中 NICE 手册和西班牙手册均推荐更新周期为 3 年。世界卫生组织（WHO）指南制定手册中推荐指南需注明复核日期，以说明推荐意见在多长时间内有效，但有效期的长短没有绝对的标准，应取决于指南相关临床领域的证据更新情况。

（二）更新的方法

指南更新相较于指南制定主要不同在于：在开始更新前需要评估更新的必要性并确定更新类型，在更新版本中需要标注指南更改的部分，以便与上一版本区分。在指南更新的过程中，证据的筛选、综合和质量评价，以及推荐意见的共识、指南外审等步骤和方法均可参照指南制定。在审查指南推荐意见的时效性时主要从以下几个角度进行评估：①是否出现了新的干预措施（诊断或治疗）；②新的证据是否显著影响了干预的利弊平衡；③推荐意见的推荐强度是否需要发生更改；④是否有证据表明临床实践已达到最优，不再需要该指南。

（三）更新指南的报告

指南更新的报告需同时遵循 RIGHT 以及指南更新报告清单（checklist for the reporting of updated guidelines，CheckUp）。更新版本需要报告更新指南的缘由，描述并解释指南更新版本较之前版本范围、目的的变化，标明每条推荐意见是否发生修改，并标注删除的推荐意见。此外，更新版指南也需要标明出版日期、证据审查日期和指南下次更新的时间。

第三节　应用的原则

一、个体化原则

在应用指南时，应充分考虑患者的社会人口学特征和临床特征是否与指南的目标人群一致。面对个体患者，临床医生应该在指南指导下，根据具体病情和多方面的因素个体化地选择治疗方案。而应用临床技能和经验迅速判断患者的状况和建立诊断的能力，以及判断患者对干预措施可能获得的效益和风险的能力是临床医生正确使用指南做出恰当临床决策的基础。

二、适用性原则

要根据本地区或医院目前的医疗条件评估该干预措施的可行性和成本效益比，以及患者的经济状况、对医疗费用的承受能力、医疗保健系统的覆盖支持能力等。

例如，各国指南均推荐急性心肌梗死早期（3～12小时）行经皮冠状动脉介入（percutaneous coronary intervention，PCI）治疗。但我国绝大多数基层医院并无条件开展此项技术，且多数心肌梗死患者也无法承受相应的高昂费用。此时就只能采取指南建议的其他药物治疗措施。

三、患者价值取向原则

指南的推荐强度越强，采取该项干预措施预期获得的效益风险比越大，患者选择该项干预措施的可能性也越大。绝大多数患者都会选择接受该项治疗。而对于那些推荐强度较弱的干预措施而言预期的效益风险比则变得不确定。不同的患者可能选择截然相反的干预措施。

四、时效性原则

过去认为有效的治疗手段，可能被新的证据证明无效。而过去认为无效甚至禁忌的治疗手段，可能被新的证据证明有效。

例如既往认为充血性心力衰竭是使用β-受体阻滞剂的禁忌证，但众多的随机对照试验却证实β-受体阻滞剂可以显著改善心力衰竭患者的预后。因此，新指南认为β-受体阻滞剂是治疗充血性心力衰竭的极重要的药物（Ⅰ类推荐A级证据）。因此，应用指南时应注意时效性，尽可能选择最新的CPG。

五、后效评价原则

后效评价是指在患者接受根据CPG制定的方案后，对患者病情的变化进行临床随访评价。后效评价在整个循证临床实践中具有重要作用，也可以为指南的修订和更新提供新的证据。

总之，由于人群的基线特征、医疗卫生资源的分布都可能与指南存在差异，我们在选择指南时应尽可能选择由本地区或本国制定的指南。但存在的问题是我国制定的指南大多为传统的专家共识，指南质量较低。在选用欧美国家指南或国际性指南时，应注意考察其是否适用于本地区或本国的患者，根据患者的具体临床情况，将当前所获最佳证据与临床技能和经验相结合，考虑成本效益比及当地卫生资源的实际情况，并充分尊重患者及其亲属的价值取向和意愿，综合以上因素做出临床决策。

第九章 循证中医药与医学伦理

高质量的中医药临床研究对重大疾病防治、确保人民生命健康和安全有着重大意义，但也面临诸多伦理问题。在中医临床实践中，循证医学兼容伦理科学化的过程，既借鉴公平、善行、尊重、自由等西方伦理核心价值，又寄寓于好奇、勇气、诚实、谦逊等中医药共鸣的情感，促使着临床实践研究者在探索中医药临床研究的特点和规律中，更加审慎而止于至善。中医药伦理的关键要点，强调证据援引，同时强调科研构思与伦理人性关怀相衔接。只有使伦理合理性与证据科学性两者融而为一，并在中医循证实践过程中进一步优化，才能更好地促进我国医疗卫生健康事业的稳健发展。本章将从医学伦理学概述、中医药循证临床研究的伦理审查及新发突发公共卫生事件的伦理问题三方面介绍医学伦理的具体内容。

第一节 医学伦理学概述

一、医学伦理学的概念与发展

（一）医学伦理学概念

医学伦理学是医学与伦理学相互渗透、相互作用产生的交叉学科。医学伦理学的研究对象是医学伦理和医学道德问题，这些问题既包括现象，也包括本质（规律），具有“行为规范”“医德品质”“规范背后的规律和道理”三个基本内涵。

医学伦理学，作为一门医学人文学科，它的诞生和发展是由于社会的进步和医学的发展，使人们都更深刻地认识到了医学的人文属性，意识到了医学作为人学的深刻本质。医学的每一个进步，医疗过程的每一个行为都直接关系到每个人乃至整个人类的切身利益。因此，医学行为包括医学科研行为，都要进行利和弊的选择，在本质上是一种伦理的选择，是一种价值的选择。

既然伦理是一种价值的选择，那么在选择的过程当中，我们就必须遵循一定的原则，遵循一定的规范。而这样的伦理的原则和规范，才能够保证人类在接受医疗行为的过程当中，或者在医学科研的过程中，得到人类生命利益的保证。没有伦理保护人类最根本的利益，医学的发展很难说对人是利还是弊。因此，医学伦理学应运而生。

（二）医学伦理学的发展和表现形式

当代医学伦理学的表现形式主要是生命伦理学。生命伦理学是医学伦理学随着社会进步而发展和演变的结果。目前国际比较主流的基本原则，是由比切姆和查尔维斯在其合著的名作《生物医学伦理学原则》(*Principles of Biomedical Ethics*) 中提出的不伤害原则、行善原则、公正原则、尊重原则。总结医学伦理学发展演变的主要内容，包括：

1. 医学模式的转变，由生物医学模式转变为“生物－心理－社会”医学模式 生物医学模式的价值观认为生命是无价的，不管生存状态如何，治愈疾病是其终极需求。但是，现在人们不仅仅希望能治愈疾病，更希望健康长寿。“生物－心理－社会”医学模式则强调，医学不仅要重视人的生物学意义上的生存状态，更应重视人的社会生存状态，其终极目的不仅是治愈疾病，更是帮助患者更好地融入和适应社会生活。

2. 从义务论哲学到价值论哲学的转变 根据生命质量的高低来选择我们的行动，这是一种认识上的飞跃。从无价到有价，从无条件到有条件，是生命伦理学有别于传统医学伦理学的重要标志。由此，我们可以找到解决放弃治疗、脑死亡、安乐死等问题的理论依据。

3. 新生命科学技术的发展 新生命科学技术的发展对传统的伦理观念提出了新挑战，如干细胞、器官移植、人工授精、基因编辑、冰冻复苏与生命支持装置等，所涉及的新的伦理问题和挑战，需要利用生命伦理学的原理来解决，需要医学伦理学提供道德评价的依据，做出合理的解释。

4. 经济发展与卫生经济社会 市场经济对医学实践的正、负效应明显。当代经济的发展已达到前所未有的高度，由此萌生的富人医学、奢侈医疗等现象，已成为医学道德争论的焦点。贫富差距导致新的医疗技术只有有钱人能够负担，穷人的生命难道就没有价值了吗？贫富之间的巨大差距和严重的分配不公现象是生命伦理学在卫生经济社会当中需要解决的重要命题。

5. 卫生制度改革 通过卫生制度的改革以实现“人人享有初级医疗保健”的权利，是我们医学伦理和医学道德发展的目标。通过卫生制度的改革，整肃一些医院片面追求利益最大化，损失医疗本身公益性的问题。通过卫生制度的改革，规范和惩戒以医疗权利、技术牟取个人不正当利益的医疗工作者。这些问题也必须通过医学伦理学教育解决。

二、临床研究伦理的问题、挑战和机遇

（一）伦理问题和挑战

伦理需要伴随着科技发展而与时俱进，个人和群体也需要根据社会伦理的变化，调整自己的行为规范和行为方式。具体表现在以下方面：

1. 技术扩散引发了人们对于科技灾难的担忧 高科技和新技术拥有改造自然和社会的巨大能力，但也可能被不法分子滥用，从而给人类造成灾难。

2. 新技术对婚姻家庭等基本人伦带来冲击 新技术将改变人们的生活方式，提供新的产品和服务，但其中部分新技术新事物很可能影响和动摇传统的社会规范。此外，技术对人与人之间的信赖也可能构成挑战，并打破了传统的社会控制方式。

3. 新技术带来人权的伦理争议 人们争论制造出的人体器官是否也拥有部分人权，例如，运用基因技术改造生命是否违背自然规律？

2015 年 1 月，第一届国际人类基因组编辑峰会上，中美英三国科学家曾给基因剪刀画了一道红线，禁止任何以生殖为目的的基因编辑，但同时也给胚胎研究开了绿灯。2018 年 11 月 6 日，首例免疫艾滋病基因编辑婴儿诞生的消息，引爆国内外科学界。国内科学家联合声明强烈谴责此项实验。其中有关人类基因修改的科学伦理问题引发公众关注。基因修改的红线在哪里？伦理争议从未停止。

反对基因编辑技术的人认为，目前人类对遗传学认知尚浅，贸然编辑基因可能带来无法预料的灾难，这对毫无发言权的孩子来说，将是一种不可撤回的剥夺。科学家和社会学家们担心这可能会形成一种全新的优生学。如果权势阶层和富人们垄断基因编辑技术，优化自己的基因，成为一种更加高级的物种，将加剧社会不公平现象。这种争议在普通民众中也普遍存在，并且使基因编辑的伦理审查陷入巨大争议。

（二）提高伦理素养的重要性

当代科技发展面临的争议性伦理问题层出不穷，因此，医务人员和科研工作者伦理素养的提高需要与时俱进。面临从科学精神到人文精神的转型和新医疗技术的冲击，探讨通过革新医学伦理再教育方式、转变医学伦理再教育宗旨、明确医学伦理再教育内容，构建医学伦理再教育模式非常重要。通过再教育加强医学伦理素养，以促进医师职业精神提升，推动卫生事业的改革发展，是未来伦理发展的重要方向。

三、中医药伦理思想的源流和影响

（一）中国古代医学道德思想的发展

中国古代医学道德思想的发展过程包括 3 个时期：萌芽时期、形成时期、发展完善时期。原始社会是古代医学道德思想的萌芽时期，已显现医者的自我牺牲精神。例如，神农尝百草之滋味。奴隶社会和封建社会初期，是古代医学道德思想的形成时期。周朝出现专业医生，建立我国最早的医德制度。《周礼》用“十全”评价医生。我国现存最早的成体系的医学专著《黄帝内经》也有论述医德的内容，强调医者的责任和良心，已体现了对生命的尊重。

两汉以后，中国古代医学道德逐渐发展和完善。这一时期，儒家思想对于医学道德影响逐渐深入。例如，“知医为孝”观念就体现了以个体的亲缘关系为起点的儒家价值对医学价值的肯定。两宋理学对“仁”的新理解，提出“仁”是宇宙中的创造和生产的力量，是“天地生物之心”，这种力量在人身上的表现即个体的“爱人利物之心”。这一诠释进一步突破了儒家对亲缘关系与非亲缘关系的区分，与医学固有的救死扶伤、博施济众作用具有同质性。东汉名医张仲景《伤寒杂病论·自序》提出医者要“知人爱人”，“精究方术”，“上以疗君亲之疾，下以救贫贱之厄，中以保身长全，以养其生”，具有很高的医学和伦理学价值。孙思邈《备急千金要方》中提到“人命至重，有贵千金，一方济之，德逾于此”。其中《大医精诚》《大医习业》是我国最早的系统医德专篇。因此，孙思邈是我国的医德理论的奠基人。陈实功《外科正宗》提出“医家五戒十要”。清代喻昌著《医门法律》，“法”是讨论辨证施治的原则和灵活性，“律”是指出医疗差错的原因和医生所负的罪责。两本书都记载了医德相关内容。

（二）中国近代医学伦理学的发展

20世纪30年代末，我国医学工作者将《美国医学道德主义条例》《希波克拉底誓言》等翻译引入国内，以便借鉴西方医学伦理学准则。1932年6月上海出版了由宋国彬主编的《医业伦理学》，这是我国第一部比较系统的医学伦理学专著。其中，对医师与患者的关系、医师与同道的关系、医师与社会的关系做了系统的阐述，并首次对医生保守患者秘密做了论述。

中华人民共和国成立后，我党开展了社会主义和共产主义的思想教育，倡导白求恩精神，清除剥削阶级思想影响，广大医务人员思想觉悟和医德修养显著提高。尤其是十一届三中全会以后，卫生部先后颁发了《医院工作人员守则》《全国医院工作条例》《医院一般医德规范细则》等，标志着我国社会主义医德形成，社会主义的集体主义价值观念是医学伦理价值观念判断的准绳。

以人为本、尊重生命是中医医德最重要的思想基础和最突出的人文学特征。因此，继承和发扬传统医德思想的精髓，拓展其内涵，结合中国国情，立足于中医药循证研究，才能更好地为国民健康服务。同时，有助于我们将西医学伦理思想因地制宜，丰富、发展和完善中国伦理体系。

第二节　中医药循证临床研究的伦理审查

涉及人、动物、医疗器械的研究项目，必须进行伦理审查。中医药循证临床研究更加重视科学性和伦理性的统一。因此，相关研究者有必要了解伦理审查需要准备的相关资料以及注意事项。

一、临床伦理资料准备

伦理审查申请人须按伦理委员会的规定和要求向伦理委员会提交伦理审查申请。需要准备伦理审查申请的文件资料，包括（但不限于下述文件内容）：①签名并注明日期的伦理审查申请表；②注明版本号和日期的临床试验方案；③注明版本号和日期的知情同意书；④招募受试者的相关材料；⑤病例报告表；⑥研究者手册；⑦主要研究者履历；⑧新药研发须提供国家食品药品监督管理总局《药物临床试验批件》；⑨其他伦理委员会对申请研究项目的重要决定的说明，应提供以前否定结论的理由；⑩试验药物或医疗器械的合格检验报告。

二、伦理审查操作流程

伦理审查的方式包括会议审查、紧急会议审查和快速审查三种。其中，伦理委员会审查以会议审查为主要审查方式。有下列情形之一的，可实施快速审查：①对伦理委员会已批准的临床试验方案的较小修正，不影响试验的风险受益比；②尚未纳入受试者，或已完成干预措施的试验项目的年度 / 定期跟踪审查；③预期的严重不良事件审查。

有下列情形之一的，快速审查项目应转入会议审查：①审查为否定性意见；②两名委员的意见不一致；③委员提出需要会议审查。研究过程中出现重大或严重问题，危及受试者安全时，伦理委员会应召开紧急会议进行审查，必要时应采取相应措施，保护受试者的安全与权益。

伦理审查的流程：审查申请的受理与处理，初始审查，跟踪审查，审查决定的传达。伦理审查的主要内容包括：①研究方案的设计与实施；②试验的风险与受益；③受试者的招募；④知情同意书告知的信息；⑤知情同意的过程；⑥受试者的医疗和保护；⑦隐私和保密；⑧涉及弱势群体的研究。伦理审查会议应特别关注试验的科学性、安全性、公平性、受试者保护、知情同意文书及知情同意过程、利益冲突等问题。

三、循证中医药研究的基本伦理原则

目前，循证中医药研究发展迅速，包括以系统评价 /Meta 分析为主的二次研究广泛开展，以临床随机对照试验为主的有效性研究快速增长，以真实世界研究为主的安全性评价的开展，以质量控制为主的方法学研究深入，以报告规范为主的国际化研究取得突破，以诊疗规范为主的标准化研究不断加强，以复合型人才和跨学科合作为特点的研究队伍不断壮大。但是循证中医药研究，必须在坚守一定基本伦理原则的前提下，才能健康发展。

1. 循证中医药研究的伦理基本要求——必须坚持循证医学与中医药特色并重 中医临床实践、循证医学与医学伦理之间的关系，绝不是单纯的“直截了当”或不存疑惑。随着循证中医药研究的不断深入，中医临床实践、循证医学与伦理合理性之间亟须进行优化整合、多管齐下、统筹评估。

究其根本，循证中医药研究势必在坚持整体观念和辨证论治、注重临床基础、发挥中医预防和疗愈体系优势、融入中医药独特的文化理念等方面，体现中医特色，否则循证方法再好，应用到我国中医药临床研究领域，仍然会“水土不服”，难以深入解决中医药临床研究的实际问题。

这个过程需要对中医临床实践的不确定性效应做进一步阐述和分析，找到真正适合并体现中医药特色疗效的方法；同时也需要时间、资源、政策等多方位整合，以对从事中医药循证医学研究的临床医师的价值理念进行针对性的培训深化，规范中医药循证研究及科学决策的实践行为。

2. 循证中医药研究的伦理，应具备多学科专业背景 在中医药研究的风险方面，中医背景评估专家与外籍专家之间常有争议与探讨，且很难说服对方。这种争议与探讨和视角不同有关，但有利于科学进步。因此，在一个团队中存在不同背景人员、积极进行伦理讨论极其必要。

如晚期肝癌的临床研究，对照组为标准治疗，治疗组为标准治疗加中医药辨证施治，观察两组患者生存期差异。有中医背景的伦理审查委员普遍认可中医药在晚期恶性肿瘤方面“减毒增效”作用（减少放化疗药物毒副作用、延长患者生存期、提高患者生命质量），对此项目的直观印象为“无大风险”，为中医药常规诊疗。因而，很容易得出项目“有研究的科学依据，假设条件充分，设计科学，风险与受益合理”，即“在科学性和伦理合理性方面可以接受”。可是若从未接触过中医的研究者或者西医医生看来，晚期癌症患者长期服用具体成分不明的中药可能有很大风险。中医药有效性和安全性确实需要向世人提供证据，不能用笼而统之的“感觉”来代替，这就提醒伦理委员会在审查时，不能用头脑中的固有观念代替客观思考，既避免“外行”夸大风险，也要避免“内行”审查时容易存在的风险盲点，忽视可能的风险研究。

四、不同循证中医药研究的伦理问题识别

1. 基于循证中医药安全性研究的伦理跟踪问题 中医药伦理严重不良事件报告率普遍偏低。即使发生严重不良事件，中药多成分混合物特性使不良事件与药物之间的因果性难以判断。在研究过程中，中药组一旦发生不良事件，如何判断不良事件与研究药物的相关性，以及损害与赔偿的标准界定问题，成为中医药伦理问题的关键。近年有一些关于中药注射剂不良反应的报道，但在研究实际操作过程中很难实现研究者自我监督、按程序上报，从而造成潜在伦理风险。在临床试验过程中未被发现或上报的不良反应，在上市后再不断被报道，更进一步加大了临床用药风险。因此，完善伦理跟踪环节，促进严重不良事件上报，才能有利于得出中药安全性的客观结论。

2. 中医药有效性研究的风险与受益分析 中医药临床治疗过程中的临床研究（基于真实世界的临床研究），其中存在的问题有：如何判断风险与受益？应当遵循什么样的伦理规范？例如，对慢性腹泻中医辨证，脾虚湿胜、肾阳不足是常见证型，在辨证准确的基础上，采用健脾利湿及温肾固涩法，往往收效甚佳。此种治疗模式已沿用千年，成为中医常规疗法，也就是中医标准治疗，而且是有效治疗。然而在西医学慢性腹泻的“标准治疗”中，并未收录此种疗法，收录的标准治疗只是针对病因的对症治疗。虽然国人公认中药疗效好，但国际上要求拿出循证医学所要求的大样本、双盲、随机临床试验证据，中医界若没有这些试验证据，就不能得到承认。由此可能派生出“中医药辨证治疗慢性腹泻临床研究”，思路将是：将患者随机（其实很难做到）分组，一组为中药辨证治疗，一组为西医学对症治疗（得舒特、易蒙停、活菌制剂等），邀请符合入组标准的受试者自愿参加。这样设计符合“研究”的定义：采用受试者的数据，以解决某个

特定的科学问题。此方案中中医辨证治疗是中医“标准治疗”，只要辨证用药准确，也是“有效治疗”，可是这并不是西医学所称的“标准治疗”。用现代生命伦理学观念来看，只要是研究，就表明不确定性，可能带来风险，这种风险可能来自研究药物对人体的伤害，也可能来自受试者隐私的保密、随访中带来的不便，不涉及“未给予标准治疗的风险”。

但西医学观点还存在“未给予标准治疗的风险”。因此，牵涉到方案设计方面，中药治疗组未采用所谓的“标准治疗”，是否符合伦理，以及如何判断“风险与受益”，就成为伦理难点。

3. 循证卫生决策的伦理化考量在于公平性和可及性问题

（1）*社会资源分配的伦理问题*　随着时代的进步及医疗服务市场的激烈竞争，医院为了更好地履行宗旨与职责，使医疗服务自动化水平不断提高，都进行了精确的成本资料核算、分析、控制、监督。通过对当前医疗成本控制过程中所引发的伦理问题的循证研究，寻求一种在进行医疗服务成本控制时，符合伦理要求及道德规范的模式，达到有效的医疗服务成本控制，是循证卫生决策的一个重要方向。

（2）*弱势群体的伦理公平问题*　在临床试验中，我们通常会排除一些弱势群体，像婴儿，因为他们没有办法表达知情同意，还有危重患者以及孕妇。排除弱势群体会导致新药上市以后，这一群体的禁忌证和适应证并不清楚。那么这个群体如果使用相关药物或疗法时，就存在风险，所以这是公平地对待这群人吗？如果我们刻意要把这个群体纳入我们的研究试验过程中，那是不是又一种不公平呢？弱势群体保护问题，是循证卫生伦理化考量的另一个重要方面。

（3）*专利和病种选择的公平问题*　我们利用专利保护来激励创新。药品专利保护期，由于垄断可能产生高价药的现象。高价药，使很多收入较低的国家或地区的患者，药品可及性受到限制。为了减轻癌症患者的药物费用负担，解决目前矛盾的公共卫生问题，党中央国务院多措并举，医疗卫生部门统筹协调，将高价的抗癌药陆续纳入医保，保证了癌症患者的用药权益。病种选择方面，大量的政府、企业的资金，用于癌症、心脑血管病等复杂性疾病的研究。而像孤儿药物研发、罕见病的研究资金不足，使这些患者的医疗救助受到了极大的限制，病种选择的可及性、公平性也是一个突出的方面。

（4）*疫情期间暴露出来的伦理问题*　其几乎关系到防疫工作的方方面面。从应用伦理学专业的角度来看，涉及生命医学伦理、法律伦理、政治伦理、经济伦理、企业伦理、公共管理伦理环境，甚至包括体育伦理、传媒伦理等十多个角度。了解这些伦理道德问题，不仅能够帮助我们更好地理解这次抗疫工作取得成功的深层原因，也能启发我们吸取经验教训，推进国家治理体系和治理能力的现代化。循证卫生决策的伦理化考量是最基本的也是最重要的伦理问题。

第三节　新发突发公共卫生事件的伦理问题

一、新发突发公共卫生事件临床研究的伦理特点

在新发突发公共卫生事件暴发期间，通常针对特定病原体或感染源没有已证实有效的干预措施；或者在实验室和相关动物模型中已显示出具有良好的安全性和有效性，但尚未对人类的安全性和有效性进行评价。因此，在具有高死亡率的疫情暴发紧急情况下，针对临床循证研究的伦理内容，也具有特定时期的特殊性。

总的来说，新发突发公共卫生事件暴发期间的伦理问题主要有以下五大特征：

第一，虽然临床研究窗口期短、时间紧迫，但仍以临床救治为第一要务。为立即采取行动以控制传染病的暴发，需通过建立机制来确保紧急情况下快速而又不违反伦理。疫情暴发期间，当以救治为主，开展临床医疗服务，如果研究会过度占用其他重要的临床和公共卫生的资源，包括人员设备和保健设施，则不应进行临床研究。实际临床方案，应尽可能预见到对当地供给能力的影响，确保研究不会耗尽与生命健康救治相关的重要资源。

第二，面对的是新发突发急性传染病，每项临床研究都要有其研究的背景、充分的立题依据，充分掌握其历史与现状，目的不明确的研究是最大的不伦理，因而要明确研究目的。筛选最新有效的试验药物或措施可避免低效或无价值的重复研究，也是医学伦理要考虑的非常重要的因素。

第三，医生和患者共同参与临床研究的决策，双方对研究方案及其疗效、受益和风险，进行充分讨论，患者要充分表达对疾病和可能危害的看法、顾虑、价值取向等，最后达成共识，做出合理、合法的选择。要求医患双方有对等信息、平等地参与临床决策，充分保障受试者的安全和人权。

第四，恐惧和绝望的气氛可能驱使伦理委员会和潜在的受试者难以对研究的风险和获益进行客观评估，不管实际设计的风险和潜在的获益如何。实际上，干预不一定直接有利于受试者个人，可能是为了将来其他患者的获益。因此，研究人员要充分告知，尽可能避免主观误解。

第五，知情同意的障碍。除了恐惧和绝望心理的影响之外，其他因素也可能会影响研究人员获取研究知情同意的能力，包括研究人员由于医疗资源的紧张，难以与隔离患者充分沟通，取得知情同意；研究人员与当地受试者之间可能存在的文化和语言差异；可能被隔离或已被隔离的潜在受试者，与家人和其他支持系统失去联系，无法拒绝参与研究的邀请，例如疫情后产生的孤儿和未成年人。

二、新发突发公共卫生事件临床研究涉及的伦理问题

1. 注重方案的科学性　新发突发公共卫生事件暴发期间，由于时间紧迫，中医药科学研究在注重伦理性的同时，需要兼顾科学性，因为不科学是最大的不伦理。中医药研

究本身，要注重中医药发展特点和规律，不能简单照搬西医西药的方法。因此，在研究立题依据是否充分、研究目的和研究假设是否有临床价值、主要研究指标是否明确、所列的参考文献是否能支持研究的开展、提出的假设是否有意义、研究设计是否符合研究假设、疾病诊断和疗效评估手段是否得到验证和可信、受试者群体是否合理、统计学手段、对研究者的资质要求等方面，要充分评估其科学性。

例如，哪些合并症会影响其安全性，哪些因此产生的合并用药会干扰评价，都需要查询文献和具体分析。新发突发公共卫生事件特殊期间，很多方案由于时间仓促，并没有仔细考虑，可能存在照搬西医方案的现象，应及时纠正。另外，就疫情期间的盲法问题，要符合客观实际情况，如果无法实现对受试者的盲态，应考虑科学的非盲态核查和模拟剂的应用。

通过上述要点的梳理，对研究和方案操作措施确认后，评估实施研究的研究者和申办方是否具备操作能力和质量保障措施，就能确认该中心是否具备条件开展、该申办方是否有能力保障项目实施。

2. 重视资源分配的公平性 电车难题是伦理学领域最知名的思想实验之一。大致意思是说有一个疯子把五个无辜的人绑在电车轨道上，有一辆失控的电车正朝他们驶过来，并且很快要碾压到他们。这时候有一个拉杆儿，你可以拉动一下，让电车开到另外一条轨道上。但是另外一条轨道上还有一个人。牺牲这一个人你就可以救下另外一边的五个人。这个时候你会不会拉动拉杆？这个问题的本质就是伦理公平问题。在面临新发突发公共卫生事件的情况下，这一矛盾尤为突出。

疫情暴发后，医生分配稀缺资源时的伦理准则受到极大挑战。例如，在对抗新冠肺炎的战斗中，口罩手套供不应求，医院里病床和呼吸机短缺。这就迫使医生和研究者做出艰难抉择，哪些患者能够得到救护，哪些不能。目前国际公布的原则有：第一，挽救最多生命原则；第二，挽救最多生命年原则，并且考虑患者在治愈出院之后，剩下的生命长度；第三，考虑生命周期，就是患者个体已经经历了多少生命阶段，以及未来还有可能会发生什么。但是无论怎样抉择，交给医务工作者去做，都会变得非常残酷。因为有限的医疗资源，你给了谁就等于给了谁生的希望，而你不给谁，就几乎等于是亲手推动那个拉杆，让电车去碾压另一个人。

3. 重视知情同意及其获取流程的规范性 新发突发公共卫生事件的临床研究，需要更加重视知情同意。疫情时期可能遇到一系列特殊问题，如何解决这些难题是伦理考虑的重点。例如，疫情期间一线医务人员在穿戴全套防护装备的情况下，能否完成知情同意过程？新媒体使用情况，比如利用手机等电子产品如何操作？如果患者的状况尚好，是否要由一线医务人员口头知情告知，并确认患者同意参加临床研究的意愿？如果患者处于无意识状态、认知障碍和病重，如何知情同意？签字后的知情同意书通过什么流程消毒处理和保管？

知情同意的告知要点：①应让患者意识到干预措施可能不利于甚至有伤害的风险在哪里；②获取知情同意的过程，应以文化和语言敏感的方式进行，并强调所告知信息的可理解性，以及患者决定的自主性；③需要特别关注弱势群体，弱势群体因其身体或者信息量等各方面的原因，也不懂得维护自身利益，需要更充分的知情。

知情同意的获取要点：①如果患者处于可以做出选择的状态，必须经过本人的知情同意；②患者处于无意识状态、认知障碍、病重和无法理解信息等无行为能力状态，伦理委员会原则上不应批准其参加临床试验；③在紧急情况下，如缺乏已被证实有效的治疗方法，而试验药物有望挽救生命，恢复健康，或减轻病痛，可考虑作为受试者，但应经其法定监护人同意并签署知情同意；④在任何情况下，不允许口头知情告知；⑤签字后知情同意书的消毒处理和保管环节需要明确具体流程；⑥在疫情期间等特殊情况下，知情同意书可以采用电子签名，但是要在试验方案中清楚说明具体操作方法。比如，为确保患者真实意愿，可以电子签名的同时录音、录像、视频或截屏等方法。

只有完善的实施方案和知情同意流程，才能真正做到保护受试者。

4. 保护弱势群体、重视个人信息保密 弱势群体因其身体或者信息量等各方面的原因，很可能不懂得维护自身利益。因此，在新发突发公共卫生事件中，弱势群体因生活困难、能力不足而缺少参与临床试验的机会，而得不到应有权益时，伦理委员会应特别关注对这部分人群的伦理审查和保护。

在传染病暴发期间收集的个人资料包括姓名、地址、诊断、家族史等未经授权而外泄，会使个人面临重大风险。因此，对这些风险提供充分的保护，体现在临床研究方案中是否有完备的保密措施。通过临床监测活动所产生的信息在披露时，如果与最初收集此类信息的目的不一致，则不允许披露。以研究为目的，使用和共享监测数据，必须获得项目获批的伦理委员会的批准。

高质量的中医药临床研究对有效控制以传染病暴发为代表的新发突发公共卫生事件、确保人民生命健康和安全有着重大意义，但也面临一系列的伦理问题。在中医临床实践中，循证医学兼容伦理科学化的过程，既借鉴《传染病暴发中的伦理问题的管理指南》提出的公平、善行、效用、尊重个人、自由、互惠、团结 7 大核心价值，又寄寓于好奇、勇气、诚实及谦逊等“德性论”相共鸣的情感，促使着临床实践研究者在探索中医药临床研究的特点和规律中，越加沉潜、审慎而止于至善。

结合 2019 新发突发的新冠肺炎疫情，针对伦理核心问题，进一步完善新发突发公共卫生事件背景下中医药伦理的关键要点，强调证据援引，同时强调科研构思与伦理人性关怀相衔接。只有使伦理合理性与证据科学性两者融而为一，并在中医循证实践过程中进一步优化，才能更好地促进我国医疗卫生健康事业稳健发展。

第十章 医学研究报告规范

医学研究报告是医学科研与实践的综合体现，规范的医学研究报告，不仅有利于研究结果的可重复、可评价和可推广，还有利于避免医学资源等其他各类资源的浪费。医学研究报告规范是医学论文格式的标准化和规范化，通过对格式的标准和规范处理，可达到对医学论文在研究目的、研究内容、研究方法、实施步骤、结局评价、结果结论等各个环节的有利约束，从而提高医学研究报告的可重复性和可评估性。终其本源，临床试验设计方案的优劣很大程度决定了报告发表的规范程度，报告规范程度很大程度决定了纳入循证证据体的等级高低，纳入循证证据等级的高低很大程度决定了临床应用的推广程度。本章将主要介绍国际医学研究报告规范平台 EQUATOR 及中医干预报告规范简介两方面内容。

第一节 国际医学研究报告规范平台 EQUATOR 的介绍

医学报告规范（good publication practice，GPP）的推广，推进了 The EQUATOR（enhancing the quality and transparency of health research）协作网（网址：https://www.equator-network.org/）的建立。

The EQUATOR 协作网是一项国际倡议组织，旨在通过促进透明和准确的报告以及更广泛地使用健全的报告规范，提高已发表的与健康研究相关的文献的可靠性和价值。这是在全球范围内第一次尝试去系统地协调解决与健康研究相关的报告的不规范问题，推动了过去 15 年中各个工作组所做的工作。The EQUATOR 协作网汇集了研究人员、医学期刊编辑、同行评审、研发报告指南成员、研究资助机构和其他对提高研究出版物和研究质量具有共同利益的合作者。

一、EQUATOR 的宗旨及目标

The EQUATOR 的宗旨是实现所有的健康研究报告的准确、完整和透明，以利于支持研究的可重复性和可利用度，从而提高针对人类健康研究的价值，减少在健康研究项目上可能出现的财力和人力投资浪费。

The EQUATOR 的主要目标是维护和进一步发展网上资源库，提供与健康研究报告有关的最新信息、工具和其他与健康研究报告相关的材料（可通过健康研究报告图书馆下载）；通过教育和培训项目，积极推广报告规范的应用和实践；以促进全球范围内改进健康研究报告。

目前全球拥有四个国家EQUATOR中心：英国EQUATOR中心（EQUATOR网络的总部）、法国EQUATOR中心、加拿大EQUATOR中心和澳大利亚EQUATOR中心。这些中心都将发挥改进健康研究报告的作用。

在The EQUATOR网站中有图书馆，图书馆提供了有关报告指南翻译的有效信息的简单入口、科研写作、编辑团体制定的指南、研究资助者关于报告要求的指南、目前正在制定的报告指南、行业赞助的研究指南和研究道德、出版道德和良好实践指南的信息。图书馆将有用的资源都链接到图书馆页面中。

其中，图书馆中的报告规范数据库提供了一个可搜索的全面数据库，收录了通过系统文献检索确定的所有报告规范（自1996年以来出版），这些文献检索侧重于为报告各种类型的研究设计、研究报告的组成部分或具体的医疗条件或程序提供具体指导。

二、国际医学研究报告规范的类型

卫生健康共同体是人类命运共同体的核心，鉴于规范医学研究报告在医学科研实践中的重要性，各个超越国界的国际性协作组应运而生，针对不同设计类型的临床试验提供报告规范（图10-1）。目前The EQUATOR网站中已有436项针对不同研究设计的医学报告规范。主要研究设计类型的报告规范如：CONSORT声明（the consolidated standards of reporting trials）与CONSORT声明扩展版，为随机对照试验提供报告规范；STROBE（strengthening the reporting of observational studies in epidemiology）协作组，为观察性研究报告提供报告规范；QUOROM（quality of reporting of Meta-analyses）协作组，为基于RCT的Meta分析报告质量提供报告规范，以及在修订和扩展QUOROM规范的基础上发布的PRISMA（preferred reporting item for systematic reviews and Meta-analyses），为系统综述和Meta分析提供报告规范。

STARD-2015（standards for reporting of diagnostic accuracy），为诊断性试验提供报告规范。STARD的扩展版包括：STARDdem，为老年痴呆症诊断测试准确性研究提供报告规范；STRADAS-paraTB，是以共识为基础的反刍动物伴结核病诊断试验准确性研究报告标准；STARD-BLCM，为使用贝叶斯模型的诊断准确性研究报告提供规范；STARD for Abstracts，为在期刊或会议摘要中报道诊断准确性研究的基本项目提供报告规范。SPIRIT-2013（study protocols），为临床试验的标准方案提供报告规范。SPIRIT扩展版包括：SPIRIT-PRO，为临床试验方案中基于患者报告结局指标提供报告规范；SPIRIT-TCM，为中医药临床试验的标准方案提供报告规范；SPENT 2019，为单病例随机对照试验（single case randomized controlled trial, N-of-1 trial）方案提供报告规范；CARE-2017（consensus-based clinical case reporting guideline development），为基于共识的临床病例提供报告规范；TREND（transparent reporting of evaluations with nonrandomized designs），为非随机对照实验提供报告规范；AGREE和RIGHT statement，为卫生保健临床实践指南的评价提供报告规范；SRQR（standards for reporting qualitative research），为质性研究提供报告规范；ARRIVE指南（animal research: reporting in vivo experiments guidelines），为临床前动物研究提供报告规范；SQUIRE2.0–2015（standards for quality improvement reporting excellence）为医疗保健质量提供报告规范；CHEERS（consolidated health economic evaluation reporting standards），为健康干预的经济学评价提供报告规范等。

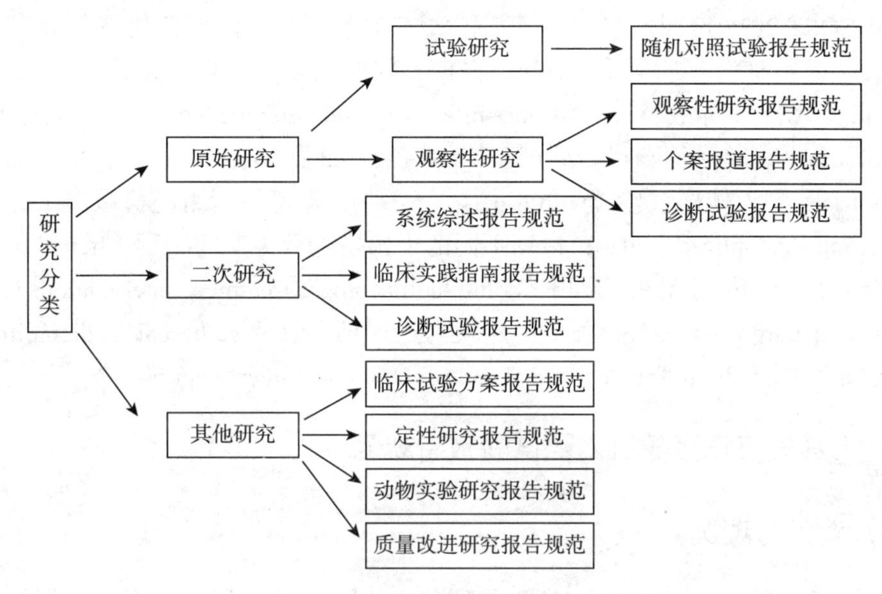

图 10–1 EQUATOR 研究报告规范分类

第二节 中医药干预报告规范简介

中医药干预的措施内容丰富、形式多样，包括中药、针刺、拔罐、推拿、传统运动等，不同的干预措施要报告的要点也不同。本节主要基于现有的中医干预措施的报告规范进行解读。RCT 是被公认的评价干预措施效果的金标准。但从 RCT 的方案设计或论文报告方面来看，低质量的 RCT 会得出有偏倚的结果，这样不论是从单一患者、群体治疗还是国家公共卫生决策的制定等方面，都会产生误导效应。因此，高质量的 RCT 应当全面描述其严格的设计、实施和分析过程，而这一过程只有通过完整、严谨、规范的报告才能得以实现。

报告质量不佳的 RCT 证据越来越多。1993 年，医学期刊编辑、临床试验学家、流行病学家和方法学家等 30 位专家在加拿大渥太华举行会议，致力于开发一种新的量表来评估 RCT 报告的质量。本次会议的一项成果是试验的标准化报告（the standardized reporting of trials statement，SORT）声明 。该声明包括一个 32 个项目的清单和流程图，鼓励研究人员报告 RCT 实施的各个环节。

在美国加利福尼亚州阿索洛马尔召集的“关于生物医学文献临床试验报告建议的阿索洛马尔工作组”也在实施相似的工作，该小组发布了一项提案（Asilomar proposals），建议研究者报告 RCT 时要考虑到提案中的推荐清单。

在《美国医学会杂志》副主编德拉蒙德·雷尼的建议下，两个协作小组的代表于 1996 年在美国芝加哥举行了会议，本次会议将 SORT 和 Asilomar proposals 的最佳建议合二为一，成为一个连贯的证据建议。会议自此制定并发表了《随机对照试验报告规范》声明，即 CONSORT 声明。在 1999 年和 2000 年的会议进一步发布了修订后的 CONSORT statement 2001。在 2007 年 1 月经进一步修订，并在 2010 年 3 月 24 日发布了 CONSORT 2010 声明。自 1996 年以来，CONSORT 一直不断地更新和扩展，不断产生系列 CONSORT 扩展版。诸如：根据不同的设计类型划分为整群试验（cluster trials）、非劣效性和等效性试验（non-inferiority and equivalence trials）、实效性试验（pragmatic trials）、单病例随机对照试验（N-of-1 trial）、试点和可行性试验（pilot and feasibility trials）、人体内试验（within person trials）、多臂平行组随机试验（multi-arm parallel-group randomized trials）；根据不同的干预措施分为草药干预（herbal medicinal interventions）、非药物治疗干预（non-pharmacologic treatment interventions）、针刺干预（acupuncture interventions）、中药复方干预（Chinese herbal medicine formulas interventions）、社会和心理干预（social and psychological interventions）等。

一、中药复方临床随机对照试验报告规范

（一）背景与现况

中药复方是传统中医药（Traditional Chinese Medicine，TCM）临床治疗最主要的形式，但 CONSORT 2010 声明及其草药的扩展版均未能有效提升中药复方 RCT 报告的质量。2017 年由中医药临床专家、方法学家、流行病学专家和医学期刊编辑组成的工作组，草拟并发表了报告规范初稿，经广泛征求意见及修订后，制定了中药复方临床试验报告的统一标准 CONSORT-CHM Formulas 2017。在 CONSORT 2010 声明的基础上，加入了中医证候和针对中药复方特点的条目内容，新增了 1 项子条目“关键词”，便于中药复方临床试验报告的索引及文献检索，并对其中 7 项条目的内容进行扩展，包括文题和摘要、背景和目的、受试者、干预措施、结局指标、可推广性和解释，另针对中药复方的危害说明进行了修改，同时提供了报告实例和详尽的解说。

（二）基于 CONSORT 2010 参照 CONSORT-CHM Formulas Formulas 2017 的清单解读

【条目 1】标题和摘要

1a 文题能识别是随机临床试验

医学报告往往通过科技论文的形式呈现，文题即科技论文的题目或标题，也是电子数据库中展现在读者面前最直观的信息。在电子数据库中简单检索的条目之一就是通过“篇名”进行查询或筛选。因此，在论文的标题中包含有“随机”字样，将有利于被读者以简单检索的方式，即能获得本文信息。中医药临床试验如涉及病证结合内容，还需要体现西医定义的疾病、某个具有特定中医证型的西医定义的疾病及中医证型。例如“某中成药治疗盆腔炎性疾病（湿热蕴结证）的随机、双盲双模拟、阳性药平行对照、多中心临床研究”，符合本条目的要求。

1b 结构式摘要，包括试验设计、方法、结果、结论几个部分

摘要是科技论文的重要组成部分，规范的摘要具有替代、导引、检索的功能，可以使读者在短时间内快速获取论文的重要信息。随着医学科学的迅猛发展，几乎每天都有大量的生物医学论著问世。2009 年一篇论文显示：自 2000 年以来，每年都有 25000 篇随机或对照试验的文章被发表，但庞大的数量并不意味着决策者很容易找到可信的证据进行临床和保健决策。为扩大信息的传播和交流，联合国教科文组织规定：公开发表的科技论文必须附有英文摘要。1987 年，一个医学文献工作组提出了科技论文的结构式摘要，大大提高了摘要的质量和可读性，现已被所有医学期刊采用。CONSORT 网站上已提供了在期刊和会议摘要中报告随机试验的规范（CONSORT for abstracts）。

如果干预措施是中药复方，还需要报告复方的名称、剂型及所针对的中医证型。例如，“安神解郁汤联合针刺百会穴治疗脑卒中后抑郁多中心随机平行对照研究”这项研究中的摘要为：“目的：观察安神解郁汤联合针刺百会穴治疗脑卒中后抑郁的疗效。方法：使用随机平行对照方法，将 225 例住院患者按抽签方法随机分为两组，对照组 85 例，给予西医综合治疗。治疗组 140 例，加用安神解郁汤联合针刺百会穴，西药治疗同对照组。两组患者于治疗前后分别进行汉密尔顿抑郁量表（HAMD）评分、日常生活活动能力（ADL）和神经功能缺损程度（NIHSS）评分评定。结果：治疗组和对照组抗抑郁疗效总有效率分别为 92.14%、80.00%；神经功能疗效总有效率分别为 93.57%、49.41%，差异均有统计学意义（$P < 0.05$）。HAMD、ADL、NIHSS 评分均有显著改善（$P < 0.01$），治疗组改善优于对照组（$P < 0.05$）。均无明显不良反应。结论：安神解郁汤联合针刺百会穴治疗脑卒中后抑郁的疗效显著。”

本摘要提及：试验设计类型、干预措施、研究目的和实验假设、纳入受试者例数、评价的结局指标。但尚没有在摘要中体现：受试者合格标准与数据采集场所、西医综合治疗措施、随机的方法、纳入分析的例数、是否对结局测评者设盲、主要结局指标的效应估计值及精确性、是否有重要的不良事件或副作用、是否对临床试验进行注册以及注册号、注册机构名称、项目资助来源，等等。因此，只能部分符合本条目要求。

1c 确定适当的关键词，包括“中药复方”和“随机对照试验”

关键词是一篇文献中具有实质意义的词语，读者往往可以通过关键词的检索初步收集所需文献的较为宽泛的材料。例如，需要查询活血化瘀类中药复方的 RCT，不但要考虑饮片组方，如补阳还五汤、通窍活血汤、血府逐瘀汤、养阴益气活血方等等，还需要考虑中成药，如复方丹参片或速效救心丸等具有活血化瘀功效的中成药。除非研究者明确掌握所有活血化瘀类的中药复方名称，否则会使检索达不到有效性或全面性，而导致一定的检索偏倚。因此，凡涉及中药复方类的随机对照试验报告，建议在关键词中列出“中药复方”和“随机对照试验”的字样。

【条目 2】背景和目的

2a 科学背景和对试验理由的解释

在开展一项临床试验前，不但需要具备一定的工作基础，包括动物研究、细胞研究、文献研究等基础支撑，还需要充分阐述本试验开展的必要性以及对必要性的充分

解释。在对试验理由解释的过程中，可以更好地帮助研究者重新评估开展本试验的必要性，以避免开展不必要的临床试验。

中医药随机对照试验需要补充基于生物医学理论和 / 或传统中医学理论的解释。传统中医学理论在病因方面，可涵盖内因、外因、不内外因；在病机方面可涵盖外感、内伤或《素问·至真要大论》的“病机十九条”；在辨证体系中涵盖八纲辨证、脏腑辨证、六经辨证、气血津液辨证、三焦辨证等；在治疗方药上涵盖中药方剂配伍规律及临床实践经验等。按照研究目的的不同，引用相关中医学理论作为理论支撑阐释，应在科技论文中充分表达。例如“补肾壮骨汤联合西药治疗 2 型糖尿病骨质疏松症（肾阳虚）随机平行对照研究”，阐述了肾阳虚消渴兼骨痿治疗须注重肝肾同治，补益肝肾应作为首要治疗方案，对补肾壮骨汤的组方成分进行分析。方中骨碎补补肾强骨、续伤止痛；山茱萸补益肝肾、生津止渴、收敛固涩；丹参活血化瘀、凉血消肿；熟地黄填精益髓、补血养阴；怀牛膝、杜仲补肝肾、强筋骨；山药补肾涩精、强筋骨。研究结果表明：补肾壮骨汤联合西药治疗 2 型糖尿病骨质疏松症（肾阳虚）疗效显著，可改善骨质疏松症状，降低血糖，无严重不良反应，值得推广。”基本符合本条目。

2b 具体目的和假设

临床试验的科学假说源自临床实践，科学假说往往从临床实际问题出发，聚焦百姓关注的重大、疑难、常见、多发等疾病，而不仅是单纯紧跟国际研究热点，比如“为做基因而做基因”等研究，就容易导致无法实现临床转化或与临床实际需求脱节的情况。研究目的是证明科学假说的成立。对于中药复方临床试验，要明确表述是针对哪一个西医定义的疾病或哪一个具有特定中医证型的西医定义的疾病。例如：“某中成药是某公司拥有自主知识产权的国家六类新药，是治疗盆腔炎的专利药物，主治盆腔炎属湿热蕴结证，前期研究显示，其对盆腔炎的治疗效果显著并且安全性良好。但缺少其单独用药临床资料，今为评价单独应用该中成药治疗盆腔炎性疾病患者的临床疗效与安全性，采用随机、对照、双盲、双模拟、多中心临床研究方法，观察中西药不同治疗方案的临床疗效、疾病复发和后遗症发生情况”基本符合本条目。

【条目 3】试验设计

3a 描述试验设计（诸如平行设计、析因设计），包括受试者分配入各组的比例

试验设计取决于研究课题本身的性质和特点：可以根据数据来源不同分为原始研究和二次研究；可以根据研究时点分前瞻性研究、回顾性研究及双向性研究；可以根据是否有干预措施分为实验性研究和观察性研究等。随机对照试验的设计一般考虑平行设计，并多采用 1:1 均等的随机方案，如按照研究目的的需要，也可按照析因设计、交叉设计、整群设计等进行设计，或者研究采用 2 ∶ 1、3 ∶ 1 或 4 ∶ 1 等入组比例。但不论选用哪种设计类型，研究者都需要阐述采用本设计的理由，及受试者分配入组的比例。例如“本研究为区组随机、双盲、阳性药平行对照、多中心临床研究，试验中心分层，按 1 ∶ 1 比例随机分为试验药物组（试验组）和对照药物组（对照组）”，基本符合本条目。

3b 试验开始后对试验方法做的重要改变（如合格受试者的挑选标准），并说明原因

在临床试验开展过程中，研究实施中可能会遇到难以预料的情况，这些情况可能会

导致试验方案的偏离或调整，比如可能由于纳入受试者的标准过于严格，导致无法在试验周期内招募足够的病例；可能由于研究中心存在招募受试者数量不均衡；可能由于随访时间需要缩短或延长等。不管出现任何有别于原试验设计的方案，都需要在报告中清晰说明，以便帮助读者更好地理解试验的结果。同时也应该说明该试验的调整，是否已经获得医学伦理委员会、学术委员会或独立的数据监察委员会、项目申办方等的批准。但目前国内医学科技论文，很少会报告试验方案是否发生过调整。

【条目 4】受试者

4a 受试者合格标准

临床试验中对于受试者一般要明确其纳入标准、排除标准、剔除标准和脱落标准，以便能获得符合研究设计要求的合格对象，从而使研究因素相对单一，排除某些非研究因素的影响，确保研究的质量，并为重复试验或进一步研究提供基础。同时根据《世界医学大会赫尔辛基宣言》及中国临床试验相关法规，获得医学伦理委员会的批准，所有纳入的受试者都应该充分知情并自愿，不应被强迫参加。例如“一项马齿苋健脾方治疗脾胃湿热证腹泻型肠易激综合征的随机对照试验”，基本符合本条目要求，相关内容如下。

纳入标准：①符合罗马Ⅲ诊断标准，同时中医辨证为脾胃湿热证；②年龄在 18 ～ 65 岁；③基线期 IBS 症状严重程度评分量表（irritable bowel syndrome symptom severity score，IBSSSS）评分＞ 75 分；④肝功能、肾功能、血常规、尿常规、便常规及潜血、心电图检查结果在正常范围；⑤受试者自愿参与试验，并签署知情同意书。

排除标准：①正在参加其他临床试验者；②有消化道器质性病变，或有影响消化道动力的全身性疾病，如甲亢、糖尿病、慢性肾功能不全等；③合并有心脑血管、肝肾或造血系统等严重原发性疾病或影响其生存的严重疾病，如艾滋病、恶性肿瘤等；④有腹部手术史者；⑤有神经系统疾病或精神病病史者；⑥参加试验前 2 周内服用过或需要持续使用可能影响胃肠道功能的药物者；⑦孕妇或哺乳期妇女；⑧对研究所用药物有过敏史者。

剔除病例标准：已入组病例但符合以下条件之一者，应予剔除。①不符合纳入标准或符合排除标准；②一次药未用；③无任何检测记录；④由于使用某种禁用药物，以致无法评价药效。剔除病例不做疗效统计分析，但至少接受一次治疗，且有记录者，可参加不良反应分析。

脱落病例标准：已入组但未完成临床方案的病例，在下列情况应视为脱落。①患者自行退出（疗效太差，不良反应等）；②失访；③研究者令其退出（依从性差；出现严重的合并症和并发症；严重不良事件）；④虽然完成试验，但服药量不在应服量的 80% ～ 120% 范围内。

4b 资料收集的场所和地点

有些临床试验需要考虑因种族、地区、社会经济状况和生活方式的不同而产生的差异，或对于一项新干预措施的临床试验，需要在更大范围内征集受试者、减少选择偏倚，使样本更加具有代表性，因此常常需要在多家临床机构同期开展，即多中心临床试验；或根据受试者人群的性质，从社区、单位、学校等不同机构进行招募。在报告中需要清晰描述资料数据收集的时间、场所和地点。这些信息都方便读者用以评估是否可在其机构开展类似试验的可能性，包括了解场所的地域性、季节性、人文性等信息。

例如："本研究纳入的240例胃肠型感冒暑湿证患者分别为2017年3月至2019年4月在首都医科大学附属北京中医医院（6例）、眉山市中医医院（18例）、南京市中医院（6例）、江苏省第二中医院（12例）、贵阳中医学院第二附属医院（18例）、成都中医药大学附属医院（12例）、广州医科大学附属第五医院（6例）、广州市中西医结合医院（12例）、邯郸市中医院（18例）、武汉市中医医院（24例）、重庆市涪陵中心医院（6例）、重庆市中医院（6例）、柳州市中医院（6例）、河北工程大学附属医院（24例）、深圳市第二人民医院（12例）、襄阳市第一人民医院（6例）、衢州市人民医院（12例）、首都医科大学附属北京友谊医院（6例）、保定市第二医院（24例）、湖北省中医院（6例）就诊的患者。"基本符合本条目。

【条目5】干预：详细描述各组干预措施的细节以使他人能够重复，包括干预时间和方法。

一项随机对照试验就是要比较两组干预措施的差异，干预措施可以是上市药物、心理疗法、手法技术、综合方案等。对于干预措施为中药复方的干预方式，要注意以下内容。

5a 固定组成的中药复方

1. 复方的名称、出处和剂型（如汤剂、颗粒剂、散剂等）

中药复方是在中医辨证论治和整体观念的指导下，依据中药理论将多种中药材进行组合形成的不同中药混合体，在临床实践中应用十分广泛。国家中医药管理局贯彻落实《中华人民共和国中医药法》，为推动来源于古代经典名方的中药复方制剂稳步发展，为人民群众健康提供更好的保障，会同国家药品监督管理局（简称药监局）制定《古代经典名方目录（第一批）》，并于2018年4月公布。2019年药监局起草了《古代经典名方中药复方制剂及其物质基准的申报资料要求（征求意见稿）》，有力推进中药复方的发展。随着治疗经验的积累和临床实际的需要，将中药制成一定形态，就是中药剂型。《针灸甲乙经》中记载"汤液始于伊尹"，可以证明酒剂、汤剂在商代的出现。随着中医药的不断发展，逐渐发展出丸剂、散剂、膏剂、丹剂、浸剂、浸膏剂、糖浆剂、软膏剂、胶囊剂、颗粒剂、栓剂、熏洗剂、铅硬膏、干浸膏、蜡丸、浓缩丸、锭丸、条剂、饼剂和尿道栓剂、注射剂等等各种剂型。例如"某中药糖浆剂或抗生素治疗单纯急性气管－支气管炎的随机对照临床研究"，虽然表明糖浆的剂型，但没有表明所应用的糖浆剂的生产厂家、批号、规格等"，部分符合本条目要求。

2. 复方中所有组成药物的名称、产地、炮制方法和剂量。中药名称最少以2种文字表示：中文（拼音），拉丁文或英文，同时建议注明入药部位

中药复方是由两味或两味以上的中药材组成，中药材是中医药事业传承和发展的物质基础，道地药材是我国传统优质药材的代表。我国常用中药材600多种，初步形成了四大怀药、浙八味、川药、关药、秦药等一批产品质量好、美誉度高的道地药材优势产区。

中药炮制是保障中医疗效的关键环节之一。中药炮制方法及对疗效的影响已随着中医药数千年的发展而不断地被验证、被熟知，并趋于成熟。时至现代，我国大多省市各有本地的中药炮制规范，规范中许多中药的炮制方法差异较大。同一种中药饮片，在不同省份或地区可能炮制方法不同，也可能药用部位不同，因此，其疗效自然会有差异，甚至会出现某一中药饮片到另一省市竟成为假药或劣药的情况。

同一药材入药部位不同，也会有不同的药效。比如《本草纲目》中所载当归入药时须去芦头，并分当归头、当归身、当归尾和全当归四种用法。《中华人民共和国药典》中的当归没有分部位用药。《上海市中药饮片炮制规范》中当归分部位用药且炮制详细而规范。在饮片种类上，分当归（全当归，去茎叶残基等）、当归尾、当归身三个章节分别叙述。在功效上，当归（全当归）补血活血、调经止痛、润肠通便，与《中国中华人民共和国药典》同，当归尾活血祛瘀，当归身补血。因此，在科技论文中应详细阐述复方中每一味中药的名称、产地、炮制方法、剂量和入药部位。

3. 说明每种药物的认证方法，以及何时、何地、由何人或何机构、如何进行，说明有无保留样本，如有，说明在何处保存及可否获得

对中药材进行产品生产质量管理规范（GMP）认证，是提高中药材生产规范水平，促进中药饮片现代化发展的大趋势。原国家食品药品监督管理局（SFDA）规定自2008年起，中药饮片企业就必须通过产品生产质量管理规范（GMP）认证才能生产。2010年GMP进行了修订，要求2015年12月底所有药品生产企业必须通过2010版GMP认证。同时，为推动道地药材认证工作的开展，2016年7月，中国中药协会成立中药材检测认证技术专业委员会，由中药材检测认证技术专业委员会牵头制定相关标准，2017年国家共有中宁枸杞、亳白芍、文山三七、东阿阿胶等53个品种被列为首批道地中药材认证规范（标准）。例如“人参养荣汤改善化疗患者疲乏70例随机对照研究中，报告了人参养荣汤（《太平惠民和剂局方》）处方组成：黄芪20g，当归10g，肉桂3g，炙甘草6g，陈皮6g，白术10g，党参20g，白芍药10g，生地黄10g，五味子6g，茯苓6g，远志6g。中药配方颗粒由某药业有限公司（通过GMP认证）提供”，本研究虽然表明由GMP认证，但没有表明是否保留样本，及样本在何处保存。因此，本条目部分符合要求。

4. 组方原则、依据及方解

中医药配伍素有君臣佐使的理论，最早见于《黄帝内经·素问》。《神农本草经》完善了君臣佐使的组方结构，“药有君臣佐使，以相宣摄，合和宜一君、二臣、三佐、五使，又可一君、三臣、九佐使也”，不仅指出君臣佐使之药既可相辅相成，以发挥更佳疗效，又可相互制约，防止药性太过。方解，古又称方论。所谓“方之有解，始自成无己”，方解最早见于金·成无己的《伤寒明理论》，是基于方剂的结构理论，根据病证、治法及药味的性用，阐述方中药味配伍关系及剂型、用法特点以揭示制方原理的一种理论形式。现代方解由最初基于全方功用对方中药物功用的大体叙述逐渐发展为基于方证病机及立法对方中药味配伍关系的分析，即形成了以“君臣佐使”理论为分析工具、以

“方证病机 – 治疗立法 – 配伍原理 – 制方特点”为叙述内容、以阐释成方制方原理为目标的一种范式。对组方原则、依据及方解的报告，更有利于读者理解辨证论治的理论基础。

例如“本研究所使用的某中成药，药物组成为太子参、陈皮、山药、炒麦芽、焦山楂等，具有益气健脾、消食导滞之效，主治小儿厌食脾胃气虚证，症见不思进食、食量减少、形体偏瘦、神疲乏力等。方中太子参益气健脾、生津润肺，治脾虚体倦，食欲不振；《中华本草》云其‘补气益血，健脾生津，脾虚腹泻，小儿虚汗，不思饮食’，陈皮健脾助运开胃、理气除湿、止呕止泄、消化水谷；山药具有健脾益胃、助消化、敛虚汗、止泻之功效，用于脾虚腹泻、脾虚气弱之食少便溏及消化不良的慢性肠炎等。焦山楂具有消食化积之效，治食积、肉积、痞满等。诸药复方合用，补而不滞，通而不峻，不热不燥，药性平和，共同达到健脾益气、消食和胃之功效”，基本符合条目要求。

5. 支持复方疗效的参考数据（如有）

2020 年 1 月国家药监局印发《真实世界证据支持药物研发与审评的指导原则（试行）》，其中针对名老中医经验方、中药医疗机构制剂的人用经验总结与临床研发，提出了采用真实世界研究与随机对照试验相结合的研发策略，拓宽了支持中药复方有效性的参考数据。在中药复方随机对照试验中，鼓励将前期任何可以支持复方疗效的参考数据都进行阐述。例如，“某名老中医根据中医创伤修复理论提出采用益气活血解毒方（后更名为益气凉血生肌方）来改善冠心病 PCI 术对血管内皮的创伤，从而减少 PCI 术后主要心血管不良事件（Major major Adverse adverse Cardiovascular cardiovascular Eventsevents，MACE）的发生。该方具有促进冠心病 PCI 术后创伤修复、益气活血、凉血生肌的功效，并已取得国家专利（专利号 ZL 2008 1 0240175.4）。本课题组前期临床研究显示，益气凉血生肌方具有改善患者气虚血瘀症状、提高生活质量的作用；在体外实验中，发现其具有促进损伤性血管内皮细胞修复的功能。本研究以此为基础，采用益气凉血生肌方对 PCI 术后患者进行干预，旨在探究益气凉血生肌方对 PCI 术后 MACE 的影响”，基本符合本条目要求。

6. 复方药理研究（如有）

药理学是一门为临床合理用药防治疾病提供基本理论的医学基础学科，主要研究药物与机体（包括病原体）相互作用的规律及其原理。研究内容包括药物效应动力学（药效学）和药物代谢动力学（药动学），前者研究在药物影响下机体细胞功能如何发生变化，后者研究药物本身在体内的过程，即机体如何对药物进行处理。

中药复方的药理学要以中医基础理论为指导，但中药复方的多种药理效应不完全等同于功效，中药复方功效与药效指标无法产生相对应的关系，但两者有密切联系。因此，在报告规范中阐述中药复方的所有药理研究，对读者在理解复方功效方面具有启发和参考作用。

例如，“参苓白术散联合肠内营养对危重病患者预后的影响：多中心随机对照研究”中，报告了“现代药理研究发现参苓白术散能够调节胃肠动力，改善机体代谢。动物实验表明参苓白术散小剂量时能减轻肾上腺素对肠管的部分抑制作用，轻微刺激胃肠道蠕动；而较大剂量则可抑制肠管的收缩，同时能增强肠管对水和电解质等物质的重吸收。此外，参苓白术散还可以全面维持肠道的正常菌群，改善肠道黏膜屏障功能，对提高机体免疫力及营养状态有明显作用，且能调节细胞因子的产生与释放，减少有害或过度的炎症反应，同时降低氧化应激损伤"，符合本条目要求。

7. 复方制作方法（如有）

中药复方的制作和提取工艺作为中药制备的关键环节，直接影响中药制剂的质量、药用资源及临床疗效。《国家中医药创新发展规划纲要（2006—2020年）》中规定，中成药产品必须达到"三效"（高效、速效、长效）、"三小"（剂量小、毒性小、副作用小）和"三方便"（储存、携带、服用方便）的要求。可见，从原料药到复方制作的各个研制环节均不容忽视。鉴于中药复方物质基础多样性的特点，在工艺设计前应根据处方的功用和主治，针对每味中药在方剂中君、臣、佐、使的配伍特点，分析药物有效成分和药理作用及其临床适应证，充分考虑共煎和分煎的合理性，再按照提取原理和预试验，制定适宜的工艺路线。此外还有许多新技术方法应用到中药提取中，如半仿生提取法、酶辅助提取法、超声提取法、闪式提取法、微波法和 CO_2 超临界流体萃取法等，因此需要在报告中明确标注。例如"某中成药软膏剂治疗湿疹的随机对照临床观察中，试验组外用该中成药软膏剂（含青黛、黄柏、蒲公英、蛇床子、桉叶油、冰片等，每克含原生药 0.17g），制备方法：先将黄柏、蒲公英、蛇床子、冰片粉碎成细粉，和青黛混合均匀。另取凡士林加热熔化，过滤后，按比例加入上述粉碎好的药粉，混匀，不断搅拌。待温度降至 40℃时加入桉叶油，搅拌均匀至冷凝装盒即可"，基本符合本条目。

8. 每种药物及复方的质量控制（如有），包括任何定量和/或定性测试方法，以及何时、何地、如何和由何人或何机构进行，原始数据和样品在何处保存，可否获得

国家药品监督管理局、国家卫生健康委员会于 2020 年 4 月联合发布的《药物临床试验质量管理规范》（新版 GCP）明确"申办者应当采取措施确保试验期间试验用药品的稳定性。试验用药品的留存样品保存期限，在试验用药品贮存时限内，应当保存至临床试验数据分析结束或者相关法规要求的时限，两者不一致时取其中较长的时限"，要求"研究者应当对生物等效性试验的临床试验用药品进行随机抽取留样。临床试验机构至少保存留样至药品上市后 2 年。临床试验机构可将留存样品委托具备条件的独立的第三方保存，但不得返还申办者或者与其利益相关的第三方"。不同生产企业所执行的生产标准不同，比如有研究对四个厂家八个批号的某中成药进行样品的检测比如有研究对 4 个厂家 8 个批号的某中成药进行样品的检测，抽查的四个厂家生产的该中成药中丹酚酸抽查的 4 个厂家生产的该中成药中丹酚酸 B 的含量差异很大。原因一是丹参药材的栽培地分布较广，各产区栽培技术各异，丹参品质差异大；原因二是不同厂家的制备工艺标准不同，在收得浸膏以后有的是加入辅料制颗粒后直接干燥，有的是浸膏和药粉真空干燥后加入辅料制粒，还有的是浸膏和药粉减压干燥后制粒再加辅料，由于丹酚酸 B 的热稳定性较差，在不同的制备工艺中转移率不同造成最后的含量差异较大。因此在报告规范中阐述对于中药复方的定量或定性测试方法，以及原始数据和样品的保存，对后期评估试验的结果和解释，非常有必要。

9. 复方安全监测，包括重金属和有毒元素试验、农药残留试验、微生物限量试验、急性/慢性毒性试验，如适用。如有，在何时、何地、如何和由何人或何机构进行，原始数据和样本在何地保存，可否获得

2015年5月，习近平总书记在主持中共中央政治局第二十三次集体学习时强调，要切实加强食品药品安全监管，用最严谨的标准、最严格的监管、最严厉的处罚、最严肃的问责，加快建立科学完善的食品药品安全治理体系。

中药复方的安全性一直是医药界的热点。中药成分复杂，因此绝大多数中药在“量-效-毒关系”上尚无明确的界点。通过“量-效-毒关系”研究，寻找“剂量阈”“治疗窗”，以及效-毒的最优划界点，作为临床用药的参考，保证临床用药的安全有效。

“是药三分毒”，凡治病之药皆为毒，药品毒性，又可理解为药品的偏性，治疗疾病就是“以偏纠偏”的过程，通过药品的偏性纠正人体的偏性（病态）。《内经》的七篇大论中亦有大毒、常毒、小毒等论述。对于复方安全监测，具有毒性的药品往往会得到重视，但还应该关注不具有毒性的药品，比如人参，古代及现代本草著作均认为其无毒。但大剂量人参，常常可导致高血压、低血钾、神经过敏、失眠、烦躁、皮疹、瘙痒、儿童性早熟等“人参中毒综合征”。因此，复方中的每一味中药都有必要关注并检测其重金属、有毒元素等对人体存在直接或潜在不良反应因素的数据，并保存。

以当归为例，随着当归的需求量大增，当归在栽培品农药残留及麻口病的问题也收受到普遍关注。被誉为“当归之乡”的甘肃岷县因当归产量大且质量上乘而著称，但由于岷归种植多以家庭小规模生产为主，多数农户缺乏对于中药材增产防病的基本知识，往往会选择对病虫害杀伤力强、价格便宜、快速增产的农药及化肥，不仅导致中药材农药及重金属超标，也破坏了药用植物生长的土壤环境，不但影响中药材的质量也影响了中药材的疗效。

关于安全性监测，在新版GCP中明确提出“研究结果应当包括试验药物药理效应、毒性效应的特性和频度；药理效应、毒性效应的严重性或者强度；起效时间；药效的可逆性；药物作用持续时间和剂量反应。应当讨论非临床研究中最重要的发现，如量效反应、与人体可能的相关性及可能实施人体研究的多方面问题。若同一种属动物的有效剂量、非毒性剂量的结果可以进行比较研究，则该结果可用于治疗指数的讨论，并说明研究结果与拟定的人用剂量的相关性。比较研究尽可能基于血液或者器官组织水平”，规定“在不同动物种属中相关研究所发现的毒理学作用摘要应当包括单剂量给药、重复给药、致癌性、特殊毒理研究（如刺激性和致敏性）、生殖毒性、遗传毒性（致突变性）等方面”。因此，在报告中对于中药复方安全性数据的溯源和阐述将是中药复方临床试验必要条件的一种发展趋势，更是一种对待科学研究的严谨态度。

10. 复方剂量，及其制定依据

中药复方量效关系是确定临床用药剂量的依据，是确保用药有效性和安全性的基础。然而量效关系受人体、药材等许多因素的影响。中药复方量效研究的核心概念之一是随证施量的阐释，即阐释，方药剂量与病证效应变化关系及其影响因素的作用规律。

当病、证、方、药确定后，其方药的“量”是决定“效”的关键因素，并有其最佳的剂量范围。在临床试验中，有对中药复方进行疗效判断的随机对照，也有对复方进行量效关系的随机对照，都有必要阐明制定复方剂量的依据。

比如“不同剂量的某中成药治疗小儿急性水样便腹泻病（脾虚湿困证）有效性和安全性的随机、双盲双模拟、阳性药平行对照、多中心临床试验”，将该中成药分为高剂量组（高于说明书 2 倍剂量）和原剂量组（说明书剂量），结果显示高剂量该中成药治疗小儿急性水样便腹泻（脾虚湿困证），疗效优于原剂量组，具有缩短腹泻病程、改善中医证候和中医单项症状的作用，且安全性良好。本报告中尚缺乏阐明高剂量该中成药的制定确定依据，所谓的“安全性良好”中，缺少对安全性有效阐释。

11. 给药途径（如口服、外用）

中药复方不同剂型给药途径有所差异，除了表述中药复方的不同给药途径外，还需表述与中药复方给药过程中的其他环节，比如中药注射剂给药需要表述所配溶媒类型及剂量，中药泡腾片给药需要表述所用水温及剂量，贴敷膏给药需要表述膏药是否需要先加热软化等。同时，还应该注意报告不同中药复方在使用过程中的保存及在给药过程中的注意事项。比如，“一项某中成药治疗难治性癫痫随机对照试验研究”，试验组的该中成药，要求“将 1 袋药物溶解在 120 ～ 150mL 的热水中，每天服用两次”，符合本条目要求。

5b 个体化中药复方：可参见 5a 第 1 ～ 1111 项的报告内容；附加资料：复方如何，何时和由何人进行加减

辨证论治是中医诊疗疾病的精髓，在疾病发生发展过程中，证候往往在诊疗过程中不断出现变化，这种变化的本质往往是病机所变而致。张景岳认为“机为应变所由出也”，辨证的过程实质就是对病机的分析与把握，辨证才能真正达到论治的效果，正所谓“观其脉证，知犯何逆，随证治之”。在临床试验研究中，对于需要开展个体化加减用药的试验设计，需要明确谁来判断脉证变化？如何随证加减？谁来操作随证加减？这三个问题。一般有两种情况：一种是对于纳入受试者直接按照辨证分型后，纳入不同证候的亚组，每个证候直接采用对应的干预措施；另一种是纳入受试者在进行统一干预措施后，在治疗窗期间需要根据证候的变化，进行辨证或加减化裁处理，这种情况就需要开展研究前提前设计和约定：需要根据研究者前期的工作基础与临床经验，掌握疾病的走向与趋势，顶层设计出可能存在的证候变化，根据证候变化确定对应加减用药，对于如何辨识这种变化，并根据变化运用相应的方药，则需要对研究人员进行统一的培训或由专人担任这种加减化裁的确认工作。

5c 中成药

1. 组成、剂量、疗效、安全性及质量控制方法等具体内容可参照已公开的文献资料（如《中华人民共和国药典》）

中成药是以中药材为原料，在中医药理论指导下，为预防及治疗疾病的需要，按规定的处方和制剂工艺将其加工制成一定剂型的中药制品，是经国家药品监督管理部门批准的商品化中药制剂。随着品种数量和使用量的增加，“一个品种，多家生产”“质量参差不齐”“市场价格高低不一”等现象不断涌现，势必会影响临床疗效。

对于中药复方中的单味药或中成药的组成、剂量、疗效、安全性及质量控制方法等具体内容可参照《中华人民共和国药典》(以下简称《中国药典》)。根据《中华人民共和国药品管理法》，2020年版《中国药典》经第十一届药典委员会执行委员会全体会议审议通过，自2020年12月30日起实施，2020年版《中国药典》目录可以在国家药监局网站中下载。

2. 说明复方的详细资料，包括：产品名称（即商品名）、生产厂家、生产批号、生产日期及有效期，辅料在成品中的比例及是否有附加的质量控制方法

以某中成药为例，获得国家食品药品监督管理局批准文号的共有98种，意味着最多有98家国内不同省市所在地的企业进行生产。每个生产企业从对原药饮片的采集、炮制，到制备工艺等多个加工环节都会有所差别。因此，在报告规范详细说明中药复方的名称、生产厂家、生产批号、生产日期及有效期非常有必要。

3. 说明中成药在本试验中所针对适应证是否与已公开的资料相同

中成药作为上市后药物，其药品说明书是对外公开的具有指导安全、合理使用药品的法定依据，它包含着药品安全性、有效性的重要数据、结论和信息。中成药说明书的基本信息包括药品名称、成分、性状、功能主治、规格、用法用量、不良反应、禁忌、注意事项、药物相互作用、临床试验、药理毒理、储存、包装、有效期、执行标准、批准文号和生产企业。在临床试验报告中，建议报告所针对的适应证是否与药品说明书中的功能主治等公开材料相同；如果不相同，应充分阐明理由。

5d 对照组

对照是临床科研的重要方法和基本原则之一，任何事物都在对照中，都在被比较中。在中华传统文化中，自古就隐藏着“对照”的概念。老子的《道德经》中有“故有无相生，难易相成，长短相形，高下相倾，音声相和，前后相随”，在《道德经》中有很多相反对立的字，诸如有无、难易、长短、高下、音声、前后、虚实、强弱、外内、开合、去取、宠辱、得失、清浊、敝新、唯阿、昭昏、察闷、全曲、直枉、多少、大小、轻重、静躁、雄雌、行随、歔吹、白黑、吉凶、张敛、兴废、与夺、刚柔、厚薄、贵贱、进退、阴阳、损益、寒热、生死、亲疏、利害、祸福、正奇、善夭、智愚、牝牡，等等，这些相反对立的词语，看起来是界限分明，非此即彼，十分对立的，但中国深远的哲学智慧蕴含着动态的能量，因为这些对立的方面都是可以转化的，主要看彼此的参照是什么。

例如在临床试验中的优效性假设检验，假设A的疗效优于B，验证后可以说A优B劣；假设C的疗效优于A，验证后可以说C优A劣。那对于A干预措施，他本身到底是优还是劣？也就是说通过与不同的参照物相对比，自身属性（优）可以变换为自身对立的属性（劣）。这就是为什么在选择阳性对照的时候，需要选择目前普遍公认的最为有效的干预措施作为对照的原因。当然，其中还需要考虑医学伦理的相关问题。

对照组 – 安慰剂对照

1. 每种成分的名称和剂量

中药复方的安慰剂的制作一般有两种，一种是单纯辅料法，辅料亦称赋形剂，是本身不含药效成分、用来帮助制剂成型的物料，目前多采用食用色素、食品添加剂中的苦味剂等；另一种是辅料＋药物稀释法，从严格意义上来说，并不能排除其治疗作用，但考虑到制作安慰剂的复杂性，在汤剂安慰剂制作方法不够成熟时仍不失为一个权宜之计。不管采用哪种制备，都需要阐明安慰剂中所采用的每一种成分和剂量。比如在“某中成药治疗髋骨性关节炎的随机、双盲、安慰剂对照、多中心临床研究”中，对安慰剂的报告是“模拟剂胶囊（批号 100201，规格 0.35 g/ 粒），每日 3 次，每次 3 粒，温水送服”，虽然表明安慰的规格和批号，但没有表明安慰剂中的成分（包括辅料、制法、性状、标准）等信息。

2. 描述安慰剂和试验中药从颜色、气味、味道、外观和包装等的相似程度

在随机对照盲法试验中，合格的安慰剂是盲法试验实施的关键。安慰剂不含任何活性或毒性成分，并要求安慰剂需要在外形、气味、包装和其他特征上均应与试验药品一致。但在中药临床试验中，安慰剂的制作存在很多难点，由于中药制剂组成成分复杂，且天然药物自身具有独特的口味、气味及颜色，安慰剂制备的难度要远远大于化学药。尤其在开展整群随机或社区随机的临床研究时，由于受试者往往比较容易将药品进行比对，来发现或推断自己服用的是否是安慰剂，大大增加了破盲的可能性，因此尤其注意研究前将安慰剂与试验药在颜色、气味、味道、外观和包装等方面进行比对与评价。此外，由于中药的特殊口味，往往安慰剂中也会添加低比例的原药成分，在报告中也有必要注明所含原药的比例，以便供读者明确掌握各药品的所有细节。比如，“对照组给予规范化用药的基础上给予试验药物的安慰剂治疗。安慰剂由某药业有限公司提供，安慰剂与试验药物的外观、颜色、气味、药品包装完全一致。”，基本符合本条目，但没阐明安慰剂的成分等信息。

3. 质量控制和安全监测的标准和方法

根据安慰剂的定义和相关的法规要求，安慰剂具有 4 个基本属性：①安全性：安慰剂首先应满足安全性，即用于临床人体试验时不产生明显的毒副作用。②适用性：有良好的适用性，理想的安慰剂无药效或与疗效相关的活性成分，可作为空白对照，不会干扰对受试药物安全性及有效性的观察。③相似性：为保证临床试验“双盲”的实施，安慰剂与受试药物应在包装、标签、性状等制剂外观上完全一致，气味、口感上尽量接近，受试者及研究人员无法从外观和气味上辨别受试药物与安慰剂。④可控性：安慰剂应有明确的质量标准，安全、稳定、均一，制作安慰剂所使用的原料和辅料也应有一定的质量标准，其检查项应符合制剂通则的要求。

目前中药安慰剂制备的难点，主要在于气味和口味的模拟，因中药复方制剂由多种药物组成，具有独特的复合型的香气和味道，很难仅通过辅料和矫味剂来达到一致。因此加入 5% ～ 10% 原治疗药物是常用的做法，但大部分的中药量效关系并不十分明显，如采用加入原治疗药物的方法，则应确认其没有治疗作用，不干扰受试药物的临床试验结果。另一种是单纯辅料法，即仅使用辅料、色素和香精进行安慰剂的制作。近年来对于丸散剂的制作也有利用胶囊加锁装置的制备工艺。

对于安全性评价取决于材料和制作工艺，及安慰剂中有害物质如微生物、重金属、有毒元素、农药残留量限度、消毒或防腐剂残留、黄曲霉素或亚硝胺等的检测结果。

4. 给药途径、疗程和剂量

安慰剂是试验药的模拟剂，因此在给药途径、疗程和剂量方面一般都与试验药一致。

5. 生产数据，包括何地、何时、由何人或何机构制作

对于有安慰剂的临床试验，除了以上对于安慰剂制备的各项生产数据外，在准备临床研究药物的时候，还需要确定并报告安慰剂的生产数量、药物编盲、盲底保存、编盲记录等环节。对于临床研究用药物，包括临床试验药物、对照药物或安慰剂，都必须在符合 GMP 的车间进行，生产全过程都必须严格按照 GMP 的要求进行，包括药材及其辅料的采购、检验、审核放行，生产过程中的操作和监控，半成品及成品的检验放行都必须有原始记录、批准生产记录，并出具相应的检验报告书。由于有些安慰剂不含有试验药物的有效成分；不同适应证的安慰剂从安全性的角度考虑使用不同的原料制备；一般生产安慰剂的原料多采用淀粉和糊精。报告中可以体现但不局限以下表述："生产临床研究用药物的药厂为某某制药有限公司，已经通过国家 GMP 认证，符合 NMPA 对临床研究用药生产条件的要求。治疗药安慰剂的原料为淀粉和糊精，对照药安慰剂的原料为药用淀粉、药用糊精、蔗糖粉、药用滑石粉、氧化铁红等。并对其进行了性状、装量差异、微生物限度、崩解时限、水分等项目的检验，并出具检验报告书。药品编盲记录、交接记录等已由专人进行记录并保存在 ## 医院 ## 科室第 # 层柜子编号。"

5d 对照组－阳性对照

1. 中药复方可参见 5a 至 5c 的内容。

2. 化学药品可参考 CONSORT 声明中条目 5 的内容以及中成药的内容。

所谓的阳性对照，就是所设置的对照，是当前临床公认的有效干预措施，又称"标准对照"。通过与阳性对照的比较，可以得出试验组的干预措施比阳性对照更有效，或同样起效的情况下，副作用更小，或同样起效的情况下，花费更少等。

在临床试验设计中，除了符合"全或无"的规律可以不设置对照组外，通常是需要根据研究目的，设计既符合科学性又具有可行性、合理性的对照，才能提高研究质量。

【条目 6】结局

6a 完整而确切地说明预先设定的主要和次要结局指标，包括时间和方法

结局指标是临床试验研究的核心内容，可以显示干预措施作用于研究对象所致的试验效应，并可以通过具体的检测来表达。一般选择结局指标应遵循客观性、灵敏性、精确性、特异性和可行性、可比性、先进性的基本原则。结局指标按照临床试验主次研究目的可分为主要结局指标和次要结局指标，每个结局指标根据试验设计要求，在临床试验开展过程检测的时间有所差异；同一结局指标检测的技术手段、仪器手段或量表等也有所区别，在报告规范中都需要有所体现。

此外，由于同类临床研究中测量和报告的结局指标有很大差异，这导致很多研究结果不能纳入系统评价或合并，不但不利于形成更高级别的证据，在一定程度上也导致资源浪费，同时也存在潜在选择性报告的偏倚。鉴于以上问题，2010 年，国际知名的循证医学领域专家成立“有效性试验核心结局指标测量”（core outcome measures effectiveness trials，COMET）工作组，致力于核心结局指标集（cove outcome sets，COS）的构建、实施、传播和更新。核心结局指标集之前被定义是为健康或卫生保健特定领域中所有临床试验都必须测量和报告的，最小的、公认的、标准化的指标集合。

COS的概念自2013年被引入到中医临床研究领域，逐渐受到中医研究者的关注，尤其国家食品药品监督管理局在《中药新药临床研究一般原则》《中药注册管理补充规定》中指出中药临床试验应观察中医证候及疗效，近几年的证候类中药新药研究受到越来越多的关注，因此在构建中医临床研究COS时应考虑中医证候以及随访时间点的长期性。

6b 试验开始后结局指标是否更改，并说明原因

在临床试验开展过程中，有可能所设定的结局指标太理想化而在现实中无法获取，也有可能会随着研究的开展发现一些有益指标，但在临床试验方案中未被设计进去。不论哪种情况，针对临床试验开始后结局指标的变更以及变更的原因都应该在报告中有所表述，以利于提示读者在做同类临床研究中对于结局指标的选取。此外，根据新版GCP要求，对于试验方案的任何修改或更新，都应经医学伦理委员会审查或备案，并获得明确的书面审查意见。

【条目7】样本量

7a 如何确定样本量

每项研究都不可能涵盖所有的研究对象，只能通过抽取能充分代表总体特征的样本作为研究样本，这就需要确定研究的样本量。样本量如果过小，所得的变量测定值往往使检验效能偏低，结论缺乏充分的依据，反之，样本量过大，会造成人力、时间和经济的过度耗费。设计良好的最适的样本量，既能使样本统计量接近真实值，基本符合总体效应的大小和范围，同时又能保证临床研究的可行性。临床试验的样本量估算应依其研究目的和假设与不同类型（优效性假设检验、等效性假设检验、非等效性假设检验）假设效果的检验水平一致。在报告中需要体现样本量的例数、样本量的参数（Ⅰ类错误率、Ⅱ类错误率、拟检出的最小效应量、总体标准差或总体率）。

例如：“试验组与对照组按1∶1的比例安排病例数。有研究显示，某中成药对心绞痛症状缓解有效率为94%，安慰剂为64%，估算每组例数应为25例。根据统计学要求，按单侧检验，$\alpha=0.05$，$\beta=0.2$（功效=80%）。考虑到随机后部分失访的患者，按最大失访率≤20%计算，结合各分中心最小可统计病例数，确定病例数为100例。试验组为100例，对照组100例，共200例”，基本符合本条目。

7b 必要时解释中期分析和试验中止的原因

很多临床试验需要的研究周期比较长，不论是基于医学伦理原则，还是基于对于干预措施效果的判断，都有必要对临床试验进行中期分析。由美国国立卫生研究院（NIH）资助的试验通常要求期中监察，不论干预措施是否被认为安全或危险。若适用，则应该在报告中描述中期分析的结果，以便于读者能将其与研究最终分析结果进行比较。

自20世纪60年代，数据与安全监察委员会（Data and Safety Monitoring Board，DSMB）开始应用于临床试验领域，尤其针对大规模、高风险，涉及人类卫生健康以及生存发展的临床研究。美国食品药品管理局和欧洲药品管理局分别于2005年和2006年制定了相应的管理规范和操作指南，设立的主要目的是确保单个项目的科学性和安全性，使方案既符合科学要求又兼顾伦理要求，DSMB作为独立于临床研究的委员会，可以对临床试验在实施过程中入组诊断、数据录入进度、有无偏离与违反事件、不良事件等进行监察，以便能监察研究的有效性、安全性、实施质量，最大限度地维护受试者的利益。但中止一项试验应该是谨慎的决定，要权衡对受试者的伦理责任与推动科学进步的使命感。无论何时，试验一旦被提前中止，将会丧失产生更多明确结果的机会。例如："一项评估阿司匹林（325mg/d）降低心血管死亡率效应的随机对照试验"，该试验原计划随访8年，但在4.8年后被终止。在治疗组中出现的非致死性心肌梗死的风险降低有统计学意义（相对危险度=0.56），但两组的心血管疾病死亡人数没有差异。在此试验实施过程中观察到的心血管疾病死亡人数远低于预期（随访4.8年后死亡88例，而预期为733例），由于阿司匹林对非致死性心梗风险的有利作用，加上观察到其对心血管疾病死亡的有利影响具有很低的条件概率的效能，因此该试验被终止。

【条目8】随机化序列产生

8a 产生随机分配序列的方法

随机化是临床科研的重要方法和基本原则之一，通过随机的方式，使受试者接受哪种干预措施具有不可预测性，避免选择性偏倚的产生。如果科技论文中仅仅提到按照"随机化"实施，但有可能这种"随机化"的过程是不规范的，因此报告中需要清晰描述产生随机分配序列的方法，以便帮助读者更好判断"随机化"的规范性。成功地实施随机化需要三个步骤完成，第一步就是产生随机分配序列。一般随机分配序列的产生可以通过抛硬币、抽签、掷骰子等简单随机法，但目前临床研究中基本不采用以上方法；或可以通过查询随机数字表、电子计算机或计算器随机化等，产生随机分配序列。

例如："随机分配编码由统计学专业人员采用SAS 9.3软件按参加单位的病例分配数及随机比例生成随机数字分组表。3个临床分中心分配的试验组病例数和对照组病例分别为中国中医科学院西苑医院（两组40例，共80例）、中国中医科学院广安门医院（两组各30例，共60例）、天津中医药大学第二附属医院（两组各30例，共60例）。"基本符合本条目。

8b 随机化类型：任何限定情况（如区组和区组大小）

常用的随机方法除了简单随机法、电子计算机随机分配法等，还包括分层随机法、区组随机法、半随机法。

分层随机法，主要用来保证两组的受试者特征的均衡性。一项试验的样本量如果不足够大，那么就需要考虑是否存在除了干预措施以外的可能会影响结局的干扰因素，如果存在，将需要对干扰因素进行分层，从而增强组间基线的可比性。比如，可以按照研究中心、患者性别、年龄、疾病严重程度、有无合并症等进行分层。

区组随机法，主要用来保证试验期间无论何时两组的病例数都可以保持基本的均衡性。例如，设定每个区组是有 8 名受试者，那么按照试验的顺序，每 8 名受试者进行随机分组，这 8 名受试者将随机分配至试验组和对照组的各有 4 名受试者。

例如“采用分层、区组随机化方法。应用 SAS 6.12 Proc Plan 过程语句，设定种子数及样本总量，根据心功能Ⅱ级、Ⅲ级的差别进行分层，区组数为 20 组，区组长度为 10，试验组数 2 组，组间按 1:1 比例分配，产生流水号为 001–300 所对应的治疗分配。隐匿方法采用中央电话随机。”基本符合本条目。

【条目 9】分配隐藏机制：用于执行随机分配序列的机制（如按序列编码的封藏法），描述干预措施分配之前为隐藏序列号所采取的步骤

成功地实施随机化的第二个步骤就是有分配隐藏机制，就是需要在报告中描述将随机序列号隐藏所采取的措施和步骤，以防止由于没有隐藏，而使研究者能够知晓受试者被分配的情况。没有分配隐藏的随机序列是形同虚设的。随机序列就好比一系列密码信息，分配隐藏就好比密码本，暴露的密码本使得用密码撰写的信息毫无保密可言。

分配隐藏可以利用中央电话系统或中央随机系统进行实现，如果有设备条件的限制，也可以通过连续编号的密闭信封或密闭容器实现随机序列的分配隐藏。在操作过程中，一定确保受试者已经入组，并填写基本信息后，方可拆开密封信或密封容器。有研究表明，一项分配隐藏不充分或不清楚的试验相对于充分的分配隐藏试验来说，更容易造成对试验组干预措施的过高估计，从而导致偏倚。

例如：“使用 SAS 9.3 统计软件，按分层区组随机化方法产生随机数字表，由与研究无关人员进行包装编盲，各临床研究单位的药物管理员根据受试者领药先后顺序，按药物编号从小到大的顺序依次发放研究药物。”本研究是通过一位与研究无关人员将随机序列进行包装，管理员按照受试者先后顺序依次发放。基本做到了分配隐藏。

【条目 10】实施：如何生成随机分配序列，执行招募干预措施分配者

成功地实施随机化的第三个步骤就是随机化的具体实施，包括谁产生随机分配序列、谁招募受试者、谁给受试者分配干预措施。随机序列、分配隐藏、随机化实施，三者不能割裂开来，犹如一套组合拳的三个连贯动作，其目的都是为了保证受试者分配具有不可预测性，从而减少选择性偏倚。因此，最好将这三个步骤分别由三个不同身份的研究者进行操作。

【条目 11】盲法

11a 如果实施盲法，分配干预措施后对谁设盲（如受试者、医护提供者、结局评估者），以及盲法如何实施

盲法和随机化一样，也是临床科研的重要方法和基本原则之一。盲法又称“蒙蔽”，是指蒙蔽试验参与人员，包括医生、患者以及资料收集和分析人员对于临床干预方案分配情况的了解，主要目的是使试验中所记录的临床现象及分析结果，能客观而真实，都不受主观意愿的影响，从而保障研究结果的真实性，减少试验偏倚。

盲法必须基于医学伦理学的原则在规范化的前提下进行设计，并遵循一定的原则和方法学要求，同时在试验过程中，任何可能会影响受试者利益或给受试者带来危害，都需要紧急“破盲”。根据新版 GCP 第二十二条要求，盲法试验应当按照试验方案的要求实施揭盲。若意外破盲或者因严重不良事件等情况紧急揭盲时，研究者应当向申办者书面说明原因。第三十六要求，申办者应当使用受试者鉴认代码，鉴别每一位受试者所有临床试验数据。盲法试验揭盲以后，申办者应当及时把受试者的试验用药品情况书面告知研究者。四十四要求，在盲法试验中，试验用药品的编码系统应当包括紧急揭盲程序，以便在紧急医学状态时能够迅速识别何种试验用药品，而不破坏临床试验的盲态。

根据盲法所实施对象，可以分为单盲（对受试者设盲）、双盲（对受试者和研究者设盲）、三盲（对受试者、研究者、评价者设盲）。如果试验是盲法设计，需要在报告中描述盲法所实施的对象是谁？以及盲法的具体实施过程，比如如果设计为双盲，则应该采用“双盲双模拟”。

例如：“选择双盲单模拟，由申办方提供试验药和模拟剂，统一内外包装。采用两级盲法设计，一级为各病例号所对应的组别（A组、B组），二级为各组所对应的治疗处理。随机编码表由统计单位建立，两级盲底分别单独密封，各一式二份，分别存放于组长单位及申办者处。待完成临床观察且数据锁定后，打开随机数字表完成分析，得知试验组和对照组的疗效差别。”基本符合本条目。

11b 如有必要，描述干预措施的相似之处

如果试验设计为双盲双模拟，例如“试验组为：试验药品 + 对照安慰药品；对照组为：对照药品 + 试验安慰药品”，则需要在报告中体现安慰药品在剂型、外观、色泽、味道、气味、服用方法等均应与其相应的药品具有相似之处，以利于保证盲法顺利实施。

例如：“试验组：某中成药，250 mg/粒，由某药业股份有限公司提供（批号1706132）。对照组：模拟剂，250 mg/粒，外观与试验组中成药一致，由某药业股份有限公司提供（批号 170613）。”本条目描述模拟剂外观与试验药品一致，但没有描述模拟剂中的主要成分，部分符合本条目。

【条目 12】统计学方法

12a 用于比较各组主要和次要结局指标的统计方法

使用适宜、正确的统计方法是统计结论真实可靠的重要保证。统计分析主要包括：统计描述和统计推断，在临床研究中所采用的统计分析方法和统计分析软件应是国内外公认的，统计分析应建立在正确的、完整、真实的数据基础上，采用的统计模型应根据研究目的、研究方案和观察指标等设定。统计计划应该在临床试验开始之前就提前制定好。

统计学常将观察指标成为变量，分为数值变量和分类变量。对于数值变量资料，常采用统计描述指标有均数 x、中位数、几何均数 G 等集中趋势指标以及标准差 SD、四分位间距等离散趋势指标；对于分类变量资料主要有率、构成比、相对比、相对危险度等。在报告中都需要描述评价不同指标所采用的统计学过程，以便于使具备相关知识而又能获得原始数据的读者能够重复或核实报告的研究结果。

在新版 GCP 中第六十八条对于统计要求包括：①确定受试者样本量，并根据前期试验或者文献数据说明理由。②显著性水平，如有调整说明考虑。③说明主要评价指标的统计假设，包括原假设和备择假设，简要描述拟采用的具体统计方法和统计分析软件。若需要进行期中分析，应当说明理由、分析时点及操作规程。④缺失数据、未用数据和不合逻辑数据的处理方法。⑤明确偏离原定统计分析计划的修改程序。⑥明确定义用于统计分析的受试者数据集，包括所有参加随机化的受试者、所有服用过试验用药品的受试者、所有符合入选的受试者和可用于临床试验结果评价的受试者。

12b 附加分析的方法，诸如亚组分析和校正分析

有的临床试验对试验组和对照组进行统计分析，结果不具备统计学意义，通常会考虑将可能会影响结果的因素进行分层后，将亚组进行分析，则可能会发现重要临床或统计学意义的结果。但需要注意，亚组分析应在临床设计阶段，就应该考虑，否则可能会增大I型错误率，即假阳性的概率。

【条目13】受试者流程（强烈推荐使用流程图）

13a 随机分配到各组的受试者例数，接受已分配治疗的例数，以及纳入主要结局分析的例数

开展一项临床试验的目的就是要收集受试者的各项数据，包括受试者入组的例数和基线水平、接受干预的受试者例数和每位受试者每个指标的数值，还包括受试者失访的例数及原因。尤其有些与疾病转归或干预措施密切相关的失访例数及原因尤为重要。当然，在临床试验中，受试者的脱落或失访在所难免，这也是在计算样本量时要多出一个10%～20%的样本量的原因。本条目强烈推荐使用流程图，见图10–2。

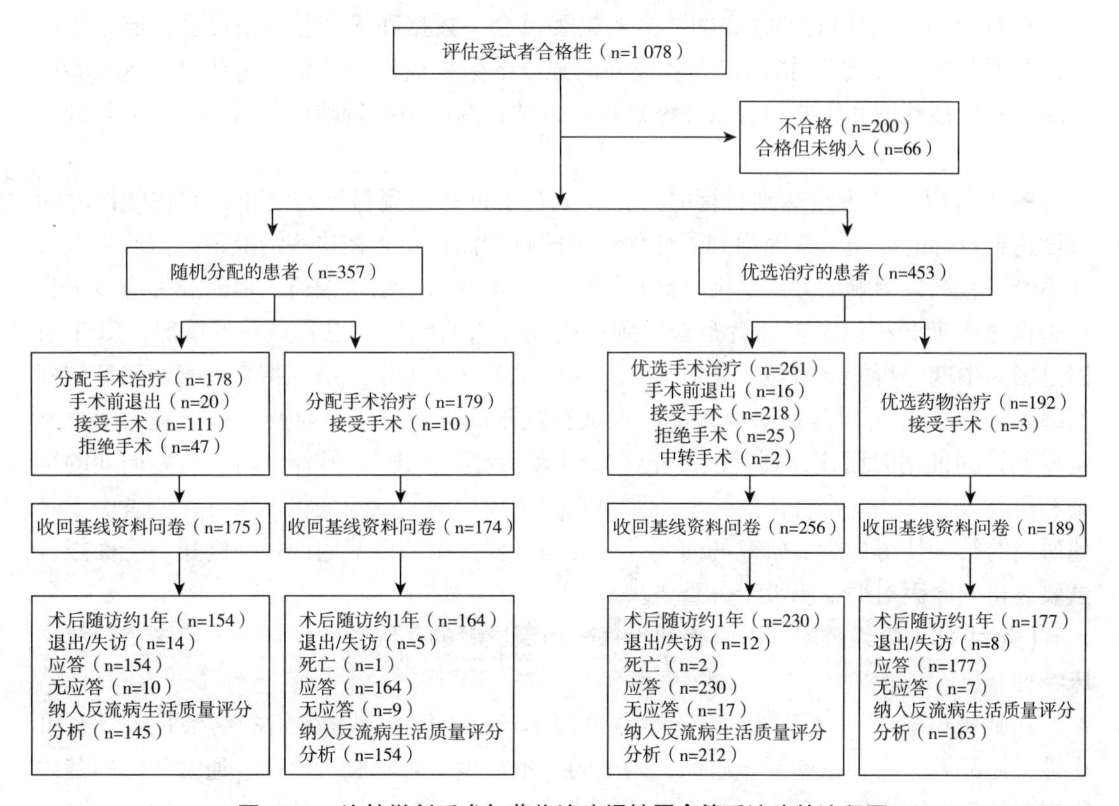

图10–2　比较微创手术与药物治疗慢性胃食管反流病的流程图

13b 随机分组后，各组脱落或被剔除的例数，并说明原因

在分析随机对照试验结果时，常采用两种统计分析，一是意向治疗（intention-to treat，ITT）分析，另一种为按照实际完成研究方案（per protocol，PP）分析。前者分析基本原则是根据受试者随机入组的情况，不管受试者随机分配后是否接受随机分配的治疗措施、是否完成治疗或违背治疗方案，所有入选的研究对象均要纳入结果分析中，受试者当初分配在哪一组，结果分析就应在哪一组。后者分析的基本原则是确定进入最终资料分析的病例只局限于那些完全遵循医嘱的对象，因此 PP 分析时需要剔除失访者或不依从的患者。因此，在随机分组后，说明各组脱落或被剔除的例数，有助于读者更好地理解统计结果。

【条目 14】干预的实施招募受试者

14a 招募期和随访时间，并说明具体日期

受试者招募是临床试验正式开始的第一步，可以通过多种方式或途径（张贴广告、微信、网站），去告知有可能符合本临床试验的潜在受试者进入到筛选阶段。制定行之有效的招募计划，包括招募方式、招募人群、招募场所、受试者参与临床试验的预期时长和具体安排等。当然在受试者招募之前，需要进行临床试验的注册以及获取医学伦理批件。

14b 试验中断或停止原因

在新版 GCP 中提到“独立的数据监察委员会（数据和安全监察委员会，监察委员会，数据监察委员会），指由申办者设立的独立的数据监察委员会，定期对临床试验的进展、安全性数据和重要的有效性终点进行评估，并向申办者建议是否继续、调整或者停止试验”。

RCT 可以在样本量达到目标时终止，或在事件数达到目标时终止，或在随访时间长度达到目标时终止，或因为到了计划结束的日期而终止。在这些情况下，试验将以一种不受试验结果影响的方式结束，终止试验不大可能引起结果偏倚。但研究者应该报告是否做过中期分析以及申办者是否得到过中期分析的结果。也有另一种情况，RCT 可以是因为中期分析的结果显示获益大于预期或试验观察的干预措施带来危害而比计划提前终止。RCT 还可以是在研究人员发现试验观察的干预措施与对照干预措施之间没有重要差异的证据时而比计划提前终止（即因为无效而终止）。另外，由于研究周期的结束和研究人员无法获得合格受试者或要研究的干预措施使试验变得不可行，或者由于其他研究的结果使得试验要研究的问题显得无关紧要，试验可能因而提前终止。全面报告试验终止的原因对循证决策十分重要。

【条目 15】基线资料：以表格列出每一组受试者的基线数据，包括人口学资料和临床特征

在临床试验中，对于试验组和对照组的比较，不但是观察两组的结果是否具有可比性，还需要考虑在试验开始之前，两组的基本数据是否具有可比性，通常两组的基线数据包括年龄、性别、种族、社会经济特征等人口学资料，还包括病程、病情、危险因素、并发症、影响预后因素等临床特征。基线数据还与影响疾病的特异因素有关。随机

化方式可以避免选择性偏倚，但并不一定能完全使两组达到基线的可比性，因此，在随机分组后，仍需要做基线的可比性分析。

【条目 16】纳入分析的例数：各组纳入每一种分析的受试者数目（分母），以及是否按最初的分组分析

一项临床试验实施的成败，不仅取决于设计、实施和评价，还有一个非常关键和重要的因素就是受试者的招募与依从性。对于招募困难或受试者脱落现象突出的临床试验，需要在临床试验开展前就制定详尽的受试者管理预案，包括受试者知情同意、隐私保护、赔付管理、健康教育、跟踪随访等，这不但利于保障临床研究的开展，更有利于保障受试者在试验期间的安全性，从而提高受试者依从性的重要措施。

有些研究有很多结局指标，每个结局指标所采集的时点或次数有所差异，就需要在报告中明确标注每一个结局指标纳入分析的受试者的数目。有些研究招募困难，加之干预周期又长，会出现纳入分析的病例往往会跨越不同季节，这对于某些季节性疾病具有极大的潜在偏倚，如果出现这种情况，就需要在分析时，表明是否需要增加在方案中没有的亚组分析，比如是否需要考虑按照受试者接受干预的季节进行亚组分析等。此外，一项临床试验开展的优劣，不断仅取决于受试者的依从性，还取决于研究者和研究机构对于研究方案的依从性和一致性。

如表 10–1 所示，是比较两组慢性心力衰竭患者治疗前后不同时间射血分数（EF）的比较，基本符合本条目。

表 10–1　两组慢性心力衰竭患者治疗前后不同时间射血分数（EF）值比较（%$\bar{x} \pm s$）

组别	时间	例数	EF
治疗组	治疗前	125	38.54±8.29
	治疗 3 个月	113	42.98±9.73*
	治疗 6 个月	122	44.48±10.71*
对照组	治疗前	132	38.79±7.98
	治疗 3 个月	121	44.07±11.22*
	治疗 6 个月	128	46.03±11.15*

注：EF，射血分数；与本组治疗前比较，$^*P < 0.01$。

【条目 17】结局和估计值

17a 各组每一项主要和次要结局指标的结果，效应估计值及其准确性（如 95% 可信区间）

在临床研究中，数据资料的收集与整理非常重要，数据来源很多，包括病历、病例报告表、调查表或问卷、专题调查与实验记录、实验室检验数据、统计报表、年鉴等都可为研究所用。临床研究中的主要结局指标，应选择易于量化、敏感性好、客观性强、重复性高，并在相关研究领域已有公认的标准的，目前包括三大类：临床 / 生物学指标（病死 / 复发 / 残疾率、生化指标等），生存质量及相关指标、卫生经济学指标等。

17b 对于二分类结局，建议同时提供相对效应值和绝对效应值

当主要结局指标是二分类变量时，应该同时报告相对效应（危险比或相对危险度，或者比值比）和绝对效应（危险差），因为仅用相对效应或绝对效应都不能反映试验效应的全貌及其意义。不同读者可能会偏爱相对危险度，或偏爱绝对危险度（absolute risk），但若治疗效应是用相对危险度描述，则更容易使医生和业外人员对其做出过高的估计。危险差比相对危险度更加不易推广至其他人群，因为危险差的大小取决于非暴露组基线危险度的大小，而不同人群的基线危险度多不相同。如果疾病的结局指标是常用的指标，即便相对危险度接近一致，从公共卫生的角度看也可能在临床上有重要差异。相反，如果结局指标是很少用的指标，即使相对危险度较大，对公共卫生而言也不一定有重要意义（尽管它对处于某种高危险的个体来说可能很重要）。

【条目 18】辅助分析

本条目可以和条目 12 参照理解。这里的辅助分析，也可以称之为其他分析，包括亚组分析、校正分析，并且报告哪些分析是在临床研究方案中预先设定的，哪些分析是探索性的，如果涉及某个中药复方的临床疗效研究，应该鼓励对证型和疗效的关系进行分析。

【条目 19】危害：各组出现的所有严重危害或意外效应

每一项临床试验都利弊共存，所谓的“安全”只是“一个令人宽慰的术语”，它可能掩盖了药物和其他药物的真正和潜在的重大“危害”。临床试验中出现的不良事件或不良反应，都将对干预措施的可接受性和可推广性具有重要影响。因此，对于临床试验的结果不但需要报告“有效性”，还尤其需要关注安全性或潜在“安全隐患”，包括不良事件、严重不良事件、副作用、不良反应、危害、被动监测危害、风险 – 收益比、安全、毒性等。CONSROT Harms 就是 CONSORT 扩展版为更好地帮助研究者改进对危害相关数据的收集、判断和报告，有利于帮助读者批判性地评价和解释试验结果。

如果是主要侧重危害的随机对照试验，那应该在标题、摘要、关键词中，就用明确定义和标识这种危害。

在新版 GCP 中提到可疑且非预期严重不良反应。所谓的可疑且非预期严重不良反应指临床表现的性质和严重程度超出了试验药物研究者手册、已上市药品的说明书或者产品特性摘要等已有资料信息的可疑并且非预期的严重不良反应。作为申办者应当将可疑且非预期严重不良反应快速报告给所有参加临床试验的研究者及临床试验机构、伦理委员会；申办者应当向药品监督管理部门和卫生健康主管部门报告可疑且非预期严重不良反应。

【条目 20】局限性：试验的局限性，报告潜在偏倚和不精确的原因，以及出现多种分析结果的原因（如果有这种情况）

任何临床研究都会存在局限性，但并不是每一项临床研究都会在报告中体现研究的局限性。局限性的讨论对读者掌握该研究的价值或适用性具有重要意义。随机对照试验包括随机抽样与随机分配，任何疾病基本都达不到随机抽样的完美设计，因为不可能掌握所有患病的人群，这一点就意味着每一项试验都必然有其局限性。在报告中，研究者

应对本研究可能潜在的任何偏倚（选择偏倚、信息偏倚或测量偏倚、混杂偏倚等）或不精确的原因做出描述。如果临床试验结果出现差异性，则应该明确交代差异的原因。

【条目 21】可推广性：试验结果被推广的可能性（外部真实性、实用性）

临床试验的终极目的就是可以将干预措施进行推广应用，使更多的受试者受益。临床试验的推广性首先取决于试验本身的真实性和准确性，高质量、高重复率的试验是可推广的前提。CONSORT 声明中的各项条目的要求，极大地提高了试验的规范性和可重复性，为推广提供了有力的保证。随机对照试验可以作为高级别证据，在临床实践中得以应用，但针对某一个体患者，研究者还需要结合自身专业经验以及患者的价值观偏好，来决定是否采用本证据。

【条目 22】解释：与结果相对应的解释、权衡试验结果的利弊，并考虑其他相关的证据

要正确解释统计结果，一般统计分析结果的表达通常是假设检验和参数估计结果，前者是以 P 值的大小来表明本试验是否具有统计学意义，但不能说明差别的程度或是否具有临床实际意义；后者是通过可信区间来表达的结果，读者可以结合临床专业知识判断有无临床价值或实际意义。试验中的所有指标的结果均应该报告，包括阳性结果、阴性结果，还包括疗效和副作用等不良反应等，可以使读者充分权衡试验结果的利弊。此外，统计分析的结果还需要考虑其他相关证据，比如对照设置是否合理？组间均衡性是否满足？随机方案是否隐藏等。在对结果进行解释时候，要充分评估统计学意义和临床意义的侧重性，防止结论具有一定的片面性。

【条目 23】试验注册：需要报告临床试验注册号和注册机构名称

世界卫生组织国际临床试验注册平台（International Clinical Trials Registry Platform，ICTRP）是一个旨在使所有涉及人的临床试验的信息可被公众获取的全球性平台，按照世界卫生大会（WHA58.22）决议成立于 2006 年。要求临床试验应于纳入第一例参试者前在公众可及的注册机构注册。一些主要的科学刊物不再发表未经注册的临床试验，除非其于纳入第一例参试者之前就在符合世卫组织标准的注册机构进行了注册。

中国临床试验注册中心（Chinese Clinical Trial Registry，ChiCTR）是世界卫生组织国家临床试验注册平台一级注册机构，由四川大学华西医院吴泰相教授和李幼平教授团队于 2005 年建立、2007 年由卫生部指定其代表我国参加世界卫生组织国际临床试验注册平台的国家临床试验注册中心，并于同年被认证为世界卫生组织国际临床试验注册平台的一级注册机构，是非营利的学术机构。中国临床试验注册中心是负责中国地区的临床试验注册，并接受世界其他国家或地区的注册申请，临床试验注册后资料均送 WHO ICTRP，并能在其一站式检索入口（Search Portal）检索到。如果是跨国多中心试验，可同时在实施试验的多个所在国同时注册，但需在 WHO ICTRP 申请唯一识别码（Unique Trial Number，UTN），以避免重复统计和重复注册。

截至 2020 年 7 月 8 日，在中国临床试验注册中心注册的已经完成注册 33606 项，其中治疗性研究 18517 项、预防性研究 156 项、诊断试验 1859 项、病因学研究 362 项、预后研究 237 项、流行病学研究 398 项、相关因素研究 2005 项、观察性研究 8270 项。

2020 年 7 月，中国临床试验注册中心为了帮助研究者完善其未尽的义务和责任，接收补注册（临床试验在开始征募受试者后或纳入第 1 例受试者之后申请注册），但补注册需通过临床研究电子管理公共平台（Research Manager，ResMan）提交原始数据供审核和公示，并需要同时在 www.chictr.org.cn 和 www.medresman.org 分别提交注册表，研究者建立数据库并提交原始数据，如果原始数据未通过审查或缺少材料，是会驳回补注册申请的，比如 2018 年 11 月 30 日中国临床试验注册中心驳回临床试验“HIV 免疫基因 CCR5 胚胎基因编辑安全性和有效性评估”的补注册申请，并将撤销原因上传世界卫生组织国际临床试验注册协作网供全球查询。另外，还需要注意，有些国际医学期刊已明确政策：只接收预注册试验（临床试验均应在开始征募受试者前或纳入第 1 例受试者之前申请注册）、不接收补注册试验。

需要注意的一点是临床试验注册虽然是在一些主要科学刊物发表论文的必要条件，但临床试验注册的目的是基于医学研究伦理的需要，也是临床试验研究者的责任和义务，并不是为了发表文章而注册，也就是说无论在中国临床试验中心预注册还是补注册的临床试验，注册中心均不保证其论文最终能够得以发表。

2019 年中国中医药循证医学中心成立，致力于筹建中国中医药循证医学中心临床试验注册中心，使之成为世界卫生组织的国际中医药临床试验注册平台，为中医的发展贡献所有的力量。

【条目 24】试验方案：如果有的话，在哪里可以获取完整的试验方案

在临床试验开展前，研究者需要对试验方案进行顶层设计，以保证试验方案的科学性、可操作性和详尽性，试验方案的公开发布，不但有助于读者重复本研究，对研究结果有更准确的研读和预判，而且也利于规避在研究过程中对试验方案的随意调整而不上报的现象，或者可能出现由于选择性报告结局而导致的偏倚问题等。有些期刊（如 Trials）接收并刊登试验方案，因此，如果试验方案已发表或公开，需要在报告中体现在哪里可以获取完整的试验方案。

【条目 25】资助：资助和其他支持（如提供药品）的来源，提供资助者所起的作用

对于开展临床试验的资金来源需要报告。有些资助者来自国家、省市、部局等中央或地方科技主管部门，通过立项资助的方式划拨研究经费，有些资助者来自制药企业等，有研究针对 30 项试验中资助方的问题进行了系统综述，结果表明由制药企业资助的研究得到有利于资助者的结局的可能性是其他经费来源资助的 4 倍。因此，在报告规范中需要标注经费资助方，包括提供临床试验中的其他资助，比如药品、仪器、分析、撰写文章等是非常必要的。报告中表明资助方并没有参与试验设计、实施、评价、质控、分析和报告等各个环节，使读者可以更好地判断试验研究是否由于资助者的干预而导致结果的偏倚。

二、针刺干预临床随机对照试验报告规范

（一）背景与现况

针灸疗法是中医学独特而重要的组成部分，在长期的医疗实践中其理论体系和操作手法不断得到充实和完善，形成一套具有特色和优势的疗法体系。2006 年中国中医科学院申报“针灸”并经中华人民共和国国务院批准列入第一批国家级非物质文化遗产名录。

据世界卫生组织 2018 年统计，目前全球有 110 个国家政府正式认可中医针灸的应用，相对于 2014 年新增 10 个国家。据世界针灸学会联合会 2015 年统计，针灸在 183 个国家得到应用，其中 29 个成员国有专门的法律法规，18 个成员国将其纳入国家健康保险覆盖范畴。针灸疗法已经成为世界上应用最广泛的替代医学疗法。针灸疗法包括针刺疗法和艾灸疗法。

2010 年新修订的针刺干预报告的 CONSORT 扩展版（standards for reporting interventions in clinical trials of acupuncture，STRICTA），与非药物干预 CONSORT 扩展版 2010 保持一致。STRICTA 清单有 6 个条目 17 个子条目。这些项目包括针灸的理论基础、针刺的细节、治疗方案、治疗的其他组成部分、医生的背景和对照干预的细节，以利于确保针灸试验被更准确地解释和更容易地复制。

（二）基于针刺干预报告的 2010CONSORT 扩展版的清单解读及范例

【条目 1】针刺治疗的合理性

1a 针刺治疗的类型（如中医针刺、日本东洋针刺、韩国韩医针刺、西方医学、五行针刺、耳针等）

在我国针刺理论源自《黄帝内经》，体系基本成型于《针灸甲乙经》。随着针刺在世界各地的应用，针刺理论与当地医学理论、文化、教育、历史等的结合，演化出基于不同理论体系指导下的针刺治疗。因此，研究者应该在报告中体现所给予针刺的基本理论体系或针刺类型。例如“在中医基础理论指导下，根据辨证分型组方选取穴位，单纯使用针刺疗法治疗老年性失眠”。

1b 提供针刺治疗的理由、依据的历史背景、文化因素、和（或）共识法，并引用相关支持文献

针刺疗法并非适用于所有的疾病，因此，研究者应该在报告中充分阐述针刺用于本研究的充分理由，包括前期的工作基础、医学综述或丰富的人用经验等，同时考虑到不同历史背景或文化因素的影响。由国家中医药管理局提出，全国针灸标准化技术委员会颁布的《中华人民共和国国家标准：腧穴主治（GB/T 30233—2013）》，各针灸学会陆续发布的团队标准包括：中国针灸学会在 2015 年发布了《循证针灸临床实践指南：神经根型颈椎病》等 9 项针灸团体标准，2019 年发布《循证针灸临床实践指南：电针疗法》等团队标准的发布，不仅充实了中国针灸团体标准体系，也丰富了中国针灸团体标准化

实践活动及其经验，对科学指导针灸临床实践、保障针灸临床疗效、安全性与实用性具有一定促进作用。

1c 治疗程度不同的详细介绍

针灸操作者的经验和熟练程度，往往会影响治疗程度，在进行针刺研究中，尽量避免差距比较大的针灸师进行操作。针灸是一项技术性经验性很强的干预措施，并不是对针刺者进行统一培训后，所有的针刺者的进针速度、进针深度和旋提手法都一致。往往年轻的针刺师不能同时进行两种手法，但针刺手法往往是实现针灸疗效的关键因素。此外，对于干预方案一致的试验往往比部分个体化干预方案或完全个体化的治疗方案更容易被针刺者掌握。

【条目 2】针刺的细节

2a 每一位受试者每一个治疗单位下用针的数目（相关时数和变异范围表示）

比如“医者右手持 0.50 mm×40 mm 一次性贺氏细火针，将针体烧至白亮后，对准穴位，速刺、点刺，深度 2 ～ 5 mm，快速出针。火针刺后可用干棉球轻轻按压针孔数分钟。针刺治疗为隔天 1 次，两周为 1 个疗程，共治疗两个疗程，疗程间休息两天。施针医师为从事临床火针治疗工作 3 年以上的中医执业医师”。

2b 使用的穴位名称（单侧 / 双侧）或位置（如无标准穴位名称则说明）

为了促进针刺的科研和教育的规范，促进国内外针灸学术交流，便于临床医生的掌握和应用，1989 年国家中医药管理局委托中国中医研究院（现中国中医科学院）针灸研究所组织全国专家学者完成了我国第一部《经穴部位标准化方案》，1990 年，国家技术监督局颁布了国家标准《经穴部位》（GB12346–90）；2006 年国家质量监督检验检疫总局与国家标准化管理委员会对 1990 年标准进行了修订，并于 2006 年 9 月 18 日颁布了国家标准《腧穴名称与定位》（GB / T12346–2006），于 2006 年 12 月 1 日开始实施，本标准穴位命名依据 1991 年 WHO 颁布的《针灸穴名国际标准》（90 / 8579–Atar–8000 A proposed standard international acupuncture nomenclature）。在临床试验中使用的穴位名称建议使用国家或行业公认的腧穴名称，并注明选用的是单侧 / 双侧或左侧 / 右侧，对于不是针对穴位进行操作的研究，建议用解剖语言表述所进行操作的位置。

2c 进针的深度（指定的计量单位，或描述进针的肌肉层次）

在临床中针刺的角度、方向、深度是针刺疗法、针刺操作中最基本、最核心内容之一。由于针刺的角度、方向、深度不同，所产生针感的强弱、感传的方向及治疗效果常有明显的差异。针刺的角度、方向、深度被称为毫针刺法的三要素，由此可见，此三者均是影响针刺疗效及保证针刺安全的关键因素。古代文献有相关著述，《难经 · 七十一难》云：“针阳者，卧针而刺之。”《针灸大成》亦云：“针阳经者，必斜卧其针……刺阴分者，必正立其针。”说明针刺不同的经脉所采取的针刺角度有所不同。《标幽赋》中指出：“定刺象木，或斜或正。”即针刺有不同的角度，或直刺或斜刺，如同树木的枝干有斜有正一样。针刺方向与针刺角度密切相关。改变针刺角度与方向的目的，主要是为了加快“气至病所”或利于针尖直达病所以提高疗效，以及保证施术的安全。对于进针深度，有用“寸”记，也有用“cm”计，“寸”记法是指“人体同身寸”，不同个人因体型不同，其“同身寸”也有所不同。如果临床试验中都采用同一深度，建议使用公认的长度单位为宜；如果临床试验中设计不同的进针深度，需在报告规范中明确标识。在报告规范中，对针刺的角度、方向、深度进行详细的描述，也是便于读者更好地重复或贴近试验中的实际操作，比如可以描述取下关穴，从耳侧方向向鼻侧方向，斜刺45度，进针3cm。

对于针灸操作，国家质量监督检验检疫总局、中国国家标准化管理委员会发布实施《针灸技术操作规范》[中华人民共和国国家标准（GB/T21709.1～21-2008）]，该标准包括21个部分，分别为艾灸、头针、耳针、三棱针、拔罐、穴位注射、皮内针、穴位敷贴、穴位埋线、电针、火针、芒针、鍉针、眼针、鼻针、口唇针、腹针、腕踝针、毫针基本刺法及毫针针刺手法等。

2d 引发的机体反应（如得气或肌肉抽动反应）

得气，古称“气至”，近称“针感”，是指毫针刺入腧穴一定深度后，施以提插、捻转等手法，使针刺部位获得的经气感应，得气与否，可以通过操作者的手下针感或受试者的自我感觉来判断，如受试者出现酸麻胀重等感觉或操作者手下出现沉涩紧等感觉。

针感是得气的重要表现形式和判定指征，有显性针感和隐性针感之说，显性针感是经脉循行线上出现的汗出、红晕、皮丘疹等客观指征；隐性针感则是随着无痛针灸的发展，出现了一些感觉不明显或几乎不被感知的针感。

此外，临床试验中应该使得气与穴位敏化相区分，后者在物质结构基础、表现形式、临床效应等方面与得气存在诸多相似，穴位敏化的表现形式也很多样，包括痛敏化、热敏化、光敏化、电敏化、声敏化、压力敏化、化学敏化、形态敏化、微循环敏化等，因此在临床试验报告中，需要先对得气进行定义，并与穴位敏化或者仅是肌肉抽动反应相区别。当然，这些区别，需要丰富的临床经验、手感或通过受试者的描述来判断。

2e 针刺激方式（如手工行针刺激和电刺激）

针刺激技术，包括手工行针和电刺激。手工行针，包括进针部位、手法（提起、插入或旋转针操纵得气感觉等）。电刺激疗法是通过使用特定参数的电流，刺激组织和器官，或者是其支配的神经中枢和纤维，通过直接影响效应器或神经通路的活动。低压、低频、无电解以及能对感觉、运动神经产生强烈刺激是电刺激的独特特征，需要明确电刺激的频率、强度、振幅、波宽等物理指标，便于读者可重复操作。

2f 留针时间

留针是中医针灸特有的一种治疗手法，是将针刺入腧穴，停留其间一定时间后再出针。留针与否及留针时长对针刺疗效具有一定的影响。但历代医家或文献对此没有达到共识，现代有学者认为针刺疗效与留针时长具有一定的相关性，不同疾病的治疗会存在最佳的留针时间。也有学者认为留针与否的关键在于得气与否，只要得气可以不必刻意留针。关于留针与否的不同意见，还包括以下几个方面：诸如素体健壮或肥胖之人应深刺留针，素体虚弱或消瘦之人宜浅刺而不留针；长期从事体力劳动之人宜深刺留针，长期从事脑力劳动之人宜浅刺不留针；年龄小者不宜留针；热证不宜留针，寒证宜留针；腧穴所属的是阳经的不留针，阴经宜留针等。对于一项临床试验应该详细严谨表述试验中是否留针以及留针的时间，如果是采用个别穴位留针，则应该明确是哪一侧的哪个穴位需要留针，以及留针时间。留针时间可以用分钟表述，在古代文献中有记录留针时间，常常用呼吸来计算。另外，留针时间也可以报告一个均值，但均值往往比较含糊或不精准，也有研究者建议留针时间应该明确表述是刺入到拔针之间的时间。

2g 针具类型（直径、长度和生产厂家或材质）。

国际标准化组织于 2014 年 2 月 3 日正式出版《ISO 17218：2014 一次性使用无菌针灸针》标准，主要内容涵盖了针灸针的结构、材质要求、针灸针针尖形状要求、针体常用规格及弹性硬度等。这是首个在世界传统医药领域发布的 ISO 国际标准，是我国针具标准化的里程碑式进展。国内标准是 2016 年颁布的《中华人民共和国国家标准：针灸针（2016 年第 8 号）》（GB/T2024–2016），在 2018 年执行。

针具的选择与临床疾病治疗关系密切，《灵枢・官针》言："病小针大，气泻太甚。疾必为害；病大针小，气不泄泻，亦复为败。"强调疾病治疗中针具选取的重要性。《黄帝内经》所载九针理论是针灸学发展中的重要环节。《灵枢》记载了九针的形状、名称及用途，包括镵针、员针、鍉针、锋针、铍针、员利针、毫针、长针、大针 9 种针具，及纂针、巾针、絮针等其他针具。我国针具历经青铜、铁、金、银等多种金属的变化过程，今临床以不锈钢毫针为多用。特定部位施针的良好疗效衍生出以施术部位为特点的不同针具针法，如浮针、腹针、耳针、头针等。

本条目主要描述所使用针具的特点，一般参照生产厂家的产品说明中的信息，在国家食品药品监督管理局中注册的国产医疗器械产品中有 2452 条涉及"针"为关键词的产品信息，包括针灸针、三棱针、梅花针、皮肤针、浮针、电热针等。在报告规范中如使用注册的针具，需要参照生产厂家产品说明书描述信息，比如选用某厂家生产的针灸针，直径 0.12 ～ 1.00mm；针体长度：7 ～ 500mm，针灸针由针体和针柄组成，针灸针的针体采用 GB/T4240–2009 所规定的 06Cr19Ni10（SUS304）奥氏体不锈钢丝，针柄采用无氧铜丝或 06Cr19Ni10（SUS304）奥氏体不锈钢丝制成，进针管采用 PVC 塑料制成。按针柄型式分为环柄针、平柄针、花柄针三种，按是否灭菌分无菌针灸针和未无菌针灸针两种，按是否带进针管分为带进针管和不带进针管两种，按照尺寸不同分为若干规格，无菌针灸针采用环氧乙烷灭菌，产品应无菌。（医疗器械生产许可证号：某食药监械生产许 20010030 号；注册证编号：某械注准 20162270588）

【条目 3】治疗方案：包括治疗次数、治疗频率和持续时间

在临床试验方案中所设计的治疗次数、治疗频率、持续时间，可能会与实际操作中不完全一致，建议在报告中对实际操作的情况进行描述。比如"试验组在对照组基础上加用针刺治疗。取双侧足三里、内关、丰隆及中脘、天枢穴，针刺得气后提插捻转，足三里行补法，内关、丰隆行泻法，中脘、天枢行平补平泻法。每 10 分钟行针 1 次，留针 30 分钟。每日 1 次，治疗 6 天，休息 1 天，连续治疗 8 周"。

【条目 4】辅助干预措施

4a 对针刺组施加的其他附加干预措施细节（如灸、拔罐、中药、锻炼、生活方式建议）

本条目主要针对具有辅助疗法作为干预措施的，涉及中药、拔罐、太极拳可以参照本章节中相应的报告规范。

灸法是中医学中最古老的疗法之一，常与针刺联称“针灸”,《灵枢·官能》曰:“针所不为，灸之所宜。”《医学入门》中说:“凡病药之不及，针之不到，必须灸之。”《备急千金要方》丰富和完善了隔物灸、施灸材料的种类，如隔蒜灸、豆豉灸、黄蜡灸、隔盐灸、黄土灸等。新中国成立以后，灸法防治各类病症超过 200 种，灸治方法日益丰富，并且结合现代科技出现了光灸、冷冻灸、电热灸、铝灸等。现代研究在继承古代灸法的基础上，结合药物的功效将艾条温和灸、温针灸、隔附子灸、丁香敷灸、五倍子敷灸、隔盐灸列为灸法之补法，把艾条雀啄灸、回旋灸、隔姜灸、白胡椒敷灸、灯心草灸、线香灸、斑蝥敷灸、毛茛敷灸、威灵仙敷灸、板蓝根敷灸、甘遂敷灸、薄荷敷灸、天灸、黄蜡灸列为泻法。

作为中医传统外治法之一的灸法，有治疗范围广、疗效确切、操作方便等优点，在国家食品药品监督管理局中注册登记的无烟灸条、药艾条、清艾条、代温针灸膏等有 10 条信息。2018 年《热敏针灸技术操作规范》被批准为世界中医药学会联合会国际组织标准。

因此，在对灸法进行报告时，研究者应对操作进行描述，比如隔物灸，对于物的描述，多大，多厚，哪里购买，使用前是否需要处理？采用什么灸绒。拔罐可以参照拔罐报告规范。如果方案规定了处方运动治疗的选择，例如气功或肌肉伸展运动，以及 / 或生活方式建议，例如根据针灸相关诊断标准改变饮食，那么这些也必须报告。

4b 治疗场所和环境，包括对治疗师的操作指南所做的说明和指导，以及对患者所做的解释说明

针灸自古就有“治形”与“治神”的说法。在最古老的针灸典籍《灵枢》中，就多次谈到治神的重要性，如“用针之要，无忘其神”“凡刺之法，先必本于神”。应该说，治神与治形是紧密相关的，治神是治疗形体病痛的先决条件。

针刺作为一种技术性操作的治疗措施，由于干预过程需要一定的时间，因此治疗场所和环境给予患者的在治疗期间的感受或内在价值观的认同等方面会造成一定的影响，从而间接对治疗效果产生一定的影响。《灵枢·终始》说:“深居静处，与神往来，闭户塞牖，魂魄不散，专意一神。”在瑞士，中医诊所的环境相对高雅洁净，往往具有独立的治疗室，可以使患者在比较安静的环境中独处，使医患都能静下心，凝神聚气，从而达到更优的治疗效果。反之，如果治疗室非独立、暴露、具有一定人流量，这种嘈杂的环境往往不能让患者放松，从而对治疗效果大打折扣。

在干预过程中，治疗师的专业语言与规范操作有助于提高患者对治疗师的信任度和依赖度，更有利于从内心做出配合治疗师的一些体位要求。

【条目5】治疗师的资历：对针刺治疗师的描述（资历或从业部门、从业时间、其他相关经历）

治疗师的资质，对于治疗效果具有重要影响，在开展临床试验前期，研究者会制定研究人员操作指南，并对研究人员进行统一培训，对于针刺治疗师来说，尤其是同时应用两种手法，或进针速度、进针深度、进针角度等，在操作指南中虽然会有详细描述，但在实际操作中，这些手法的熟练程度等，却不容易形成规范化的操作。

有研究对不同资历针灸医生针刺手法操作对疗效影响的随机交叉试验进行评价，结果显示针对化疗患者的罗德量表和呕吐相关领域，具有显示性差异。虽然本研究明确表示由于研究的局限性，研究结果的确证性偏低，但仍可以从方法学角度为将来针刺临床试验提供参考，即作为对疗效有重要影响的因素之一，针灸医生的资历需要在研究方案中充分考虑。

此外，治疗师在临床实践中对于患者的配穴，大多基于临床经验，对于一项临床试验，所选用的配穴往往较为固定，或半固定，这对于经验丰富的治疗师来说，往往固定的配穴会使其心里有或多或少的不认同感，这种细微感受往往也会对治疗师的施治手法产生一定影响。

【条目6】对照和干预

6a 基于研究问题解释试验中对照干预的选择，援引资料证明其合理性

在随机对照试验中，对于对照的选择至关重要。随着针刺研究的发展，安慰针刺或假针刺的应用研究已经成为当前针刺研究的热点问题，大多研究结果显示安慰针刺或假针刺具有可测的生理效应。因此，从循证医学的角度出发，安慰针刺或假针刺作为对照组的设置，存在不合理或缺如等问题，这是导致国际研究者质疑针刺有效性的主要原因之一，也使得针刺干预在选择对照干预方式的问题上一直备受争议与关注。

随着国际上对针刺认可度的不断增加及针刺研究的不断发展，目前有些安慰针刺方法存在被研究者接受、再质疑、再接受的一个交替过程，诸如20世纪70年代多以非经非穴的假穴对照为代表，20世纪80年代以微刺法与假穴浅刺法为代表，20世纪90年代以"安慰针具"为代表，这些在医学伦理、盲法等方面都存在一定的弊端。因此，在报告中应该充分体现选用对照方式的合理性，并引用充分的资料予以证明，提高报告的可信度与可重复性。

6b 精确地描述对照干预措施。如果采用安慰针刺或假针刺或其他任何一种类似针刺的对照措施，要提供条目1到条目3所要求的细节信息

对于对照干预措施的设置，无非是证明试验干预措施的优效性、等效性或非劣效性。理想的安慰针刺/假针刺对照应该符合3个基本原则：①安慰针刺没有或几乎没有任何特定治疗作用；②针刺没有任何治疗作用的部位；③受试者不能觉察到安慰针刺与治疗针刺的区别。但由于针灸治疗施术过程的特殊性，要使对照组的安慰针刺完全符合上述原则是很难达到的。因此，在报告中应尽可能详细描述对照选择的针具类型（直径、长度、材质、生产厂家等）、针刺的细节（深度、角度、速度、频率、手法、机体反应、留针时间、治疗疗程）、针刺的穴位或解剖位置、常规干预、辅助干预等，以便后续研究者可以更直观或更客观地理解或解读研究的结果。

三、拔罐疗法临床随机对照试验报告规范

（一）背景与现况

拔罐疗法是从砭法发展出来的一种中医外治法，最初的拔罐器具是以兽角为主，因而有“角法”之称，在现存最早的医书马王堆出土的《五十二病方》中，有关于角法在痔疾治疗中的运用。

由于拔罐操作方法和器械的特殊性，拔罐疗法作为一种技能相关的非药物疗法，对于操作者或受试者都较难实现盲法，目前较常采用标准对照、空白对照等形式进行研究。

2008 年，CONSORT 工作组对最初的声明进行了扩展，该声明涉及非药物治疗（NPTs）试验的方法学问题，如外科、康复或心理治疗，2017 年对非药物治疗试验进行了更新。但 CONSORT 工作组尚未制定拔罐作为干预方式的报告规范，2015 年北京中医药大学循证医学中心团队结合国际临床试验报告规范及其扩展版，制定出一套“拔罐疗法临床试验干预措施报告的信息项目核对清单”。本部分参照此清单进行解读，包括 6 个条目和 17 个亚条目，以期能够提高拔罐疗法临床试验的报告质量。

（二）拔罐疗法临床试验干预措施报告的信息项目核对清单解读及范例

【条目 1】拔罐的基本原理

拔罐的种类及选择拔罐治疗的依据（如辨证情况、罐疗种类选取、个体化治疗选择等）、文献理论依据、治疗程度不同的详细介绍。

罐具在拔罐疗法中起着重要作用，罐具的发展使得拔罐疗法所治的病种随着罐具的发展逐步由最初单一的外科疾病扩展到内、外、妇、儿等各科。传统罐具吸拔方式、作用等相对单一，诸如远古时期以兽角为主、砭罐为主，北宋出现火筒法记载，隋唐时期出现竹罐，明清时期出现了水罐、陶瓷罐、金属罐以及现代常用的玻璃罐。随着现代科技的发展，新型罐具不断研发，如经络罐通仪、负压脉动集成罐、中医数字化有源罐、新型砭石类罐具、抽气式罐具等。

辨证论治是中医认识疾病和治疗疾病的基本原则，是中医学对疾病的一种特殊的研究和处理方法。拔罐疗法也不例外，有研究基于“五行”辨证法进行拔罐疗法的施治。春季为阴中之阳，临证以“疏”法，在背部以闪火拔罐法为主施术，通过疏风、解表促进气血运行，达“生阳”之效。夏季为阳中之太阳，临证以“泻”法，在脊柱部用留罐法为主施术，通过泻暑聚阴，达“长阴”之效。长夏时节为阴中之至阴，临证以“运”法，在腹部用闪火拔罐法为主施术，通过健运法，达到“运化”阴阳之效。秋季为阳中之阴，临证以“润”法，在胸部用闪火拔罐法为主施术，通过润燥敛阴，达到“收阴”之效。冬季为阴中之阴，临证以“补”法，在腰部用闪火拔罐法为主施术，通过温补阳气，达到“藏阳”之效。此外，虚、寒证者多用闪火拔罐法，实、热证者多用留罐法；

肺、脾、肾证候多以闪火拔罐法，心、肝证候多用留罐法。

【条目 2】拔罐的细节

2a 每一位受试对象每一个治疗环节用罐的数目（相关时用均数和变异范围表示）

在报告中应该描述对于每位受试对象以及每一治疗患者的用罐数目，必要时使用均数和变异范围进行说明。

2b 穴位或行罐部位的选择（单侧 / 双侧）

在报告中应该描述根据疾病病种及症状等选择的穴位及行罐的部位，包括单侧 / 双侧穴位。

2c 行罐的手法及作用强度

走罐法由古代拔罐疗法发展而来，也是近代发展起来的罐疗法，又可称为推罐疗法，临床应用广泛。根据不同的手法与走罐方案可达到温灸、拔罐、刮痧、按摩和药物疗法的功效，有研究基于针灸天、人、地三部，总结出天人地三部走罐法，通过控制走罐的时间、速度、吸罐力的大小及通过不同的手法组合，使走罐的力作用于机体的不同层次，产生不同的临床效果。具体可以参照针刺疗法。

2d 不同拔罐方法行罐的时间等

根据手法的动作不同，有不同的走罐操作和作用特点，陈氏通过长期的临床实践，探索出了走罐的 15 种常用手法，包括响罐法、单罐单向走罐法、单罐双向走罐法、螺旋走罐法、双罐分段走罐法、双罐往返走罐法、双罐弧形走罐法、旋响复合走罐法、定点旋罐法、定点旋摇罐法、定点摇响罐法、定点振响罐法、定点推拨罐法、罐体温熨法、蛇形走罐法，并对每种手法进行操作描述及作用特点的解析。走罐的时间需要根据病位、病程和病势程度的不同，有所差异。比如，“病邪在表、病程较短、病势较轻时，走罐时间相对较短，走罐速度相对较快，吸罐深度相对较浅”。

2e 对刺络拔罐研究应同时详细描述刺络的方法和穴位选择

刺络拔罐属于中医外治法，是将刺络放血与拔罐相结合，刺络放血疗法最早载于《黄帝内经》，主要通过针具对人体病灶处、特定腧穴、浅表脉络或特定反应点进行点刺，并放出一定量瘀血，从而消除症状，治疗疾病，其与拔罐相结合，能借助火罐的吸力及热力达到行气活血、疏通经络和祛除寒湿之功。西医学认为，刺络拔罐法由于血液的排出和局部的温热刺激，可以通过人体的自控调节系统将刺激传达到全身，引起局部及全身的反应，改善局部血液循环，促进人体新陈代谢，提高机体免疫力，从而达到治疗疾病的目的。

刺络方法如治疗带状疱疹，选用大号三棱针在水疱间隙刺 3 ～ 5 处 1 ～ 2 mm 深的小口，快速用玻璃火罐拔向刺口处，每 3 ～ 4 个口子上加拔一个火罐，每罐处放血 2 ～ 3mL，10 分钟左右取罐，重症者每日治疗 1 次，轻症者隔日治疗 1 次。

2f 对出血量的控制情况

中医理论中有“实者泻之，虚者补之”的治疗原则，针对实性病症采用攻泻的方法进行治疗，诸如泻火、攻下、消导、豁痰、祛瘀、逐水等，放血疗法也是泻法中的一种，大凡泻法都遵循中病即止的原则，防止过泻耗损人的正气，而出血量的多少可以判断放血的程度。在《灵枢》中有26篇论及刺络法，并对刺络出血量进行了详细的描述。提出刺络法出血量的多少需要遵循几条原则。指出体质健壮者应深刺多出血；体质瘦弱者应浅刺少出血。春夏之季，宜浅刺少出血；秋冬之季，宜深刺多出血。阳明经、太阳经、厥阴经是多血之经可刺络出血，出血量较多；少阳经、太阴经、少阴经是少血之经，不宜刺络出血或刺络少出血。井穴、头面腧穴、虚络、细小络脉放血，出血量较少；在盛络、结络、横络、动脉处放血，出血量较多。对于出血量的描述，有诸如"出血如大豆""出血立已""见血立已""血变而止""刺尽去血""尽出其血"等描述，大多是定性的描述，现代研究大多以出血量多少毫升或几滴来描述。比如对患者点刺放血的疗法，用三棱针点刺上廉泉、廉泉（左）、廉泉（右）、金津、玉液穴位使之出血约4mL，放血后快速深刺廉泉穴不留针，来治疗假性延髓性麻痹。或运用点刺井穴放血的疗法，以一定标准纳入20例患者，以常规口服药物、康复训练、针刺治疗后，点刺十二井穴使之出血，以出血10滴为宜，隔日1次，双手交替进行，每周3次，治疗中风后抑郁状态。

2g 罐的类型（生产厂家或材质）

在临床中玻璃罐作为最常用的罐具，在报告中应该详细描述玻璃罐的大小、型号、厚度，可以参照产品说明进行描述。除了现代经常使用的玻璃罐外，在国家食品药品监督管理局国产器械备案的拔罐类型有远红外拔罐、温灸磁疗罐、电子罐疗仪、电动拔罐器、负压拔罐机、温灸磁疗红光罐、电动真空拔罐器、络脉通罐疗仪、热辐射负压罐治疗仪、多功能罐疗诊治仪、负压游走罐理疗仪等。

对于使用拔罐疗法作为干预措施，需要在报告中明确罐的类型、生产厂家，如果是现代医疗器械还需要说明批准号。

【条目3】治疗方案

3a 治疗次数；3b 治疗频率和持续时间

对治疗方案中拔罐的次数、频率和持续时间进行表述。可以参见针刺治疗章节。

【条目4】辅助干预措施

4a 对拔罐组施加的其他附加干预措施细节（如针刺、灸、中药、锻炼、生活方式建议）；4b 治疗场所和环境，包括对治疗师的操作指南所做的说明和指导，以及对患者所做的解释说明

本条目可以参照针刺干预的条目4。

【条目5】治疗师的资历：治疗师是否具有相关培训和资质证明、临床实际工作的年限，以及对所治疗疾病的治疗水平

本条目可以参照针刺干预的条目5。

【条目6】对照和干预

6a 基于研究问题解释试验中对照或对比干预的选择，援引资料证明其合理性；6b 精确地描述对照或对比干预措施

如果采用其他任何与拔罐相似的对照措施，要提供条目1到条目3所要求的细节信息。可以参照针刺干预。

四、太极拳临床试验干预措施报告规范

（一）背景与现况

目前，太极拳 RCT 研究通常都未采用安慰剂设计，不能实现太极拳老师或受试者盲法。可以通过设计对照类型为空白对照，来评价太极拳的特异性疗效。

2008 年，CONSORT 工作组对最初的声明进行了扩展，该声明涉及非药物治疗（NPTs）试验的方法学问题，如外科、康复或心理治疗。2017 年对非药物治疗试验进行了更新。但 CONSORT 工作组尚未制定太极拳作为干预方式的报告规范，2014 年北京中医药大学循证医学中心团队结合国际临床试验报告规范及其扩展版，制定出一套《太极拳临床试验干预措施报告规范建议》，本部分参照此规范解读，包括 7 个条目和 16 个亚条目，以期能够提高太极拳临床试验的报告质量。

（二）基于《太极拳临床试验干预措施报告规范建议》的解读及范例

【条目 1】太极拳干预的合理性

1a 太极拳的类型和套路（例如：108 式杨式太极拳、24 式简化杨式太极拳等）

太极拳是极富中国传统民族特色元素的文化形态。有说法是元末明初，武当道人张三丰开中国“内家拳”之先河。随着传承脉络的演化和后人的传承与创新，太极拳已发展成若干派系的太极拳，例如杨式太极拳、武式太极拳、吴式太极拳、孙式太极拳、和式太极拳等，虽然各类型太极拳遵循阴阳之理、结合自然规律的文化精髓未变，但在具体招式动作等方面却略有不同，在报告中注明所选用的太极拳的类型和套路，也有助于读者能更好地理解试验的结果并有利于本试验的重复。

1b 所提供太极拳干预的理由、依据的历史背景、文化背景，和（或）共识法，在适当的地方提供参考文献

2006 年，太极拳被列入中国首批国家非物质文化遗产名录。与药物临床试验一样，在选用太极拳作为干预方式时，需要充分阐明选择本类型和套路的太极拳的具体理由，包括既往的研究基础、人用经验、受试者的纳入排除标准等。如果选用非公认的太极拳或经过改良后的太极拳，应该详细报告该太极拳的套路，如改良后的太极拳已被发表或发布，应该注明所参考的论文或共识来源，以便于读者有途径可以查询到所引用论文或共识。在开展试验的过程中，如出现与试验方案有区别时，应该详尽记录实际情况。

1c 说明太极拳干预在哪些方面有变化

本条目主要关注的是受试者在个体化治疗方案中的调整，如果研究者在固定时间或地点召集受试者进行太极拳的干预，受试者之间的差异可能存在于每人对于太极拳招式的掌握程度、理解程度、动作的不同幅度等规范程度；如受试者是自行进行太极拳运动，则需要受试者将实际情况真实记录。

【条目 2】太极拳学习和练习的细节

2a 太极拳学习方法（例如：在太极拳老师的指导下学习、跟随太极拳视频或书籍自学等）

由于太极拳完全属于由受试者自行实施的干预措施，因此，有必要在开展临床试验前对受试者进行规范化的培训。报告中需要阐述对受试者培训太极拳的方案，包括但不局限于：太极拳对疾病的影响和作用，培训太极拳的方式，对受试者掌握太极拳的评价，每位受试者接受太极拳的程度、速度和效率等。此外，太极拳老师背景差异（练习太极拳时间、教学经验、讲解语言、肢体动作、交流内容和方式、对试验的理解、对太极拳的体悟等）会对太极拳教学效果产生影响。

2b 太极拳学习步骤（例如：首先进行准备活动，然后进行太极拳练习，最后进行整理运动等）

本条目依然强调在开始试验之前，受试者对于太极拳的掌握、太极拳的练习需要一定时间，但练习太极拳的时间要适度，过长则会影响到实际进入临床试验中，对于太极拳干预的累积效应，过短则不利于受试者对于太极拳的掌握。因此，在报告中对于太极拳学习的步骤，尽可能详尽，有助于读者对于本试验的重复，也有助于对后续开展的以运动疗法作为干预措施的临床试验的参考与借鉴。

2c 太极拳的强度和衡量标准

太极拳作为运动疗法，运动前后势必会对受试者的基本生理指标产生不同的影响，因此有必要要求受试者在进行太极拳前后对生理指标进行监测，诸如呼吸频率、心率、血压、汗出情况等。

2d 太极拳练习方法（例如：集体练习或自己单独练习；在太极拳老师的监督或带领下练习等）；2e 太极拳学习内容（例如：太极拳理念、原则、呼吸技巧、太极拳动作等）；2f 太极拳学习和练习过程（例如：试验前两周循序渐进地学习太极拳，后 8 周练习全套太极拳等）

太极拳不但是具体肢体动作的规范，主要讲求在配合呼吸情况下的身心同调，同时具有深邃的哲学内涵与意境，因此在开展太极拳练习之前，有必要对受试者进行太极拳理论的讲解，便于受试者在理解理论的基础上，能更好地将太极拳的精神与含义贯穿于动作之中，提高太极拳的无形疗效。如果是集体练习，应报告集体练习的场馆、人数、有无老师的同期引导；如果是自己单独练习，应报告受试者练习的时间、场合、时长等。

【条目 3】太极拳干预方案

3a 太极拳干预的单元数；3b 太极拳干预单元的频率和疗程

本条目是真正开展临床试验后，对受试者的具体要求，包括什么时间开展太极拳、每天开展太极拳的次数、每个招式的次数、每次太极拳掌握的总体时间、一共需要进行多少天的太极拳练习，如受试者在实际中，认为太极拳增加舒适感会自发增加锻炼次数，反之，则会忽略或减少太极拳，这种真实发生的情况，是否请受试者自行记录？这些都需要研究者在方案中有所阐述。

示例:“试验组在对照组治疗基础上增加太极拳联合运动康复训练治疗。太极拳要求每天 1 次的太极拳课程训练，持续 30 分钟，连续练习 36 周，主要练习内容包括：准备活动，训练前进行 5 分钟的‘松、柔、舒、缓’关节放松运动，同时进行 5 分钟的‘调身、调息、调心’身心调节练习；训练过程，主要强调用意不用力以及机体放松，从而使经络畅通并促进血液循环；训练结束，进行弹、抖的放松练习，帮助患者解除疲劳，加速机体恢复。整个训练过程需在经验丰富的太极拳老师指导下完成，太极拳老师要对患者严格要求，保证运动质量，背景音乐选择舒缓的太极拳专用音乐。”

【条目 4】其他干预措施

4a 对太极拳组施加的其他干预措施的细节（例如：常规西药、中药、针刺、慢跑、自行车、生活方式建议等）

在临床实际中，无论是试验组还是对照组，都有可能接受其他的干预措施，诸如中药复方的干预措施，细节可以参照 CONSORT-CHM Formulas 2017（CONSORT 2010 扩展版，用于报告中药复方干预的 RCTs），对于非药物治疗干预可以参照 CONSORT-NPT2017（CONSORT 2010 扩展版，用于非药物干预的方法学问题），对于针刺的干预措施可以参照 STRICTA 2010（针刺干预的报告规范），对于社会心理干预可以参照 CONSORT-SPI 2018（CONSORT 2010 扩展版，用于报告社会和心理干预的 RCTs）。

4b 干预实施的场所和相关信息，包括对受试者解说的信息

在对受试者进行知情同意的时候，应该告知受试者一切和临床研究相关的收益或风险，有助于消除受试者在整个试验阶段的心理顾虑或疑惑。

【条目 5】太极拳老师的资历

对太极拳老师的背景进行描述（包括资历、从属的太极拳相关机构、习练太极拳的时间，太极拳教学经验等）。

举例：应报告试验中太极拳老师的背景，包括资历或从属的太极拳相关机构、习练太极拳的时间、太极拳教学经验，以及其他任何相关的经验。如果试验中涉及多位太极拳老师，那么应具体报告各位太极拳老师在资历、接受的太极拳培训、习练太极拳的时间以及太极拳教学经验方面的相关差异。如果各干预组和对照组由不同太极拳老师分别指导学习太极拳，则应分别报告不同太极拳老师的背景。应报告选择太极拳老师的标准，因为太极拳老师的选择将会影响到试验结果的推广。如果已知太极拳老师之间存在资历的差异，则应报告是否采用标准化教学方案或者个性化教学方案，因为这些都影响到研究结果的推广应用。

【条目 6】练习太极拳的达标要求：针对该试验的研究目的和采用的太极拳干预措施，具体报告受试者练习太极拳的达标评估标准以及评价者

由于受试者对于太极拳的接受程度不同，使在受试者对于太极拳的练习或真正开展试验中的练习会有差别，这种差别有可能就是影响临床疗效的偏倚因素，因此，在完成试验后，不断地对太极拳作为干预方式进行评价，而且如有必要可以将太极拳的受试者，按照太极拳的接收程度作为分层评价，这就需要在试验开展前，对受试者的接受程度进行评估。因此，在设计临床试验前，就需要制定谁在评估受试者的接收程度，评估

的标准和依据是什么？评估的指标是定性还是定量？如是定量指标，每一级别的参考值是什么，依据是什么？等等。

【条目 7】对照或者对照干预

7a 在阐述研究问题时引用资料证明选择对照或对照措施的合理性；7b 精确地描述对照或对照措施

如果采用其他任何与太极拳类似的对照措施，则提供条目 1 ～ 3 所要求的细节信息。本条目主要阐述试验组与对照组在干预措施设计方面的可比性与合理性，可以参照针刺干预条目。

五、队列研究报告规范

队列研究（cohort study）又称定群研究、群组研究（group study）、随访研究（follow-up study）和纵向研究（longitudinal study）等，是 20 世纪 50 年代起广泛应用的一种分析性流行病学研究方法。其基本原理是将一个范围明确的人群，根据是否暴露（exposure）于某待研究因素及其暴露程度分成不同的组，随访观察一段时间，比较各组待研究的预期结局的发生情况，从而检验该暴露因素和结局是否存在关联，并进一步推断是否为因果关系。

队列研究是观察性研究中的一种，在调查疾病病因、医疗干预的效果和危害方面具有重要作用，同时也是循证临床实践的重要证据来源之一，在循证医学中的证据等级较高。

（一）背景与现况

为了更好地推动观察性流行病学研究的报告，2004 年，由方法学家、科研人员及编辑组成的国际性合作小组成立，并就 3 种主要的流行病学观察性研究（即队列研究、病例对照研究、横断面研究）的报告内容制定了规范，即 STROBE（strengthening the reporting of observational studies in epidemiology）声明。合作小组于 2005 年 4 月、2005 年 9 月、2007 年 10 月分别对 STROBE 声明进行了修订，使其更加全面、细致，更具科学性、合理性。

STROBE 声明已经被国际医学期刊编辑委员会列入《生物医学期刊投稿的统一要求》中。STROBE 声明的清单，包含 22 项条目。

（二）STROBE 声明的清单解读

【条目 1】标题和摘要（title and abstract）

（1）题目或摘要中要有常用专业术语表述研究设计。如有“队列研究”字样，也可以按照研究对象进入或终止队列研究的时间不同，表述为“前瞻性队列”“回顾性队列”或“双向性队列”，例如“中医药对原发性肝癌微波消融后复发转移影响的前瞻性队列研究”“中医药联合 TACE 对中晚期肝癌患者生存期影响的回顾性队列研究”。

（2）摘要内容要丰富，并且能准确流畅地表述研究中做了什么，发现了什么。摘要部分是全文的提炼，摘要的内容都体现在全文中，不可脱离全文单独撰写摘要。摘要采用“目的、方法、结果、结论”的格式，清晰表述时间、暴露因素、终点结局、统计结果等。

【条目 2】背景 / 原理

对所报告的研究背景和原理进行解释。队列研究是基于事物的因果关联，即假设疾病的发生必定有其原因，这种原因可以是病因，也可以是危险因素，因此队列研究是由因到果的研究。要解释本队列研究的背景和原理，即假设暴露因素是导致结局发生的原因，并详细解释假设成立的基础。

【条目 3】目标

阐明研究目标，包括任何预先确定的假设。研究目标相对研究假设会更加具体详尽。如假设在什么特质的人群中，研究哪种暴露因素与哪种结局之间的因果关联。例如“假设妊娠贫血程度与顺产产后出血发生风险具有因果关系。研究目标就是在妊娠贫血分别为高、中、低程度的产妇中，观察顺产产后出血发生率”。

【条目 4】研究设计

在论文中较早陈述研究设计的要素。研究设计要素包括对于暴露和结局的明确定义、测量方法、测量标准，并尽可能对暴露和结局的各种程度进行分类，并明确定义，可以包括暴露的水平、时间和方式，结局的程度、出现的时间，或者临床影像分析或病理分析的分型等。其他材料，包括尽可能详细的人口学特征、有可能的混杂因素或危险因素等。

【条目 5】研究现场

描述研究现场、具体场所和相关时间范围（包括研究对象征集、暴露、随访和数据收集时间）。对于一项大样本的前瞻性队列研究，往往是多中心研究，如在不同的医院或社区，需要描述每个研究现场和具体场所。此外，无论哪种类型的队列研究，都需要描述研究资料收集起始于何时，终止于何时。

【条目 6】研究对象

（1）*队列研究*　描述选择研究对象的合格标准，源人群和选择方法，描述随访方法。队列研究中暴露组和非暴露组的标准要明确，两组是来自一个人群（如一所大学所有在校生按照是否接种流感疫苗进行分组），还是来自两个平行的人群（如分别来自两所城市的电脑技术人员各自按照暴露电脑时间长短进行分组）。要描述选择方法，如通过网上招募、门诊招募等。

（2）*队列研究–配对研究*　描述配对标准和暴露与非暴露数目。配对设计是控制混杂因素的常用方法之一，将两组人群按照统一的标准配对，可以选择可能会影响到研究结果的因素，比如年龄、性别等。

【条目 7】研究变量

明确定义结局、暴露、预测因子、潜在的混杂因子和效应修饰因子（如果可能，给出诊断标准）。在队列研究中获取的任何信息，都可称之为“变量”，需要对每个“变量”，都进行明确的定义以及参考出处。如果变量的数量比较多，可以在文章附录中增加“变量清单”，有助于读者了解到除了研究结果中呈现的变量外，还涉及其他的所有变量。

【条目 8】数据来源 / 测量

对每个关心的变量，描述其数据来源和详细的判定（测量）方法（如果有多组，还应描述各组之间判定方法的可比性）。

暴露组和对照组，可以来源于同一人群或不同人群，但除暴露因素外，都应充分考虑各组数据的均衡性和可比性，即其余各因素在两组或多组中齐同。如果各组数据来源明显具有差异性，会影响研究结果的内部真实性，更不具备外部可推广的价值。

【条目 9】偏倚

描述和解释潜在偏倚的过程。队列研究中的偏倚，包括选择性偏倚、失访偏倚、混杂偏倚和信息偏倚等。在队列研究开展过程中，应预估潜在的偏倚，并对偏倚的控制、处理及解释进行相关预案设计，以便保证研究中的偏倚最小，对确实避免不了的偏倚，可以做出合理的解释。

【条目 10】样本大小

解释样本大小的确定方法。队列研究计算样本量时需要考虑暴露组与对照组的比例，对照组的样本量不能少于暴露组，一般是两组样本量相等。如果某一组样本量太小，将增大合并标准差，使总体样本量增大。在队列研究中，失访是不可避免的，因此，计算样本量时，需预先估计失访率，适当扩大样本量，避免因失访导致样本量不足，影响结果的分析。假定失访率为 10%，在计算出的样本量的基础上再加 10% 作为实际样本量。如果是预研究或探索性研究，没有计算样本量的参数，那需说明确定样本大小的方法。

【条目 11】计量变量

解释分析中如何处理计量变量（如果可能，描述怎样选择分组及分组原因）。计量变量也称之为定量变量，这些变量具有数值特征，比如长度、重量、速度等。如果暴露因素是数值型，按照数值型的不同阶段进行分组，分组后就由计量变量转变为分类变量，就需要解释分组的原因，包括分类的数量、截断值、各组的均值或中位数。

【条目 12】统计学方法

（1）*描述所有统计学方法，包括控制混杂方法*　一项研究的指标有多种，针对多种指标选用的统计方法或统计模型不同，此外，对于控制混杂的方法也不同：对于已测量的混杂因素，可采用传统的分层分析、配对分析、协方差分析或多因素分析，也可采用倾向性评分、疾病风险评分等方法进行混杂因素匹配、分层和调整；未测量混杂因素的统计学方法包括工具变量法、本底事件率比校正法和双重差分模型及其衍生方法。

（2）*描述亚组和交互作用检查方法*　亚组分析是为了避免由于患者特征的不一致造成的差异。但需要注意，若亚组分析结果不一致时，应该首先考虑因素间交互作用。若交互作用不显著，可不必分层分析，应将某因素合并后综合分析；若交互作用显著，应以分层后的亚组分析检验结论为准。

（3）*描述缺失值处理方法*　在临床研究中数据缺失是不可避免的问题，任何形式的数据缺失都可能会影响分析结果的准确性。对于缺失值处理方法包括忽视缺失值、数据填补（简单 / 单一填补、多种填补），不论用哪种方法处理缺失数据，都需要明确描述。

（4）如果可能，解释失访的处理方法　在设计临床研究前，计算样本量时常考虑10% ～ 12% 的脱落率。受试者脱落包括退出或失访。退出是由于受试者出于种种原因（包括治疗效果、不良反应、其他治疗等）自动退出试验，虽然受试者终止试验，但还可以联系或获得该病例的数据；失访是由于无法得到最终的观察结果，或始终联系不到患者。对于这两种原因导致的脱落，应在报告中有所描述。

（5）描述敏感度分析　研究中存在混杂因素在所难免，可通过统计分析方法对混杂因素加以消除，但是否消除了混杂因素的影响，可以通过敏感性分析加以佐证。如果敏感性分析的结果与主要分析结果一致时，有利于提高研究结论的可靠性。敏感性分析也常用于处理失访病例，探讨失访对主要结果有无影响。

【条目 13】研究对象

本条目可以和条目 6 互相参照，条目 6 重点在于入组的研究对象的特征，本条目主要侧重各个阶段研究对象的数目和失访原因。

（1）报告研究的各个阶段研究对象的数量　如可能合格的数量，被检验是否合格的数量，证实合格的数量，纳入研究的数量，完成随访的数量和分析的数量；一项大样本队列研究常常耗时长，不但耗费人力、物力和时间，还由于人群迁徙等原因，使随访过程的参与率、随访率有所波动。因此，报告队列研究中各个阶段研究对象的数量，有助于读者对于研究中参与率或随访率的了解，也有助于研究者对于研究中加强随访的意识，随访率降低到一定程度，会造成研究结果的偏倚。

（2）描述各个阶段研究对象未能参与的原因　在研究中，对研究对象数量的观察以及对失访对象原因的追溯，可以加强依从性策略。

（3）考虑使用流程图　图像比数字更具有直观性。

【条目 14】描述性资料

（1）描述研究对象的特征（如人口学，临床和社会特征）以及关于暴露和潜在混杂因子的信息　要充分描述研究对象的基线材料，如研究对象的年龄、性别、身高、体重、血型、职业、婚姻状况、受教育程度、籍贯、民族、常住地、生活习惯、家族史、遗传史、过敏史、生育史等，包括临床特征（疾病分型、证候分类）。

（2）指出每个关心的变量有缺失值的研究对象数目　临床研究过程中的一些缺失值，可能导致新药评价过程中的偏倚和降低评估的精确性和损耗随机化的效果，以致做出偏倚性结论。由于脱落数据很可能是一些极端值（如因治疗无效而未再回访），缺失的这部分研究数据会导致低估结果的变异性，从而得到一个“人为狭窄”的治疗效应，因此记录每个变量的缺失数量，并对缺失值进行分析具有重要意义。

（3）总结随访时间（如平均时间及总和时间）　随访时间长短是影响临床疗效评价的重要因素，有些期刊对于不同临床研究的随访时间有相关要求，如对采用皮瓣移位修复创面的随访时间要超过 6 个月，否则限制刊发。同时，描述随访时间包括均数或中位数，或人时数等，对读者判断有无失访偏倚具有重要意义。

【条目 15】结局资料

报告发生结局事件的数量或根据时间总结发生结局事件的数量。队列研究是将队列人群按照是否暴露于某个研究因素以及暴露等级不同分为不同的研究组，追踪随访适当长的时间，比较不同研究组之间疾病或结局发生率的差异，来判定暴露因素与结局（与暴露因素有关的结局）之间有无关联及关联大小的一种观察性研究方法。除了对于各组人群的结局的判断需要采用相同的标准外，还需要比较各组人群结局事件发生率的差异，进而验证和评价暴露与结局之间的关系。

有的队列研究是分析一种暴露因素与多种结局的关系，也有研究是分析多种暴露因素与一种结局的关系。不管哪种队列研究，都有必要明确报告结局事件的数量或根据时间总结发生结局事件的数量。

【条目 16】主要结果

（1）给出未校正的和校正混杂因素的关联强度估计值和精确度（如 95%CI），阐明根据哪些混杂因素进行调整以及选择这些因素的原因　混杂偏倚是由混杂因素引起，可以通过分层分析、多因素分析加以调整与控制，然而前提是设计时必须将混杂因素列为调查因素，这样才能在调查中获得混杂因素的信息，才能够通过适当的统计学方法进行控制。因此在设计调查因素时不仅仅关注假设因素，而且要充分考虑潜在的混杂因素，并在统计分析时采用适宜方法消除混杂影响。

（2）当对连续性变量分组时需报告分组界值　在统计分析时，很多连续变量在进行离散化的情况下，就需要子报告中描述分组的连续变量值。比如按照体重将 50 ～ 60kg 为低体重，60 ～ 70kg 为中体重级，70 ～ 80kg 为高体重级等。

（3）如果有关联，可将有意义时期内的相对危险度转换成绝对危险度　相对危险度是两组事件发生率的比值，绝对效应度是两组时间发生率的差值。一般发生率较高的事件可以选择相对危险度。

【条目 17】其他分析

报告进行的其他分析，如亚组和交互作用分析及敏感度分析。可以参照条目 12。

【条目 18】重要结果

概括与研究假设有关的重要结果。研究结果是由研究数据经过数据统计分析后的客观结果，不是所有结果都有意义，着重讨论并解释能够佐证研究假设的重要结果，有助于读者可以在最短的时间获取本研究的聚焦点。

【条目 19】局限性

结合潜在偏倚和不精确的来源，讨论研究的局限性；讨论潜在偏倚的方向和大小。任何研究都有一定的局限性，客观地解释和评估研究的局限性，对指导读者在此基础上对研究结论的研判，以及基于本研究基础上开展的其他研究具有重要意义。研究的局限性主要来自潜在的偏倚，包括研究对象的选择、样本量的多少、研究现场或结构的条件、暴露因素的标准、结局的定义、两组的均衡性或可比性、评价的标准、统计方法的选择、研究对象的失访率等。

【条目 20】解释

结合研究目的、局限性、多因素分析、类似研究结果和其他相关证据，谨慎给出一个总体的结果解释。一项队列研究的结果，往往容易被夸大解释，使该研究中得出的暴露因素与结局的因果关系，适用于更广泛或更多样的人群中。

【条目 21】可推广性

讨论研究结果的可推广性（外推有效性）。一项研究的目的，是使符合研究对象的所有人群都受益，这种由本研究的结果推广至更广泛人群或机构的形式，称为可推广性，也称为外推有效性或外部适应性。例如，研究结果是否能够应用到其他年龄、不同性别、不同种族、不同地域、不同气候特点等研究对象中；暴露因素的性质、程度、水平以及结局的定义、分型、特点等是否能够应用到其他人群中；由于时代的变化，历史性研究资料的结果是否仍可以指导当代的诊疗活动。因此，详细地描述开展研究的任何细节，包括但不局限于机构、人群特征、暴露特征、结局特征、随访信息等，非常有必要。

【条目 22】资助

给出当前研究的资助来源和资助者（如果可能，给出原始研究的资助情况）。一项研究的设计、数据收集和分析以及研究结论会与资助来源或资助者有一定的利益关系。因此，客观地表述资助来源或资助者，有助于读者对于研究结论直观和准确的判定。

六、系统评价和 Meta 分析优先报告

（一）现况与背景

随着循证医学的兴起，如何系统地总结既往的研究成果，为循证决策提供高质量的证据日益受到重视。系统综述和 Meta 分析已被公认为客观评价和合成针对某一特定问题的研究证据的最佳手段，通常被视为最高级别的证据。但有研究显示，大部分系统评价 /Meta 分析缺乏对关键信息的充分报告，使其价值不能得以实现，甚至造成临床决策的误导。由于基于 RCT 的 Meta 分析最为常见，1996 年，由临床流行病学家、临床学家、统计学家、从事 Meta 分析的研究人员以及来自英国和北美的对 Meta 分析感兴趣的编辑共 30 人组成专家小组，对 RCT 的 Meta 分析报告质量进行了方法学的评价，即 QUOROM（the quality of reporting of Meta-analyses of randomized controlled trials）声明，并提出了统一的报告格式。2009 年，以 David Moher 为代表的小组对 QUOROM 进行了修订和总结，加入了对系统评价的关注，并将其更名为“系统评价和 Meta 分析优先报告的条目”（preferred reporting items for systematic review and Meta-analysis，PRISMA）。PRISMA 声明共包括 27 个条目和一个四阶段的流程图。

（二）PRISMA 报告规范的条目解读

【条目 1】标题

将标题确定为系统评价、Meta 分析或两者兼有。系统评价（systematic review，SR）是按照纳入标准广泛收集关于某一医疗卫生问题的研究，对纳入研究进行严格的

偏倚风险和证据质量评估，将各研究结果进行定量合并分析或定性分析，以对该问题进行系统总结的研究方法。对于定量合并分析的方法就是Meta分析。在题目中明确描述出“系统评价”“Meta分析”，有助于读者在检索文献的方便性和全面性。

【条目2】结构化摘要

提供结构化摘要，包括：背景、目标、数据来源、研究资格标准、参与者和干预措施、研究评估和综合方法、结果、局限性、主要发现的结论和影响、系统评价注册号。摘要是系统评价或Meta分析的关键内容的浓缩，由于有字数的限制，对关键内容进行提炼与浓缩即可。

【条目3】理论基础

描述在已知情况下进行评价的理由。在针对某一具体的临床问题或制定医疗卫生问题决策时，往往会查阅相关研究是否有已发表的最佳证据，往往先从最高证据等级的系统评价或Meta分析入手。当没有获得能解决目前问题的系统评价或Meta分析时，研究者往往会自己入手撰写系统评价或Meta分析，如果已有现有的系统评价或Meta分析，需要考虑是否需要更新，是否已经整合之前所有相关研究。但系统评价或Meta分析是一项大工程，要考虑时间、人力、物力和财力，因此描述撰写或更新系统评价或Meta分析的理由，非常有必要。理由往往包括：研究问题对公共卫生、患者个体、卫生政策等方面的重要性；当前已有的研究结果及局限性；该系统评价或Meta分析所能提供的信息等；同时还要充分考虑该系统评价或Meta分析的临床适用性。

【条目4】目标

提供关于研究对象、干预措施、对照、结局和研究设计（PICOS）的明确问题陈述。PICOS原则是系统评价或Meta分析构建问题的关键信息，研究者需要明确纳入研究中的PICOS的定义。研究对象需要考虑西医诊断结合中医诊断，诊断标准需要采用国际或国内最新版标准，并提供相应出处；描述两组的干预措施，包括名称、方法、疗程等；描述结局指标，包括有效性和安全性指标，或者经济学指标等；研究设计类型包括随机对照研究或非随机对照研究等。

【条目5】方案和注册

指出是否存在评价方案，是否以及在何处可以访问该方案（例如网址），并且如果可用，提供包括注册号在内的注册信息。在计划制作系统评价或Meta分析前，需要制定研究方案，并将研究方案在相关网站进行注册，所谓注册（registration）即通过共享的平台将研究者感兴趣的研究问题进行记录并向公众公布研究方案信息及实验结果；当注册成功后，该研究问题的研究方案、研究进程及最终的研究结果都会在这个可视化的平台被其他感兴趣的公众看到。研究注册制度不仅有利于增加研究信息的透明度、减少发表偏倚，更有利于保障临床研究的质量、增加研究过程的规范性和研究结果的可信度，已成为当今医学研究发展的主流趋势，目前可进行系统评价与Meta分析注册的机构有：Cochrane协作网、PROSPERO国际化注册平台、JBI（Joanna Briggs Institute）循证卫生保健中心、Campbell协作网（Campbell Collaboration）和环境证据协作网（Collaboration for Environmental Evidence，CEE）。

【条目 6】资格标准

指定用作资格标准的研究特征（例如：PICO，随访时间）和报告特征（例如：年份，语言，出版状态），给出理由。可以参照条目 4。

【条目 7】信息来源

描述检索中的所有信息源（例如：具有覆盖日期的数据库，与研究作者联系以确定其他研究）和最后检索的日期。信息检索对于制作系统评价或 Meta 分析是非常关键的步骤，有助于读者理解信息来源，包括检索的数据库、检索时间范围、语种限制、研究类型限制、检索词等。检索的数据库尽可能选择具有代表性的数据库，如外文数据库建议至少检索 MEDLINE/PubMed、EMbase、BIOSIS Preview，中文数据库建议至少检索 CBM、CNKI 和 WanFang Data。此外，对于非电子化或非公开出版的材料，则应该描述如何获取该研究资料，及研究资料的真实性和准确性。

【条目 8】检索

报告至少一个数据库提供完整的电子检索策略，包括使用的任何限制，以便可以重复。详细报告电子检索策略有助于读者可以完全重复检索同样的资料。电子检索策略，包括检索式、检索数据库、检索年限、检索的关键词或主题词、检索的研究类型等。还需要描述每个检索词之间的逻辑关系。

【条目 9】研究选择

陈述选择研究的过程（即筛选，资格，纳入系统评价，并在适用的情况下纳入分析）。系统评价与 Meta 分析的制作是基于原始研究，每项原始研究都有研究的侧重点。因此，需要描述对于符合系统评价与 Meta 分析的纳入标准、排除标准，对于筛选原始研究的过程，可以参考 PRISMA 流程图制作。

【条目 10】数据收集过程

描述从报告中提取数据的方法（例如：试验表格，独立，一式两份）以及从调查人员处获取和确认数据的任何过程。提取被纳入研究的数据信息，是进行系统评价的第一手资料，需要先建立数据提取表，可以使所有信息直观地呈现给读者。可以利用 Access/DataEase/Excel 等软件提取，需要描述数据提取表的信息，有无修订，对数据提取的处理办法，如等级资料的提取、重复测量数据等，提取人员是否具有专业背景，是否两人独立完成，是否已通过二次核准。针对有异议数据的处理办法，数据提取表需要作为附表或相关网址，可以使读者查阅。

【条目 11】数据变量

列出并定义所需数据的所有变量（如 PICO、资金来源）以及所做的任何假设和简化。数据变量往往在研究方案中预先确定，在制作系统评价与 / 或 Meta 分析过程中，也有可能根据纳入原始研究的内容，对于数据变量进行扩增，不管基于何种目的，在报告中都需要体现所有纳入的数据变量的定义。

【条目 12】个体研究中的偏倚风险

描述用于评估个体研究偏倚风险的方法（包括是否在研究或结果水平进行的规范），以及如何在任何数据综合中使用这些信息。对于纳入系统评价或 Meta 分析的每个研究都进行偏倚风险评估是必要的。对于基于 RCT 质量评价工具包括 Cochrace 风险偏倚评估工具、物理治疗证据数据库量表（physiotherapy evidence database，PEDro）、Delphi 清单（Delphi list）、CASP 清单（critical appraisal skills programme）、Jadad 量表（Jadad scale）。对于观察性研究的质量评价工作包括 NOS 量表、CASP 清单、AHRQ 横断面研究评价标准等。

【条目 13】效应指标

说明主要效应测量指标（例如：相对危险度、均差等）。效应指标大多都是计数资料或计量资料。对于二分类资料（计数资料）常用的效应量为相对危险度、比值比、危险度差值（绝对危险度）；对于连续性变量（计量资料）的效应量为加权均数差、标准化均数差等。

【条目 14】结果综合

描述处理数据和结合研究结果的方法（如果完成），包括每个 Meta 分析的一致性检验。在进行 Meta 分析时，首先需要对每个研究计算综合统计量，其次进行加权合并效应量。如果存在临床异质性，则应分亚组对临床同质性数据进行分析，如果亚组内有统计学异质性，再进行临床异质性分析，查找有可能导致异质性的原因。如果除外临床异质性的原因，可通过应用随机效应模型进行合并或选择不进行 Meta 分析。

【条目 15】研究中的风险偏倚

指定任何可能影响累积证据的偏倚风险评估（例如：发表偏倚，研究中的选择性报告）。在一项系统综述或 Meta 分析中纳入的研究可能存在的偏倚而进行深入的风险评估是有必要。包括每个研究研究内部的风险偏倚，不仅要评估研究层面，如随机分配方案的隐藏是否充分、是否存在研究指标的选择性报告；还需评估结局层面，如不同结局指标的测量方法是否可靠和真实等；以及每个研究之间的风险偏倚，比如发表偏倚等。

【条目 16】附加分析

描述附加分析的方法（如敏感性分析或亚组分析、回归分析），如完成，说明预先指定的方法。敏感性分析或亚组分析是系统评价和 Meta 分析中较为常用的两种统计设置。这两种分析方法可以为系统评价和 Meta 分析的主要结果提供许多其他有价值的信息。

敏感性分析可以评价 Meta 分析结果的可靠性，针对研究特征（如方法学质量水平），通过剔除某些低质量研究或采用不同疗效评价标准、统计方法，以探讨其对合并效应量的影响，关注的是重复进行 Meta 分析得到的合并效应量与原效应量的比较。

亚组分析可以避免由各项研究中的人群特征、干预措施、研究地域等差异而引起的异质性。将有可能引起差异的因素，分为两组或多组，观察各个亚组合并效应后其效应量之间差异是否具有统计学意义，即亚组合并效应量与分组因素是否存在交互作用（interaction），由此判断分组因素是否为各项研究结果之间存在异质性的重要贡献因素。

【条目 17】研究筛选

给出筛选的研究数量，根据纳排标准决定是否纳入评估，同时给出筛选过程中每个阶段原始研究被排除的原因，理想情况下使用流程图。可以参照条目 9。

【条目 18】研究特征

对于每项研究，提取数据的当前特征（例如：研究大小，PICO，随访期）并提供引用。可以参照条目 9 和条目 10。

【条目 19】研究中存在的风险偏倚

提供每项研究偏倚风险的数据，如果可能，评估偏倚对结局影响的结果，可以参考条目 12。本条目是对 PRISMA 的结果部分的报告规范，主要侧重于对各研究内部的偏倚评价后的结果。

【条目 20】个别研究的结果

对于每项研究考虑的所有结果（益处或危害）。

20a 每个干预组的简单汇总数据

目前系统评价较为重视有效性指标，而忽略安全性指标，不管是否有差异，都应将所有结果汇总。

20b 效应量和置信区间，理想情况下的森林图

森林图可以非常直观地表达每个研究的结局，而且包括每个研究的效应值和 95% 的置信区间。

【条目 21】结果综合

目前所做的每个 Meta 分析的结果，包括置信区间和一致性检验。可参照条目 13。一般应用 RevMan 软件对效应量采用置信区间和一致性检验。置信区间（confidence interval，CI）可以表达准确度和精确度，默认的置信区间为 95%，置信区间越窄表示精确度越高。

【条目 22】研究中存在的风险偏倚

提供所有研究中的偏倚风险评估结果，可以参照条目 15。

【条目 23】附加分析

给出附加分析的结果（如敏感性或亚组分析、回归分析），可以参照条目 16。

【条目 24】总结证据

总结主要结果，包括每个主要结果的证据强度；考虑它们与利益相关者（如医疗保健提供者、用户和决策者）的相关性。本条目是讨论部分内容，评估每个结局指标的证据强度，可以参照 GRADE 系统。

【条目 25】局限性

讨论研究和结果层面的局限性（例如风险偏倚），以及评价的局限性（例如对已确定研究的不完全检索、报告偏倚）。局限性包括纳入单个研究的方法学质量和报告质量，文献检索、信息提取、偏倚风险评估、结果合并等过程的规范性和结论的适用性等。

【条目 26】结论

提供在其他证据背景下对结果的一般解释，以及对未来研究的启示。系统评价或 Meta 分析作为证据等级最高的研究类型，其结论势必会对医疗决策、对个体医疗行为以及未来的研究趋势产生重要影响。

【条目 27】基金

描述系统评价和其他支持的资金来源（例如数据的提供）；系统评价出资人的角色。资助资金来源很大程度可以帮助读者了解研究结论是否真实可靠，是否与资助资金来源存在利益冲突。

第十一章 临床试验与系统评价注册

临床试验是指以人为对象的前瞻性研究，预先将受试者或受试人群分配至接受一种或多种医疗干预，以评价医疗干预对健康结局的影响。《赫尔辛基宣言》规定“在第一个主体募集前，每个临床试验都必须在可公开访问的数据库中注册”，目的是提高类似或相同试验的知晓度，尽可能避免研究者和资助机构不必要的重复试验。系统评价是循证决策最高级别的研究证据。为了减少选择性报告偏倚，避免研究者开展重复工作，浪费人力和时间，系统评价注册尤为重要。临床试验注册平台包括中国临床试验注册中心、Clinical Trial，系统评价注册平台包括 Cochrane 协作网系统评价注册、PROSPERO 国际化注册平台。本章将对以上注册平台的基本情况与注册流程进行介绍。

第一节 中国临床试验注册中心注册介绍

一、注册网站简介

中国临床试验注册中心（Chinese Clinical Trial Registry，ChiCTR）是 2005 年由四川大学华西医院研究团队建立。2007 年被认证为世界卫生组织国际临床试验注册平台的一级注册机构，是一个非营利的学术机构。香港中文大学临床试验注册中心和中国中医科学院针灸注册中心 / 中医药临床试验注册中心是中国临床试验注册中心的二级机构。中国临床试验注册中心的注册程序和内容完全符合 WHO 国际临床试验注册平台（WHO ICTRP）和国际医学期刊编辑委员会（ICMJE）的标准。中国临床试验注册中心接受在中国和全世界实施的临床试验注册，将临床试验的设计方案及一些必要的研究信息向公众透明，并将注册信息提交至世界卫生组织国际临床试验注册平台供全球共享。

临床试验注册是医学研究伦理的需要，也是临床试验研究者的责任和义务。临床试验注册一方面为了尊重和珍惜所有试验参与者的贡献，另一方面用于改善全社会的医疗保健，因此，任何临床试验都与公众利益息息相关。临床试验注册信息的公开不仅可以追溯每个临床试验结果的真实性，还可以减少不必要的重复研究。临床试验注册制度不仅有利于增加临床试验信息的透明度、减少发表偏倚，更有利于保障临床试验质量、使整个试验过程更具规范性，增加了试验结果的可信度，已成为当今临床试验发展的主流趋势。在人体中或采用取自人体的标本进行的研究，如随机对照试验、病例 - 对照研究、队列研究及非对照研究、预后研究、病因学研究，以及各种诊断技术、试剂、设备的诊断性试验，均需要进行临床试验注册并公告。

二、注册流程及主要内容

首先在中国临床试验注册中心网站上建立申请者账户：点击 ChiCTR 首页右侧的"用户登录"的"新用户注册"，将个人信息录入此表后点击"立即注册"，开始注册账号信息；注册成功后在"用户登录"区输入用户名和密码，点击"登录"就进入用户页面，然后点击"新注册项目"。标注有红色"*"号的栏目为必填栏目，填写完成后，点击注册表最后的"提交"即可完成方案注册。详细注册指南可登录网址 http://www.chictr.org.cn/registry.aspx。

所有申请注册的试验均需要提交研究计划书全文和受试者知情同意书（模版可在网站"重要文件"栏中下载）。研究计划书和知情同意书只用于在预审时了解注册研究的设计，以及该研究是否做了充分的准备，并不会对外公开。如提交资料合格，审核完成后，自提交注册表之日起两周内可获得注册号，在获得注册号后第二周即可在 WHO ICTRP 检索到已注册试验。试验完成后，统计学结果需上传到临床试验公共管理平台 ResMan（www.medresman.org），一年后公布结果。

第二节 Clinical Trial 注册介绍

一、注册网站简介

Clinical Trials.gov 是一个基于 Web 的国际临床试验注册平台，由美国国立医学图书馆（NLM）与美国食品与药物管理局（FDA）于 1997 年开发，2002 年 2 月正式运行的临床试验资料库。其目的是：①为患者、医疗卫生人员和社会大众提供临床试验信息的查询服务；②向医学科研人员和机构提供临床试验注册服务，可为患者及其家人、医疗保健专业人员、研究人员和公众提供有关公共和私人支持的各种疾病和状况的临床研究信息的便捷访问方法。Clinical Trials.gov 是目前最具国际影响力的临床试验注册机构之一，其注册和查询临床试验均为免费，被誉为公开化、国际化临床试验注册的典范。同时，该网站和临床研究数据库通常也被称为"注册和结果数据库"，其数据库中列出的研究在 50 个州和 216 个国家中进行。

Clinical Trials.gov 的维护是由美国国立卫生研究院（NIH）的国家医学图书馆（NLM）进行操作，而该网站上的信息则是由临床研究的发起者或主要研究者提供和更新。研究通常在开始时就提交到网站（即已注册），并且在整个研究过程中都会更新网站上的信息，在某些情况下，研究结果会在研究结束后提交。其注册流程快速简洁，操作界面清晰友好，信息单元设计严谨，既能使研究者在较短的时间内完成试验方案的注册及信息填写，又能通过其内在质控系统确保临床试验信息的相对真实。Clinical Trials.gov 不仅是一个临床试验注册机构，还是一个开放的临床试验资料库，公众及研究者可以在 Clinical Trials.gov 检索到在其注册的临床研究的最新信息。这既有助于增加试验的透明度、减少临床研究中的选择和发表偏倚，又能使研究者及时掌握相关学科临床试验的开展情况及具体信息，避免重复试验和研究资源的浪费。

二、注册流程及主要内容

Clinical Trials.gov 要求在其数据库注册的临床试验必须符合伦理和当地法规两个条件。注册流程具体如下：首先，申请研究方案注册系统（protocol registration system，PRS）账号。PRS 账号分为两种：一种是单位账号，申请时登录 http://prsinfo.clinicaltrials.gov/gettingOrgAccount.html，本账号适用于机构使用者，用于在一个机构内进行的多个临床试验注册；另一种是个人账号，申请时登录 http://prsinfo.clinicaltrials.gov/gettingIndivAccount.html，用于个人研究者进行临床试验注册。申请后 2 个工作日内，Clinical Trials.gov 生成账号，并以电子邮件告知申请者如何登录 PRS 并注册临床试验。获得 PRS 账号后，登录 https://register. clinicaltrials.gov 即可进行临床试验方案注册。在 Clinical Trials.gov 进行一个完整方案注册，需要填写的内容大致可以分为以下 12 部分：如研究方案名称和背景资料、FDA 相关信息、受试者评审信息等。有的需要在有限的选项中选择一项或多项，如研究类型；有的则需要注册者自行填写，如研究方案说明。在临床试验实施过程中，随着试验的进展以及研究方案的完善，相关的信息单元内容亦需及时更新。Clinical Trials.gov 试验注册指南详见网址 https://clinicaltrials.gov/ct2/manage-recs/how-register。

第三节 Cochrane 协作网系统评价注册介绍

一、注册网站简介

Cochrane 协作网（Cochrane collaboration，CC）成立于 1993 年，是一个由健康和社会护理从业人员、研究人员、患者权益倡导者等组成的全球网络，其使命是通过产生高质量、相关、可获得的系统评价和其他综合研究证据来促进循证决策。Cochrane 协作网是一个非营利性组织，其成员的目标是提供可靠的信息，不受商业赞助和其他利益冲突的影响。Cochrane 网络遍及每个大洲和每年建立的新的国家级组织，Cochrane 的内容已被翻译成 14 种语言并推广到全球。Cochrane 与卫生专业人员、政策制定者和世界卫生组织（WHO）等国际组织合作制定有证据的指导方案和政策。系统评价（Cochrane reviews）是其中许多准则的基础。例如，数十项 Cochrane reviews 被用作世卫组织关于母乳喂养和疟疾的参考。Cochrane reviews 对卫生和社会保健影响的例子还有很多，如皮质类固醇治疗早产风险妇女、黄斑变性治疗方法和氨甲环酸治疗创伤出血患者等有影响力的系统评价证明了这些改变生命的干预措施的益处，并影响了世界各地的临床实践。

Cochrane 协作网的工作以十项关键原则为基础。①相互合作：促进全球合作、团队合作以及公开透明的沟通和决策；②以个人的热情为基础：吸收和支持具有不同技能和背景的人员参与合作；③避免重复工作：通过良好的管理、协调和有效的内部沟通，最大限度地节约人力；④最大限度地减少偏差：通过各种方法减少偏差，如科学严谨、确保广泛参与、避免利益冲突；⑤保持更新：通过约定，确保 Cochrane 系统评价随着有关新研究依据的出现而不断更新；⑥力求相关性：通过使用对人们在健康和医疗保健方面的选择至关重要的结局来促进健康问题的评估；⑦推动实践：通过广泛传播 Cochrane 协作网的研究成果，发挥联合策略的优势，采用适当的价格、内容和媒体以满足全球用户的需求；⑧确保质量：采用先进的方法学开发能改进质量的支持系统，以不断提高系统评价的质量；⑨可持续发展：确保对系统评价、编辑处理和主要功能的持续管理和更新；⑩实现广泛参与：促进不同阶层、语言、文化、种族、地区、经济和技术水平的国家和人民参与合作。

Cochrane 协作网的贡献者包括研究人员、从业者、卫生系统使用者（消费者、护理者和普通公众）、政策制定者、编辑与翻译人员等，他们都共同致力于产生可靠的、最新的证据。Cochrane 系统评价的编辑和出版由与主题相关的 Cochrane 评议小组协同完成，这些小组共组成 8 个网络。对于大多数作者来说，这将是他们与 Cochrane 的主要联系网络点。Cochrane 系统评价评议小组得到了其他方法开发小组的广泛支持，为不同地理区域的 Cochrane 活动提供了帮助，并着重于卫生领域的不同交叉主题。

Cochrane 系统评价小组（collaborative review group，CRG）是 CC 内部最核心的生产单位，主要任务是生产和制作 Cochrane 系统评价（Cochrane systematic review，CSR），即按照对人类健康影响最大、研究基础相对较好，且共同感兴趣的大病种成立的系统评价小组，例如中风组、传染病组、性传播疾病组、肿瘤组等。其次是按照疾病发生、发展的规律，将相关系统研究小组（systems research group，SRG）组合而成更大的实体，即领域和网络，如现已有肿瘤网络、补充医学（complementary medicine）、老年医学保健、健康促进、初级保健、康复医疗及相关治疗和疫苗 7 个领域。

Cochrane 系统评价是 Cochrane 协作网成员在 Cochrane 统一的 Handbook 指导下，在相应 Cochrane 评价组编辑部指导和帮助下完成的系统评价，其结果发表在 The Cochrane Library 上。因其质量措施非常严格，被公认为其平均质量比普通系统评价更高。Lancet、JAMA 等权威杂志愿意同时或先后发表 Cochrane 系统评价。Cochrane 系统评价拥有世界上权威统计学家和流行病学专家领导的方法学工作组进行方法学研究，有不断更新的统一工作手册（Cochrane 协作网手册），虽然这本手册侧重于干预措施的系统评价，但 Cochrane 制定了五种主要类型的系统评价，每一种都有一套严格的方法，并使用统一的系统评价软件（RevMan），而且有完善的方法学培训体系、全面的专家组指导、健全的审稿和编辑系统、完善的修改与发表反馈机制、完善的临床研究资料库，并通过全面的检索策略以尽量减少发表偏倚。国际 Cochrane 协作网目前共有 49 个系统评价协作组，涉及多个学科，Cochrane 协作网对所有感兴趣的人开放。

虽然 Cochrane 是最早制作和发表系统评价的组织之一，但现在许多组织和期刊也在做同样的工作。Cochrane 最与众不同的关键因素是其严谨的方法。Cochrane 方法学小组由世界领先的统计学、信息检索、偏倚、定性方法和许多其他专业领域方法学专家自愿合作组成。这些方法学小组确定了最有效和最高效的方法进行系统评价，最大限度地减少偏倚，并确保对结果进行恰当的分析和解释。

二、注册流程及主要内容

一项新的Cochrane系统评价方案由作者团队提交给Cochrane系统评价小组（CRG），CRG同意后进行方案注册，并支持从注册到发布方案、完成系统评价和更新进行全程管理。作者们应该建立一个在系统评价主题选择、检索、分析等方法方面有适当经验和专业知识的团队。所有参与的作者都应符合ICMJE的出版物作者身份标准，并遵循Cochrane的政策，以避免存在潜在的利益冲突。所有从事Cochrane系统评价的作者团队都与CRG合作。目前大约共有50个CRG，每个CRG专注于特定的健康领域，如妊娠和分娩、精神分裂症、眼睛与视力等。CRG被分成若干个网络，每个网络代表一个主题组，如儿童与家庭、精神健康与神经科学以及公共健康系统等。

Cochrane系统评价的第一步是向负责相关健康领域审查的CRG进行方案注册。方案注册应在工作开始之前进行，注册过程中确保拟进行的系统评价主题范围是适当、全新的，避免与之前已有的Cochrane系统评价重复。CRG编辑团队将评估每个提交注册方案的适用性、重要性，以及资源对本方案的支持程度。CRG开展优先级确定工作，以识别他们认为是高度优先级的主题领域和特定的健康问题。这些工作通常咨询利益相关者，包括消费者、临床专家和政策决策者。如果以上人员在给拟注册的作者团队提供积极支持，CRG可能无法接受其优先级之外的主题注册。在这种情况下，Cochrane建议作者在Cochrane之外进行系统评价，并将其发表在另一本期刊上。如果CRG同意注册，作者将被要求制定并提交一份详细的方案。Cochrane的编辑流程与其他期刊相似，包括编辑和同行评审。CRG可以拒绝不符合出版标准的稿件。

Cochrane系统评价必须由多个人进行，以确保至少由两个人可以独立执行文献筛选和数据提取的任务。在可能的情况下，鼓励作者在制定和实施方案时寻求并纳入用户的观点，包括消费者、临床医生以及来自不同地区和环境的用户。撰写和完成系统评价的时间是灵活的，撰写一份Cochrane系统评价方案可能需要2～6个月的时间，而完成一份完整的系统评价可能需要1～2年的时间。Cochrane系统评价要经过注册标题、发表研究计划书、撰写全文这3个基本步骤。注册一项新的系统评价所需遵循的步骤可参考Cochrane工作手册（https://training.cochrane.org/handbook/current）。标题注册成功后，一般要求在6个月内完成计划书的提交。Cochrane为作者撰写系统评价计划书提供了高度结构化的格式，以指导作者准确填写应报告的所有信息。自2013年10月1日起，除在Cochrane图书馆的Cochrane系统评价数据库中发布计划书外，所有Cochrane计划书都自动注册在PROSPERO系统评价注册平台，从而实现透明化和问责制。

第四节　PROSPERO 国际化注册平台系统评价注册介绍

一、注册网站简介

PROSPERO 为英国国家健康研究所（National Institute for Health Research，NIHR）属下的评价和传播中心（Centre for Reviews and Dissemination，CRD）合作创建的全球开放性注册平台，并于 2011 年 2 月 18 日在加拿大温哥华举行启动仪式。PROSPERO 旨在进一步确保非 Cochrane 系统评价的客观和真实，为循证决策提供强有力的证据。PROSPERO 涉及卫生和社会护理、福利、公共卫生、教育、犯罪、司法和国际发展等方面的系统评价方案注册。系统评价方案中的关键特征将被作为永久记录进行保存和维护。PROSPERO 的目标是提供一份系统评价注册的全面清单，将完成的系统评价与已注册的计划书中内容细目进行比较，帮助避免重复并减少报告偏倚。

PROSPERO 由国家健康研究所资助，在 PROSPERO 中进行注册，涉及提交和发布有关设计和实施系统评价的关键信息。平台对所有的应用信息进行评估以确保它们已有实施系统评价所需的在范围内的数据。所有提交注册的记录发布在此开放访问电子数据库中。如果计划书有变化，注册信息可以修改，所有这些更改都会发布，并在公开记录中提供以前版本的审查跟踪。PLoS 期刊、BMJ、BMJ Open、BioMed Central 和 BJOG 在给作者的说明中建议在系统评价方案的手稿和最终的报告 / 文章中都要包含方案注册的细节。与 Cochrane 系统评价的制作要求相比，PROSPERO 的注册标准对研究者的要求相对较低，注册的步骤相对简单，注册的范围更为广泛，研究完成时间更为灵活，方法学上的要求相对较低等。因此大多数研究者的水平均可达到该要求，具有更为广泛的适用性。

二、注册流程及主要内容

PROSPERO 当前免费向全球开放注册，一般注册在研究纳入 / 排除标准制定之后与文献筛选之前完成，最好不要超过数据的提取阶段，从提交到受理仅 2 ～ 3 个工作日。现在系统评价与 Meta 分析的审核时间约 2 个月，审阅人会根据提交顺序进行审核，审核后会返回给作者修改，修改后再提交。PROSPERO 注册的类型广泛，包括人类与动物实验的系统评价 /Meta 分析。但如下几种情况不接受注册：①方法学的系统评价 / Meta 分析必须至少涵盖一个与患者或临床直接相关的结局指标，没有相关的或没有直接相关的则不接受注册；②已经完成了资料提取步骤的系统评价 /Meta 分析则不接受注册，实际工作最多进展到资料提取步骤之前；③不接受传统综述（scoping reviews and literature reviews）注册；④不接受已经在 Cochrane 协作网平台上成功注册的系统评价 / Meta 分析；反之，在该机构注册的题目还可以在 Cochrane 中注册。在该平台注册的研究方案亦可在 *Systematic Reviews* 等刊物上发表。

在进行 PROSPERO 注册时，首先进行登录账号的注册，在完成账号注册后，根据研究方案填写 40 个信息单元内容（25 个必填项），填完提交待专家审核通过后，便可获得 PROSPERO 唯一的注册号（CRD###）。注册过程大致分为账号创建、方案填写、注册号查询三个阶段。

首先要在 PROSPERO 平台创建登录账号。账号创建成功后，登录 PROSPERO，点击“Register your review now”。PROSPERO 平台根据研究对象不同分为人群和动物的系统研究，作者可根据自己研究的类型选择其中一种进行方案注册。同时，系统中给出了填写具体方案内容前遵循的 5 个步骤，分别是：①核查纳入标准以确保即将开展的系统评价符合 PROSPERO 的条件；②确保提交注册的方案为最终版本，并且不会有重大更改，如果方案将接受同行评审，则需等到完成后再进行注册；③检索 PROSPERO 以确保提交的方案没有被团队中其他的作者注册过；④检索 PROSPERO 以确保即将注册的方案没有与其他团队已注册过的主题重复，避免重复工作；⑤开始注册。PROSPERO 填写的方案内容包括 40 个单元，其中 25 个带有“*”的为必填项，其他的为选填项，填写内容及注册手册可登录官网查询（https://www.crd.york.ac.uk/prospero/）。

PROSPERO 提供已经注册的系统评价 /Meta 分析的查询，在 PROSPERO 主页上点击“Search”进入页面，然后输入注册号码或关键词等信息，即可查看相关的注册信息。

第十二章　国际中医药临床研究机构及基金组织介绍

随着近几年中医药临床研究的快速发展，诸如中国临床试验注册中心、中国中医药循证医学中心、WHO 国际临床试验注册平台、GRADE 工作组等国内、国际机构与组织对中医药临床研究的发展起到了重要的推动作用。尤其是 GRADE 系统方法在中医药临床循证证据的评估中应用广泛，包括中医药系统评价、专家共识、指南等。国内的各大学中也建立了与中医药相关的循证医学中心，包括北京、上海、香港、兰州等地区。本章将对亚洲地区组织机构（中国）、国际性组织机构（WHO、GRADE）、欧洲地区组织机构（欧盟、英国、澳大利亚 – 新西兰）、北美组织机构（美国、加拿大）进行介绍。

第一节　国际性组织机构

一、WHO 国际临床试验注册平台

（一）基本介绍

世界卫生组织国际临床试验注册平台（International Clinical Trials Registry Platform, WHO ICTRP）是一个旨在使所有涉及人的临床试验的信息可被公众获取的全球性平台，按照世界卫生大会（WHA58.22）决议成立于 2006 年。WHO ICTRP 的主要目标是促进所有临床试验 WHO 试验注册数据集的预期注册以及公众对该信息的可访问性。

（二）机构职能

WHO 国际临床试验注册平台的任务是保证涉及卫生保健决策的所有人员均能完整地查看研究情况，这将提高研究透明度，并最终加强科学证据的有效性和价值。所有干预性试验的注册均被视为一种科学、伦理和道德责任。WHO 将试验注册视为有关临床试验设计、过程和管理的国际公认信息的发布。这些详细信息都刊登在可公开访问的网站上，网站由符合 WHO 标准的注册中心管理。

在 ICTRP 检索入口可用联合国六种工作语言检索全部已注册的临床试验。ICTRP 提倡患者参与到临床试验，与研究者查找以前和现在的研究，帮助卫生政策制定者做

出更好的决策。ICTRP 支持世卫组织注册协作网，研究人员如果需要注册试验，需要将详细信息直接提交给任何一个 WHO 一级注册机构或国际医学期刊编辑委员会（International Committee of Medical Journal Editors，ICMJE）批准的注册中心。WHO 一级注册机构符合内容、质量和有效性、可访问性、唯一标识、技术能力和管理的具体标准。为了满足 WHO 的透明度和出版要求，研究者拟实施的试验仅需要在 WHO 一级注册机构或 ICMJE 批准的注册中心注册一次。

二、GRADE 工作组

（一）基本介绍

GRADE（grading of recommendations assessment，development and evaluation）工作组成立于 2000 年，是一个致力于研究、推广和应用证据质量和推荐强度的国际学术组织。GRADE 工作组于 2000 年由循证医学创始人 Gordon Guyatt 教授和 Cochrane 协作网奠基人 Andrew Oxman 教授发起成立，旨在制定一种共同的、合理的和透明的方法来评估证据的质量和推荐意见强度。GRADE 系统将证据质量分为“高、中、低和极低”四个等级，将推荐强度分为“强推荐和弱推荐”两个等级，并提供了用以描述的符号、字母或数字。GRADE 分级标准已经得到国际学术界的普遍认可，成为循证医学证据分级与推荐的国际标准，包括 WHO 和 Cochrane 协作网在内的 90 多个国际组织、学会、部门等已采纳 GRADE 标准，全球数百部指南已将 GRADE 分级作为其制定分级的方法。GRADE 系统成为证据分级发展史上的里程碑，也是循证医学 20 年来取得的最大进展。

（二）机构职能

GRADE 是一种在系统评价和其他证据合成（如卫生技术评估、卫生保健指南和分级建议）中对证据主体的质量进行评级的系统。GRADE 工作组目前由 21 个国家 91 位世界知名临床医学专家、流行病学专家、临床流行病学专家、Cochrane 方法学家、卫生经济学家、卫生官员、医学编辑、卫生管理专家、医学数据库专家、指南制定专家组成。GRADE 提供了一个透明和结构化的过程，用于制定和提交证据总结，以及执行制定推荐强度所涉及的步骤。GRADE 适用于三个研究领域：系统评价、卫生技术评估与指南。对于系统评价和卫生技术评估，GRADE 仅用于对证据质量分级，不给出推荐意见；对于指南，需在对证据质量分级的基础上形成推荐意见，并对其推荐强度进行分级。GRADE 的主要过程是构建问题，选择感兴趣的结局指标，评定结局指标的重要性，评价证据，将证据与患者和社会的价值观偏好相结合，最终形成推荐意见。图 12–1 展示了 GRADE 在指南制定过程中的步骤和参与情况。

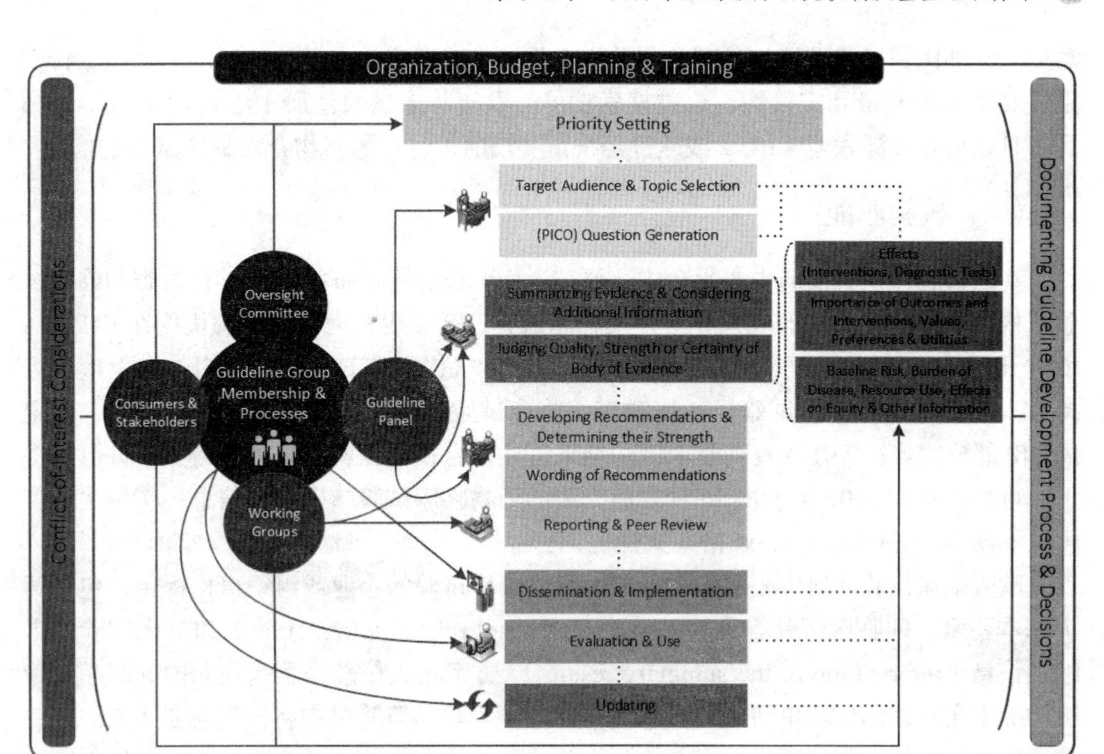

图 12-1　指南制定中 GRADE 步骤

第二节　欧洲地区组织机构

一、欧盟临床试验注册中心

（一）基本介绍

2011 年 3 月 22 日，欧洲医药局（European Medicines Agency，EMA）推出欧盟临床试验注册中心（EU Clinical Trials Register）。该在线注册中心首次面向公众提供 27 个欧盟成员国等授权的介入性治疗药品的临床试验信息。该数据库还可以搜索被授权在欧盟以外地区开展的临床试验信息，前提是这些临床试验是儿科药研究计划（paediatric investigation plan，PIP）的一部分。欧盟临床试验注册中心的信息源自欧盟药品监管机构临床试验数据库（European union drug regulating authorities clinical trials database，EudraCT）。这些信息由临床试验申办方提供，是欧盟成员国药品监管机构授权的临床试验信息的组成部分。申办方提供的信息由成员国药品监管机构录入 EudraCT，同时增加临床试验的授权信息以及相关伦理委员会的意见。被列入儿科药研究计划的多中心临床试验中关于第三个国家的临床试验相关信息，由 PIP 相关人员通过 EMA 直接录入该系统。在创建临床试验注册网的整个项目中，欧洲医药局与包括患者和医护人员在内的各利益相关方合作，以确保在设计临床试验注册网时，尽可能地考虑了各利益相关方的需要。欧洲医药局将继续与各利益相关方合作，完善欧盟临床试验注册网的功能，特别是提高数据的质量和完整性，改进搜索功能。欧盟临床试验注册中心包含了 2004 年 5 月 1 日以后在欧洲联盟（EU）或欧洲经济区（EEA）进行的药物介入临床试验的信息。

（二）机构职能

在欧盟临床试验注册中心平台中，研究者们可以进行以下操作：①在线查询临床试验机构在 EU/EEA 境内的成人Ⅱ－Ⅳ期临床试验；②在线查询临床试验机构在 EU/EEA 境内开展的儿科临床试验；③在线查询临床试验机构不在 EU/EEA 境内，由上市许可持有人发起的儿科临床试验；④在线查询临床试验机构在或不在 EU/EEA 境内，商定的 PIP 部分内容；⑤在线查询临床试验结果综述信息；⑥在药物最终获得上市许可前提下，可在线查询 2007 年 1 月 26 日之前完成的药物临床试验结果综述信息；⑦每次最多可以下载 50 个试验信息（txt 格式文件）。

欧盟临床试验注册中心的信息最初由负责临床试验的企业或组织机构提供，包括两个基本要素，即临床试验方案相关信息（protocol related information）和临床试验结果综述信息（information of the summary results）。方案相关信息是发起人向国家药品监管机构提出实施临床试验申请的组成部分，并由国家药品监管机构将该信息录入 EudraCT 数据库中，并补充临床试验批准文件及相关伦理委员会意见。对于在 EU/EEA 境外实施的临床试验，方案相关信息由负责临床试验的企业或组织机构提供。临床试验方案相关信息包括实验设计、发起人信息、临床试验药物信息（商品名或活性物质）、治疗领域、试验状态（批准、正在进行中或已完成）。

二、英国国家健康与临床优化研究所

（一）基本介绍

英国国家健康与临床优化研究所（National Institute for Health and Care Excellence，NICE）成立于 1999 年，是英国卫生署下的一个非政府公共健康部门，主要为英格兰和威尔士提供服务。NICE 在 2005 年 4 月 1 日加入英国健康发展署，并成为新的英国国家健康与临床优化研究所。NICE 是英国立法授权成立并独立于政府运行的卫生医疗服务标准制定的法定机构。

（二）机构职能

英国国家健康与临床优化研究所为改善卫生和社会护理提供国家指导和建议。主要负责新药物和医疗技术的评估，设立药物目录内用药和医疗技术的临床使用标准，为英国国民健康服务体系提供药物目录的决策参考，为医务工作人员提供行医准则，拥有决定药物和医疗技术是否进入国家药物报销目录的法定权力。NICE 主要功能是改善使用英国国家医疗服务体系（National Health Service，NHS）和其他公共卫生和社会护理服务人员的结局。职能主要有以下几点：①为卫生、公共卫生和社会护理从业者提供循证指导和建议；②为提供和委托健康、公共健康和社会护理服务人员制定质量标准和业绩衡量标准；③为卫生和社会保健领域的专员、从业者和管理人员提供一系列信息服务，同时平台也为国际组织、部委和政府机构提供咨询服务。NICE 能够帮助创新者和专员了解数字健康技术良好证据水平的标准；能够提供获取高质量权威证据和最佳实践的服务，包括证据检索、临床知识总结、期刊与数据库查询、英国国家配方、药品宣传服务。平台的支持和资源可帮助研究者更好地利用平台提供的指导技术和质量标准。NICE 积极与研究人员、资助者、慈善机构和政策组织合作，以实施高质量、有影响力的研究。NICE 的目标是不断改进运作方式，并预测和适应医疗和社会护理服务的政策发展和变化。

三、英国国际标准随机对照试验号注册库

（一）基本介绍

英国国际标准随机对照试验号注册库（International Standard Randomized Controlled Trial Number，ISRCTN）是国际卫生组织 WHO 和国际医学期刊编辑委员会 ICMJE 认可的第一批临床试验注册平台，于 2000 年正式启动。ISRCTN 是由英国随机对照试验注册库（Current Controlled Trials，CCT）有限公司提供的在国际上进行随机对照试验注册的系统，同时也注册其他评估健康管理疗效的研究。ISRCTN 接受所有临床研究，提供内容验证和出版所需的唯一试验注册号。ISRCTN 数据库中的所有研究记录均可自由访问和搜索。

（二）机构职能

最初 ISRCTN 代表“国际标准随机对照试验编号”；然而，多年来登记的范围已扩大到随机对照试验之外，包括了旨在评估人群中卫生干预效果的观察和介入试验研究。ISRCTN 在符合国际卫生组织指南、国际医学期刊编辑委员会 ICMJE 声明和行业建议前提下，支持开放获取临床试验数据信息，并努力使研究透明化。ISRCTN 与英国的公众参与慈善组织 INVOLVE 和医学研究慈善联合会合作以确保目前和未来的参与者更好地了解相关的试验。同时通过将试验记录提供给国际卫生组织临床试验检索门户 ICTRP 和 Be Part of Research（如果在英国招募患者），使临床试验显而易见。

ISRCTN 注册内容包括由国际卫生组织临床试验注册国际标准定义的 24 个项目。除此之外，该平台注册内容还包括以下信息：条件类别，上次编辑记录的日期和所做的更改，参与的网站，简明英文摘要（如果有），出版和数据共享计划，结果发布链接和摘要。ISRCTN 的编辑将通过编辑和检查不完整信息来处理提交的注册内容。编辑会给研究者发送电子邮件要求澄清或提供补充信息，并附上试验记录的 PDF 版本，以便研究者可以查看其目前的形势。平台编辑还会要求研究者提供第三方确认试验的存在，这是国际卫生组织国际临床试验注册标准所要求的，这可以是来自伦理委员会、资助者、赞助者或监管机构的一份文件。ISRCTN 将存储文件，并且将注释添加到试验记录中，

以确认该文件已发送，但它不会在注册表中公开展示。编辑也会按照国际医学期刊编辑委员会（ICMJE）的要求询问研究者的数据共享计划。一旦记录完成，编辑将确认其已准备好发表，并且研究者将支付ISRCTN的试验注册费，直到支付完成，试验才完成注册。注册成功后，研究者将收到一封系统自动发送的电子邮件，以确认ISRCTN试验注册号和试验记录将在注册后立即公开。

四、澳大利亚-新西兰临床试验注册中心

（一）基本介绍

澳大利亚-新西兰临床试验注册中心（Australian New Zealand Clinical Trials Registry，ANZCTR）是由国家卫生和医学研究委员会、澳大利亚创新治疗及国家合作研究基础设施机构联合资助的临床试验在线注册平台。ANZCTR成立于2005年，受咨询委员会监督，由政府、临床医生、研究组织、期刊编辑、制药行业和监管机构以及消费者等众多利益相关方组成。2007年，ANZCTR成为世界卫生组织国际临床试验注册平台（WHO ICTRP）首批认可的三个试用注册机构之一，并向WHO ICTRP提供数据。

（二）机构职能

ANZCTR接受来自所有国家和全方位治疗领域的介入和观察性研究，包括药物试验、外科手术、预防措施、生活方式、器械、治疗和康复策略以及辅助疗法等全方位治疗领域的临床试验数据，并公开所有临床试验细节。ANZCTR的目的是提高研究透明度、促进试验参与、避免重复、识别潜在的研究领域、促进研究合作、提高试验质量。

ANZCTR注册的试验应符合WHO / ICMJE（国际医学期刊编辑委员会）2008对临床试验的定义。也就是说，任何前瞻性地将人类参与或人类群体分配到一个或多个与健康相关的干预措施以评估对健康结果影响的研究。医疗干预包括用于改变健康结果的任何干预措施，如药物、手术程序、设备、行为治疗等。研究应在第一名参与者入组之前注册。ANZCTR还接受观察性研究注册。在ANZCTR上注册临床试验的责任由试验发起人或其适当代表负责，只有临床试验的主要发起人或其授权代表人才能注册。ANZCTR注册的内容包括研究目的、主体试验设计特点、试验样本容量和数据收集情况、干预措施、评估的结局指标、主要的研究者、联系方式。

第三节　北美组织机构

一、美国国立卫生研究院临床中心

（一）基本介绍

美国国立卫生研究院临床中心（National Institutes of Health，NIH），是于1887年

成立的隶属于美国健康与人类服务部的一所专门开展临床研究的卫生研究机构，同时承担医院与研究机构的双重角色，位于美国马里兰州贝塞斯达。当前共包括27个研究所及研究中心，除临床医学、科学评审、信息技术3个机构外，其余24个研究机构直接接受美国国会拨款。

（二）机构职能

临床中心是当前NIH最重要的组成部分，不仅独立开展医学研究，同时参与培训研究人才与加强国际交流，还使用研究基金或其他多种方式资助美国各研究机构与医科大学及部分国际研究机构等的科研工作。NIH临床中心的研究领域主要包括临床研究、临床试验、病史研究、筛选研究与培训研究5个方面，并针对世界关注的老龄化加剧、酗酒等引起的健康问题开展了一系列探索与研究工作。该中心接收临床患者的同时，及时获取患者标本及诊疗数据等资料，研究队伍往往为一个临床教授指导带领数十人，不仅方便临床医生与研究工作者之间的协作交流，同时为转化医学的发展提供了极为便利的条件。

此外，临床中心关注相关的前沿理念，并积极引进先进技术，定期开展面向研究团队的临床医生、护士、学生等成员的专业研究培训，如中心的临床研究培训与医学教育办公室在医学生课程、实习与研究项目及面向其他人员的继续教育等工作方面提供极大的便利，下属其他部门也积极为医学生培养、奖学金、专业培训开展相应的工作。作为美国最大的研究型医院，该临床中心旨在培训研究人员，同时积极发掘临床中新的诊疗方法，为临床疾病诊疗、医学临床研究及医学培训起到更好的模范带领作用。

二、美国国立医学图书馆临床试验注册中心

（一）基本介绍

美国国立医学图书馆（National Library of Medicine，NLM），作为美国三大国立图书馆之一，位于马里兰州贝塞斯达，是于1836年建立的关于医学、药理学等专业的情报中心，隶属于美国国立卫生研究院。基于网络资源，该图书馆联合美国食品与药物管理局（FDA）于1997年共同开发并于2000年正式启用的临床试验注册中心数据库（ClinicalTrials.gov）是当前世界范围内涉及国家和地区最多、注册数量最大的临床试验注册网站。

（二）机构职能

作为世界最重要的临床试验注册平台之一，美国国立医学图书馆临床试验注册中心的主要职责与内容包括：一方面，为临床机构及医学研究者提供免费的临床试验注册服务；另一方面，其作为一个开放的临床试验资料库，为社会中卫生事业工作者及普通大众提供免费查阅服务，有公开化、国际化临床试验注册的典范之称。ClinicalTrials.gov注册平台包括干预研究、观察研究及研究方案记录等多个方面，主要由临床研究发起人

进行信息提供与更新，该注册中心要求所注册的临床试验需符合医学伦理与当地法规，一定程度上提升了临床试验的科学性与合理性，不仅公开临床试验相关的具体项目信息，同时还提供研究结果及在此临床试验基础上所发表的论文信息，重视对研究结果注册以及促进知识的共享，也为其他国家和地区建设发展类似数据库提供了良好的示范与借鉴。

在中医药临床试验工作方面，ClinicalTrials.gov 注册平台主要以西医学临床试验为基础，因此其设置的注册条目未展现出中医药等世界传统医药自身的特点，但近年来，随着中医药影响力的日益扩大，ClinicalTrials.gov 注册平台也出现越来越多的中医药临床试验注册项目，在临床试验注册信息完整性和规范性方面也有一定提升，但总体研究发表比例相对较低。

三、美国临床研究学会

（一）基本介绍

美国临床研究学会（American Society for Clinical Investigation，ASCI）成立于 1908 年，是美国历史最悠久、最受尊敬的非营利性医疗荣誉协会之一，除了许多成员在学术医学和生命科学行业担任的领导角色外，它还专注于临床科学家在研究、临床护理和医学教育中的特殊作用。ASCI 由来自所有医学专业的 3000 多名临床科学家组成。

（二）机构职能

ASCI 致力于寻求支持科学努力、教育需求和临床抱负的内科科学家，以改善所有人的健康。成员们致力于指导未来几代具有不同背景和生物医学学科的临床科学家。每年，ASCI 理事会都会考虑数百名临床科学家的提名，并根据杰出的学术成就推荐不超过 80 名的候选人。ASCI 旗下出版了两本期刊：*The Journal of Clinical Investigation* 和 *JCI Insight*。*The Journal of Clinical Investigation* 成立于 1924 年，是一本同行评议的生物医学研究杂志，以其广泛的读者群和影响力而闻名。*JCI Insight* 成立于 2016 年，是一本同行评议的期刊，它对理解疾病生物学或新的治疗机会具有深远影响。ASCI 是美国实验生物学学会联合会和美国研究学会两个组织的成员协会，这两个组织致力于通过国会的直接倡导和成员参与来促进增加联邦资金投入和健全科学政策。

四、加拿大麦克马斯特大学健康科学学院

（一）基本介绍

麦克马斯特大学（McMaster University），简称麦马，世界著名学府，加拿大顶尖大学之一，成立于 1887 年。麦克马斯特大学健康科学学院（McMaster University's Faculty of Health Sciences）是唯一将医学院、护理学院、康复科学学院与助产、健康科学学士、

医师助理和研究生健康科学教育课程结合在一起的加拿大大学学院。麦克马斯特大学健康科学学院旨在以协作、跨学科的方法培训医疗队成员，以发展高效的卫生保健。

（二）机构职能

麦克马斯特大学健康科学学院的社会职能集中于麦大著名的医学院教学与临床的结合，该学院每年负责 1.3 亿美元的医学研究。十年来，该学院一直被加拿大医学院教师协会（Association of Faculties of Medicine）评为全国生物医学和医疗保健研究资金赞助的前四名之一。该学院专注于跨学科和协作学习，其将医学、护理和康复科学以及助产、健康科学（荣誉）学士学位、医生助理、研究生学习和研究生住院医师培训等课程独特结合。所有学生都有机会与世界一流的教职员工和来自不同学科的其他学生一起工作。医学院高年级学生和教授都在医院供职，使学生在大学期间便积累了宝贵的实际工作经验。

学院在加拿大发展了循证医学，其临床流行病学和生物统计学系是加拿大第一个也是最大的院系。来到循证医疗的发源地麦克马斯特，可参加两个密切相关的培训班，第一个是“改进实践能力”培训班，适合那些希望通过提高阅读、解释和应用医学文献的技能来改进其临床实践的临床医生；第二个是“如何教授流程”培训班，是为临床医生教育者设计的，他们有兴趣提高自己的技能，将循证实践的原则传授给其他人。这两个培训班都是为教师和社区内科医生、住院医生以及资深或即将上任的首席住院医生量身定做的。该培训班面向临床医生、内科医生、护士、药剂师、职业和物理治疗师、牙医、自然疗法医生、脊椎按摩师和其他保健专业人员。研讨会采用小组形式，让参与者提高和练习他们使用医学文献的技能，并在教学过程中，练习和提高向他人传授循证实践的技能。

循证临床实践（evidence-based clinical practice，EBCP）是一种卫生保健实践的方法，它明确承认与每个患者管理决策有关的证据、证据的强度、替代管理策略的好处和风险，以及患者的价值观和偏好在权衡这些好处和风险方面的作用。这个国际培训班由 Gordon H. Guyatt 教授主讲，适合所有对医学教育感兴趣的人，并适合持续关注质量改进 / 质量保证的项目主任、首席住院医生、住院医师和教育工作者。

第四节　亚洲地区组织机构

一、中国临床试验注册中心

（一）基本介绍

中国临床试验注册中心（Chinese Clinical Trial Registry，ChiCTR），在 2005 年由四川大学华西医院与卫生部中国循证医学中心共同建立，于 2007 年代表中国作为参加世界卫生组织国际临床试验注册平台的国家临床试验注册中心，并通过世界卫生组织的国际认证，是国内有名的非营利性临床试验注册平台的一级注册机构。

（二）机构职能

中国临床试验注册中心充分考虑中国临床研究的现状及特殊性，将临床试验注册分为“预注册”和“补注册”等，一方面，接受在中国及其他国家开展的临床试验注册，将注册的临床试验方案与简要的试验信息进行公开，促进临床试验透明化；另一方面，将注册试验信息提交至世界卫生组织国际临床试验注册平台，促进信息在世界范围内的共享。中国临床试验注册中心旨在使联合国内及世界各国的医疗卫生工作者更加科学、规范地开展临床试验，促进研究质量的提高，为医学研究提供可靠的临床试验证据，促使医疗卫生资源充分发挥其应有的价值，更好地服务于人类的健康事业。该中心的成立对推动中国临床试验伦理学发展、促进临床试验的透明化、提高临床试验的管理水平和质量均有着重要的意义。

中国临床试验注册中心下属的临床试验公共管理平台（Research Manager，ResMan）是一种电子数据收集管理系统（electronic data capture，EDC），其将临床试验的管理流程、试验过程中记录的受试者基线资料，包括人口学资料、入组时检查的基线数据、试验过程中的实施情况、结果数据等相关资料，即“病历记录表（case record form，CRF）”的所有内容，基于互联网在线传送到中央数据库保存管理。中国临床试验注册中心于 2010 年 3 月 1 日起正式开放基于互联网的临床试验公共管理平台（ResMan），供广大临床研究人员、医院科研管理部门、药物研发单位和合同研究组织（contract research organization，CRO）使用。

二、中国循证医学中心

（一）基本介绍

中国循证医学中心（The Chinese Cochrane Center），又名中国 Cochrane 中心，经卫生部认可，在 1999 年 3 月 31 日正式建立，并通过国际 Cochrane 协作网指导委员会的批准，是 Cochrane 中心在国际的第十五个中心。

（二）机构职能

中国循证医学中心参与国际 Cochrane 协作网，主要职能包括：①收集、翻译国内发表及未发表的临床试验报告，并将这些试验数据等信息在中国与国际临床试验资料库进行备案与共享。②为系统评价的撰写、保存等提供平台。③培养或培训循证医学相关人才，为中国循证医学的发展提供人才基础。④作为国内临床研究与教育中心，促进国际循证医学之间的交流，翻译并宣传循证医学的前沿信息。⑤开展高质量的临床试验研究，不断推动中国临床试验研究的发展与进步。

三、中国中医药循证医学中心

（一）基本介绍

中国中医药循证医学中心，是受国家中医药管理局的委托于2019年3月12日在中国中医科学院正式建立的具有中医药特色的循证医学研究机构。借助中国中医科学院的专家优势，整合国内外一流的科研资源，旨在进一步促进中医药领域高质量的有效性与安全性证据的产生，推动中医药更好地发挥自身的优势。

（二）机构职能

中国中医药循证医学中心，旨在促进传统中医药学与当代循证医学的融合发展，集中建设中医药循证医学研究的支撑平台，充分利用当代先进的科学技术手段，提供技术支持，大力整合科研资源，密切与世界各地循证医学团队的合作交流，从而促进更多中医药相关的具有中医药特色优势的有效性与安全性证据的产生、转化与共享，促进科学的技术支撑体系和协作网络的形成。同时，充分发挥中医药的作用及特色，建设“国内一流、国际一流”的具有中医特色的循证医学研究机构，更好地造福于全人类。中国中医药循证医学中心以促进中国传统中医药学与当代循证医学的融合发展为主要使命，主要任务包括：①揭示中医药的临床作用机理；②客观评价中医药临床治疗效果与诊疗方案优化；③为临床实践提供更多更高质量的循证医学证据；④促进中医药防治疾病核心竞争力的提升，促进适合中医药发展评价体系的建立。

四、香港中医药临床研究中心

（一）基本介绍

香港中医药临床研究中心（HongKong Chinese Medicine Clinical Study Centre，CMCS）于2014年9月在香港浸会大学成立，是香港唯一的中医药临床试验中心，也是香港迄今为止开展临床研究的最大研究中心。该中心旨在以“循证医学”理论体系为基础，进行“循证中医药”的相关研究与探索。依托15个临床医学中心，该中心在香港居于领导地位，在中医药临床研究的诸多领域均有涉及，且在消化内科、骨伤、肿瘤、老年痴呆等方面进行了一系列的中成药临床研究，并在这些领域进行了一些新药物开发的临床试验。香港中医药临床研究中心作为沟通临床研究者、各有关研究项目和作者及其他临床研究的利益相关者的平台，起到了良好的沟通与联系作用。

（二）机构职能

香港中医药临床研究中心的目标是提供多学科的卫生专业协作平台，以在广泛的治疗领域进行高质量的中医临床试验，同时培育一种联合的方法，以充分利用香港浸会大学的资源和专业知识。香港中医药临床研究中心致力于将药理学、生物学和临床研究相结合，在临床试验设计、临床试验结果监督和分析方面提供教育和服务，以改善患者的健康状况。该中心旨在建立一个在中国各地和国际范围内进行开发、示范和实施的、综合性的、和中医学临床研究相结合的学术机构。使用中医药手段已成为世界各国解决健康问题的新趋势，该中心在提高中医药临床研究的质量、开发新药研发设施以及评估中草药治疗复杂疾病的有效性和安全性方面投入大量精力，并取得一定成果。

五、香港中文大学临床研究及生物统计中心

（一）基本介绍

香港中文大学临床研究及生物统计中心（Centre for Clinical Research and Biostatistics，CCRB）在 2016 年 12 月成立于赛马会公共卫生和初级保健学院，主要侧重于临床研究和生物统计学研究。该中心旨在提供创新的生物统计学方法和临床研究，特别是在亚洲进行的本地、区域和国际临床试验的设计和分析方面。在多中心临床试验的设计和分析领域具有专业的临床研究设计和数据分析技术，对于大型试验统计分析工作积累了丰富的经验。

（二）机构职能

香港临床试验注册中心的主要研究内容包括科研方法学、生物统计和生物信息学等各个方面。其在多中心临床试验管理方面，还与世界各国（地区）等团体保持着密切的合作，研究领域已经扩展到医疗设备的研发方面，利用现代的生物统计学技术，以加强先进的技术应用，促进健康和预防疾病。此外，香港临床试验注册中心大力支持临床研究和开展相关项目，从而以降低疾病的发病率和死亡率，从事临床研究和生物统计学方法开发，尤其是针对亚洲特定问题和全球健康等问题，通过为药物和器械开发提供一个高质量的平台来进一步促进医药卫生事业发展，更好地服务社会。

六、世界中医药学会联合会

（一）基本介绍

世界中医药学会联合会（World Federation of Chinese Medicine Societies，WFCMS），于 2003 年 9 月 25 日正式建立。该学会是旨在促进中医药的发展与交流、增强中医药与其他医药学之间联系与合作的国际性学术组织。

（二）机构职能

世界中医药学会联合会不仅负责组织制定中医药相关国际行业标准并进行发布与认证，而且以国际标准化建设为基础，进一步促进中医药事业在国际领域的发展与壮大。

另外，该学会每年组织多种形式不同主题的学术活动，培养相关的中医药人才队伍，促进不同中医药团队之间的对话与交流；同时，组织中医药相关从业人员的国际资格考试，对其业务能力的提升等均有着良好的推动作用。世界中医药学会联合会还利用建立网络门户、出版中医药学刊物、举办相关会展等方式，促使医疗物品的贸易往来及中医药在国内外的传播。

世界中医药学会联合会围绕中医药事业发展的中心目标，在推动中医药学的国际交流、传播与发展等方面做了大量工作。一方面，建立了较为广泛的对外交流渠道和网络。中医药对外交流处于动态变化发展的环境中，该中心积极响应世界卫生组织在传统医学领域的号召，注重分享中国发展中医药的经验，参与传统医药发展规划与标准的制定。另一方面，逐步完善标准化建设，且在中药出口份额开发及中医药现代化与市场化等工作方面取得一定的成果。此外，培养了一批具有扎实中医药基础、外语水平较高且对国际交流与合作运作规律有专业性了解的中医药人才，初步形成并不断壮大了中医药国际交流的人才队伍。

世界中医药学会联合会不仅加强了国际国内各中医药团体之间的交流与合作，更促进了世界各国（地区）的学术合作，为提高中医药业务水平，保护和发展中医药，促进中医药进入各国的主流医学体系，推动中医药学与世界各种医药学的交流与合作做出贡献。

七、各大学循证医学中心

（一）北京中医药大学循证医学中心

1. 基本介绍 北京中医药大学循证医学中心于 2005 年 5 月正式成立，是教育部长江学者创新团队和创新引智基地的项目建设单位，该循证医学中心以北京中医药大学基础医学院“中医科研设计与循证医学研究中心”为基础，围绕循证医学，在教学、临床科研及人才培养等方面，逐步搭建循证医学、中医药临床试验研究的技术平台，也是最早在中医药大学成立的循证医学中心，旨在更好地为中医药系统科研和教学工作服务。

2. 机构职能 北京中医药大学循证医学中心致力于推动中国中医药现代化的进程，加强与国际医学的联系与交流，促使中医药得到国际更广泛的认可；该中心立足于中国中医药的临床实践，促进中医药学由经验医学向以证据为基础的临床科研科学发展转化；利用现有的中医药疗法数据与资源，开展相关的系统性评价，发现中医药在临床诊疗中的优势病种，发掘新的应用领域，为中医药临床研究的进一步发展提供线索与基础；开展设计严谨的随机对照临床试验与其他类型的适用性较强的研究方法，针对重大临床问题及有效的中医药方法进行安全性与有效性的评价，为中医药及中医疗法进一步提供证据基础。

在中医药临床试验工作方面，中心牵头主编了多部循证医学相关专著，其中《循证中医药定性研究方法学》在北京中医药大学、上海中医药大学的研究生教学工作中应用于医学课程，并被卫生部列为全国中医院校研究生规划教材。此外，北京中医药大学循证医学中心定期举办多场次全国性的关于循证医学方法学的学术性讲座与培训班，邀请国内外知名专家授课交流，针对循证医学领域最新的研究问题与方法进行介绍与交流。

（二）兰州大学循证医学中心

1. 基本介绍 兰州大学循证医学中心，在 2005 年 7 月 18 日成立，并于 2007 年 12 月通过教育部与卫生部专家小组验收与正式批准，成立“循证医学教育部网上合作研究中心兰州大学分中心”与“中国循证医学中心甘肃省实践中心”。

2. 机构职能 在国际交流方面，兰州大学循证医学中心承担并完成多项国家级和省级继续教育等项目，并举办多届循证医学研讨会与培训班，开展多场专题学术讲座及教学创新项目，邀请国内外知名循证医学专家，联合交叉背景的科研工作者，充分发挥新型交叉学科的创新能力和核心竞争力，培养大批循证医学相关高素质人才，建立并不断壮大专业的循证医学人才队伍，成为当前中国西北地区循证医学研究、教育、培训、实践的中心与基地。

兰州大学循证医学中心，以“循科学证据，育医学人才”为主要目标，通过循证医学促进临床诊疗，大力促进以循证医学为基础的临床实践发展，同时提倡充分利用并发挥甘肃地区医疗卫生资源，注重人才培养，带动并促进相关学科的发展，为临床多学科医疗卫生工作者提供资料检索、培训等服务。

在中医药临床试验工作方面，兰州大学循证医学中心密切关注中国中医药指南的现状，在制定符合国内临床实践情况的中西医临床实践指南方面，提出建设性的策略与建议，强调发中国声音，走自强之路，充分考虑中医药与中国文化背景，进一步促进临床实践指南质量的提高与规范。

（三）天津中医药大学循证医学中心

1. 基本介绍 天津中医药大学循证医学中心，于 2007 年 11 月 3 日在天津中医药大学正式成立，旨在利用循证医学的新理念与新方法，为中医药的临床疗效评价提供高质量的证据支撑、促进中医药事业的发展与国际化进程。

2. 机构职能 天津中医药大学循证医学中心深入开展中医药循证医学相关知识的普及及循证医学人才的培训工作，不断探索中医药相关的循证方法，同时为循证医学在中医药领域与天津地区的发展做出一定的贡献。具体工作内容包括：①通过循证医学培训、本科生及研究生教育等方式，普及循证医学知识。②通过该平台促进循证医学学科的建立与循证医学人才的培养。③植根于中医药临床实践，开展中医药循证医学研究。④建立循证医学相关研究方法与专题数据库，为高质量的中医药临床试验提供方法学支持。⑤促进中医循证医学证据的转化、进一步推进科学的中医药临床决策进程。⑥基于循证医学证据，开展一系列的健康相关咨询与健康教育等工作。

（四）复旦大学循证医学中心

1. 基本介绍 复旦大学循证医学中心，是于 2012 年 8 月 31 日正式建立的以循证医学和临床流行病学教学与研究为主要内容的科研平台，同时也是教育部循证医学网上合作中心的主要成员单位。中心成员包括复旦大学各附属医院的临床专家、卫生统计学与临床流行病学专家等。

2. 机构职能　复旦大学循证医学中心旨在围绕重要的科学问题，积极开展临床研究，不断进行方法学探究与循证证据评估，并积极寻求与国内外顶级科研机构的合作与沟通，不断提高各附属医院的临床科研水平与研究质量，进一步提升科研竞争力与临床科研创新水平，促进研究成果向临床应用的转化。复旦大学循证医学中心组织专家在国内举办了多场次循证医学专题巡回演讲，在向医学生、临床医生、卫生事业相关工作者推广循证医学方面发挥了重要作用，并推动该中心成为临床研究和推广循证医学的公共平台。同时，关注循证医学国际前沿问题，举办了多次全国性循证医学学术会议，通过与国内外的大学与研究机构之间的交流合作，进一步促进科研水平的提高，为国内医疗卫生决策做出一定的贡献。此外，复旦大学循证医学中心与复旦大学附属儿科医院协作，创办了《中国儿科循证杂志》，将循证医学思维方法与儿科临床相结合，该杂志不仅面向临床，同时注重循证，成为交流循证医学研究成果的重要平台。

（五）上海市中医药循证医学研究中心

1. 基本介绍　上海市中医药循证医学研究中心，于 2019 年 7 月 17 日在上海中医药大学正式建立，该中心旨在以上海中医药大学为核心，依托上海市中医医疗机构及综合医院中医科，利用现代循证医学关键技术搭建公共服务平台，建设中国中医药循证评价体系。

2. 机构职能　该中心旨在通过方法学创新，积极进行人才培养、建设循证医学平台，促进基础研究与临床实践相结合、加强国内外沟通与联系，同时，承担并完成国家中医药管理局循证医学项目的相关任务。

中医药临床试验方面的工作具体包括：①培养中医药行业中中医药循证医学相关师资和骨干人才。②充分利用上海中医药大学及周围各个研究中心的优势资源，为中药学等重点学科建立中医病种资料库、中医药卫生技术评估资料库与中英文中医药临床试验资料库，提供古籍文献、临床试验论文，进一步为中医药循证医学工作提供依据。③利用循证医学、临床流行病学等方法，参与重大疾病的诊疗与相关中成药的临床疗效评价与再评价研究，以及相关治疗性文献的系统评价。④承担上海市科委与市卫生健康委等各类有关中医药循证医学相关的科研课题，同时积极参与中医药临床课题的申请与试验研究，严格按照循证医学的理念和方法，进行严谨的中医药临床试验方案设计，努力开展高质量的临床试验研究。⑤在上海中医药大学研究生课程中增设循证医学相关知识与内容，组织学习中医药循证医学的科研文章与前沿资料，在临床研究中注重资料的总结，积极发表循证医学相关论文。⑥将循证医学方法与中医药古籍临床文献的整理相结合，在促进中医药古籍临床文献整理的发展方面不断探索与尝试。⑦举办国际研讨会，与国际医学代表团进行交流合作，计划进一步互派学习人员并进行项目沟通与合作，进一步发挥中医药与其他学科之间的交流，取长补短。

附录

附录1 随机对照试验 CONSORT 报告信息清单

章节 / 主题	条目	描述	非药物试验的 CONSORT 扩展中增加的条目
文题和摘要			
	1a	文题能识别是临床随机对照试验	在摘要中描述试验措施，对照，医护提供者，试验中心和盲法状态
	1b	结构式摘要包括试验设计、方法、结果、结论；具体的指导建议参见摘要 CONSORT（CONSORT for Abstracts）	
引言			
背景和目的	2a	科学背景和对试验理由的解释	
	2b	具体的目的或假设	
方法			
试验设计	3a	描述试验设计（如平行设计、析因设计），包括受试者分配入各组的比例	
	3b	试验开始后对试验方法所做的重要改变（如合格受试者的入选标准），并说明原因	
受试者	4a	受试者合格标准	条件允许时，描述试验中心以及实施干预者的合格标准
	4b	资料收集的场所和地点	
干预措施	5	详细描述各组干预措施的细节以使他人能够重复，包括干预时间和方法	精确描述试验措施和对照措施的细节
结局指标	6a	完整而确切地说明预先设定的主要和次要结局指标，包括时间和方法	
	6b	试验开始后结局指标是否更改，并说明原因	
样本量	7a	如何确定样本量	条件允许时，论述是否及如何基于医护提供者或中心进行聚类分析的细节
	7b	必要时解释中期分析和试验中止的原因	

续表

章节 / 主题	条目	描述	非药物试验的 CONSORT 扩展中增加的条目
随机方法			
序列的产生	8a	产生随机分配序列的方法	条件允许时，描述医护提供者如何被分配到每一个试验组
	8b	随机方法的类型，任何限定的细节（如分区组方法和各区组样本量）	
分配隐藏机制	9	用于执行随机分配序列的机制（如按序列编码的封藏法），描述干预措施分配之前为隐藏序列号所采取的步骤	
实施	10	如何生成随机分配序列，执行招募干预措施分配者	
盲法	11a	如果实施盲法，分配干预措施后对谁设盲（如受试者、医护提供者、结局评估者），以及盲法如何实施	分组方法是否对联合干预实施者设盲，设盲的方法及描述干预措施的相似之处
	11b	如有必要，描述干预措施的相似之处	
统计学方法	12a	用于比较各组主要和次要结局指标的统计学方法	条件允许时，论述是否及如何基于医护提供者或中心进行聚类分析的细节
	12b	附加分析的方法，如亚组分析和校正分析	
结果			
受试者流程（强烈推荐使用流程图）	13a	随机分配到各组的受试者例数，接受已分配治疗的例数，以及纳入主要结局分析的例数	每组中实施干预的医护提供者或中心的例数以及每一个医护提供者治疗的患者例数或在每一个试验中心中接受治疗的患者例数
	13b	随机分组后，各组脱落或被剔除的例数，并说明原因	
干预的实施招募受试者	14a	招募期和随访时间，并说明具体日期	实施过程中描述试验措施和对照措施的细节
	14b	试验中断或停止原因	
基线资料	15	以表格列出每一组受试者的基线数据，包括人口学资料和临床特征	允许时，描述每组中的医护提供者（病例数量、资历、专业技能等）和中心（数量）
纳入分析的例数	16	各组纳入每一种分析的受试者数目（分母），以及是否按最初的分组分析	
结局和估计值	17a	各组每一项主要和次要结局指标的结果，效应估计值及其确性（如 95% 可信区间）	
	17b	对于二分类结局，建议同时提供相对效应值和绝对效应值	
辅助分析	18	所做的其他分析结果，包括亚组分析和校正分析，区分预先设定的分析和新尝试分析	

续表

章节 / 主题	条目	描述	非药物试验的 CONSORT 扩展中增加的条目
危害	19	各组出现的所有严重危害或意外效应，具体的指导建议参见“CONSORT for harm”	
讨论			
局限性	20	试验的局限性，报告潜在偏倚和不精确的原因，以及出现多种分析结果的原因（如果有这种情况）	
可推广性	21	试验结果被推广的可能性（外部真实性、适用性）	根据试验涉及的干预、对照、患者以及医护提供者和中心得出的试验结果的可推广性（外部真实性）
解释	22	与结果相对应的解释、权衡试验结果的利弊，并考虑其他相关的证据	还要考虑对照的选择，缺乏盲法或部分盲法，各组医护提供者或中心专业技能的不一致性
其他信息			
试验注册	23	临床试验注册号和注册机构名称	
试验方案	24	如果有，在哪里可以获得完整的试验方案	
资助	25	资助和其他支持的来源（如提供药品），资助者所起的作用	

附录 2　非随机对照试验 TREND 写作清单

内容与主题	条目	描述
标题与摘要		
标题与摘要	1	说明研究对象单位如何分配到各干预组；采用结构式摘要；描述目标人群与研究样本人群的基本信息
前言		
背景	2	科学背景与原理的解释；设计行为干预研究的理论基础
方法		
研究对象	3	对研究对象进行描述；研究对象征集和抽样时研究对象的纳入标准；征集研究对象的方法，如采用随机抽样则描述抽样方法；征集研究对象、数据收集的单位和场所
干预措施	4	对各干预组及对照组的干预措施进行详细描述
研究目的	5	描述具体的研究目的与研究假设
结局	6	明确定义主要和次要结局指标；详细描述数据收集的方法和为提高测量质量所采取的方法；描述有关方法学有效性的信息，如有关心理学和生物学测量
样本量	7	样本量如何确定；如果可能，描述中期分析以及中止分析的指征
分配方法	8	分配单位，如可以按个体、组或者社区分组；分配方法，包括描述区组、分层和最小化；为减少因非随机化而导致的偏倚所采取的措施，如配比

续表

内容与主题	条目	描述
盲法	9	研究对象、干预实施者和结局评估人员是否被“盲”试验分组；如果是，描述盲法如何实现和评估
分析单位	10	描述用于评估干预效果的最小分析单位（如个体、组或社区）；如果分析单位与分配单位不同，描述采用何种方法调整，如分配单位为组，分析单位为个体，可采用多水平模型分析控制组内个体的相关性
统计分析方法	11	描述比较组间主要结局变量所采用的统计方法，包括处理非独立数据的复杂统计方法；描述其他用于亚组分析和调整混杂变量的分析方法；必要时，描述处理缺失数据的方法；说明采用的统计软件或程序
结果		
研究对象流程	12	研究各阶段（登记、分组、干预措施分配、实施干预、随访和分析）研究对象的数目变化（建议使用研究对象流程图）
征集研究对象	13	研究对象征集开始、结束日期，随访开始与结束时间
基线数据	14	描述各组研究对象在基线时的人口学信息和临床特征；说明与特定疾病预防研究有关的每个状况的基线特征；描述失访者与在访者基线特征的总体比较，或按某个研究特征分层比较；描述研究人群与研究目标人群的基线特征比较
基线均衡性	15	不同研究组间基线的均衡性分析结果，以及用于控制组间基线差异的方法
分析的数字	16	描述纳入各分析组的研究对象总数（分母），尤其是当针对不同结局变量研究对象数目有变化时，必要时研究结果用绝对数表示；说明是否采用了意向性治疗分析（intention-to-treat，ITT）策略，如未采用，描述分析中如何处理失访者
结局和效应估计	17	首先描述各组主要和次要结局变量水平，同时给出干预效应大小的点估计和区间估计；同时报告无效和隐性结果；报告其他事先设计并通过分配干预措施所要检验的因果关系的分析结果
辅助分析	18	总结报告其他亚组分析和调整分析，指出哪些为事先设计的，哪些是探索性的
不良反应事件	19	总结描述各组重要不良事件和非预期效应的水平，并说明分析方法和效应大小，并给出区间估计
讨论		
解释	20	在考虑研究假设、可能的偏倚、测量的误差、多重比较分析和局限性不足后，对研究结果进行合理的解释；结果的讨论应考虑干预措施发挥效应的机制（因果通路），以及其他可能的机制和解释；讨论实施干预的有利因素和不利因素，以及保真性；讨论研究在计划性和政策研究方面的意义
外推性	21	在考虑研究人群、干预措施的特点、随访时间长短、激励性、顺应性、研究实施的场所和机构的特殊性等因素的基础上，讨论研究结果的外推性（外部有效性）
证据总体	22	结合现有证据和理论，对结果进行全面的解释

附录 3　观察性研究 STROBE 声明报告项目清单

章节 / 主题	条目	描述
标题和摘要		
	1	①题目或摘要中要有常用专业术语表述研究设计 ②摘要内容要丰富，并且能准确流畅地表述研究中做了什么、发现了什么
前言		
背景 / 原理	2	所报告的研究背景和原理
目标	3	阐明研究目标，包括任何预先确定的假设
方法		
研究设计	4	在论文中较早陈述研究设计的关键要素
研究现场	5	描述研究环境、具体地点和相关日期（包括研究对象征集、暴露、随访和数据收集时间）
研究对象	6	队列研究：描述选择研究对象的合格标准，源人群和选择方法，描述随访方法；病例对照研究：描述选择确诊病例和对照的合格标准，源人群和选择方法，描述选择病例和对照的原理；横断面研究：描述选择研究对象的合格标准，源人群和选择方法；队列研究 – 配对研究：描述配对标准和暴露与非暴露数目；病例对照研究 – 配对研究：描述配对标准和每个病例对应的对照数目
研究变量	7	明确定义结局、暴露、预测因子、潜在的混杂因子和效应修饰因子（如果可能，给出诊断标准）
数据来源 / 测量	8	对每个关注的变量，描述其数据来源和详细的判定（测量）方法（如果有多组，还应描述各组之间判定方法的可比性）
偏倚	9	描述和解释潜在偏倚的过程
样本大小	10	解释样本大小的确定方法
计量变量	11	解释分析中如何处理计量变量（如果可能，描述怎样选择分组及分组原因）
统计学方法	12	描述所有统计学方法，包括控制混杂方法；描述亚组和交互作用检查方法；描述缺失值处理方法；队列研究：如果可能，解释失访的处理方法；病例对照研究：如果可能，解释病例和对照的匹配方法；横断面研究：如果可能，描述根据抽样策略确定的统计方法；描述敏感度分析
结果		
研究对象	13	报告研究的各个阶段研究对象的数量，如可能合格的数量，被检验是否合格的数量，证实合格的数量，纳入研究的数量，完成随访的数量和分析的数量；描述各个阶段研究对象未能参与的原因；考虑使用流程图
描述性资料	14	描述研究对象的特征（如人口学、临床和社会特征）以及关于暴露和潜在混杂因子的信息；指出每个关心的变量有缺失值的研究对象数目；队列研究：总结随访时间（如平均时间及总和时间）
结局资料	15	队列研究：报告发生结局事件的数量或根据时间总结发生结局事件的数量；病例对照研究：报告各个暴露类别的数量或暴露的综合指标；横断面研究：报告结局事件的数量或总结暴露的测量结果

续表

章节 / 主题	条目	描述
主要结果	16	给出未校正的和校正混杂因子的关联强度估计值和精确度（如 95%CI），阐明根据哪些混杂因子进行调整以及选择这些因子的原因。 当对连续性变量分组时报告分组界值。 如果有关联，可将有意义时期内的相对危险度转换成绝对危险度。
其他分析	17	报告进行的其他分析，如亚组和交互作用分析及敏感度分析
讨论		
重要结果	18	概括与研究假设有关的重要结果
局限性	19	结合潜在偏倚和不精确的来源，讨论研究的局限性；讨论潜在偏倚的方向和大小
解释可推广性	20	结合研究目的、局限性、多因素分析、类似研究结果和其他相关证据，谨慎给出一个总体的结果解释
可推广性	21	讨论研究结果的可推广性（外推有效性）
其他信息		
资助		给出当前研究的资助来源和资助者（如果可能，给出原始研究的资助情况）

附录 4　个案研究 2016CARE 清单

项目	编号	内容
文题	1	词语“病例报告”应与本报告中最受关注的内容同时列于文题中
关键词	2	4 ～ 7 个关键词——包括关键词“病例报告”
摘要	3a	背景：本病例报告为已有的医学文献增添了什么新的内容?
	3b	病例小结：主诉、诊断、干预、结局
	3c	结论：从本病例中主要“获取”了什么经验?
引言	4	当前的医疗标准以及本病例的贡献——列出参考文献（1 ～ 2 段文字）
时间表	5	将本病例报告中的信息按时间轴列成表或图
患者信息	6a	对病例的人口统计学信息以及其他患者和当事人的信息予以隐私保护
	6b	主诉——促使患者本次就诊的主要症状
	6c	相关既往史，包括既往的干预措施和结局
体格检查	7	相关的体检发现
诊断评估	8a	评估内容，包括调查、实验室检查、影像学检查等
	8b	诊断推理，包括考虑到的其他诊断以及存在的困难
	8c	考虑提供与评估、诊断和干预相关的图或表
	8d	提供预后特征（如适用）
干预	9a	干预类型，例如推荐的生活方式、治疗、药物疗法、手术等
	9b	干预管理，例如剂量、强度、持续时间
	9c	记录干预的变化，以及相应的解释说明
	9d	其他同时实施的干预

续表

项目	编号	内容
随访和结局	10a	临床医师的评估（如合适的话，增加患者或当事人对结局的评价）
	10b	重要的随访诊断评估结果
	10c	对干预依从性和耐受性进行评估，包括不良反应
讨论	11a	对作者在处理本病例时的优势和局限性进行讨论
	11b	详细指出如何将本病例报告告知临床实践或临床实践指南（clinical practice guideline，CPG）
	11c	基于本病例报告，如何提出一个可检验的假设？
	11d	结论及其理论依据
患者观点	12	患者或当事人对此次医疗过程的评价（如适用）
知情同意书	13	绝大多数期刊要求提供病例报告中患者的知情同意书
其他信息	14	致谢部分；竞争性利益；如有需要，提供伦理审查委员会的证明

附录 5　卫生经济学评价 CHEERS 报告清单

主题	条目	描述
标题和摘要		
标题	1	确定研究是一项经济学评价或使用更具体的术语如“成本效果分析”，并描述比较的干预措施
摘要	2	对研究目的、研究角度、背景、方法（包括研究设计和输入的参数）、结果（包括基线情况和不确定性分析）和结论提供一个结构化的总结
前言		
背景和目的	3	为研究提供更广泛的背景说明； 目前研究的问题及其与卫生政策或实践的关联
方法		
目标人群和亚组	4	描述要分析的人群和亚组的基线特征，包括为什么选择他们
研究背景与地点	5	与国家相关的需要做出决策的系统
研究角度	6	描述研究角度和与之相关的要评估的成本
比较对象	7	描述要比较的干预或策略，并陈述为什么选择它们
时间范围	8	陈述要评估的成本和结果的时间范围，并说明为什么它适用
贴现率	9	报告成本和结果使用的贴现率的选择，并说明为什么其适用
健康结果的选择	10	描述评价中使用什么作为收益测量指标及其与之相关的分析类型
效果的测量	11a	基于单项研究估计：充分描述单一效果研究的设计特征，并说明为什么单一研究是临床：疗效数据的充分来源
	11b	基于多项研究估计：充分描述研究的纳入标准及临床疗效数据的整合方法

续表

主题	条目	描述
基于偏好的结果测量与评价	12	如果适用，描述偏好测量的人群和方法
资本和成本的估计	13a	基于单项研究的经济学评价：描述与可选择的干预有关的资源使用的估计方法。描述按照单位成本评估每一资源条目的主要或次要研究方法。描述接近机会成本所做出的任何调整
	13b	基于模型的经济学评价：描述与模型健康状态有关的资源使用的估计方法和数据来源。描述按照单位成本评估每一资源条目的主要或次要研究方法。描述接近机会成本所做出的任何调整
货币，价格日期和转换	14	报告估计的资源数量和单位成本的日期。如果有必要，描述将估计的单位成本调整到报告年份的方法。描述将成本转换为通用货币单位的方法及其汇率
模型选择	15	描述使用的特定决策分析模型并给出理由。强烈建议提供一个模型结构图
假设	16	描述支持决策分析模型的所有结构或其他假设
分析方法	17	描述支持评价的所有分析方法。包括：处理偏态、缺失值或截尾数据的方法；外推的方法；合并数据的方法；证实或调整数据（如半周期修正）到模型中的方法和处理人群异质性和不确定性的方法
结果		
研究参数	18	报告所有参数的值、范围、分布（如果使用）和参考文献。报告不确定性分析中参数分布的依据或来源。强烈建议提供一个表格来显示输入的参数值
增量成本和结果	19	对于每个干预，报告感兴趣的主要类别估算的成本和结果的平均值及比较组间的平均差异。如果可以，报告增量成本效果比
不确定性分析	20a	基于单项研究的经济学评价：描述抽样不确定性对增量成本和增量效果参数估计的影响及方法学假设（如贴现率、研究角度）的影响
	20b	基于模型的经济学评价：描述所有输入参数的不确定性对结果的影响和与模型结构和假设有关的不确定性
异质性分析	21	如果可以，报告可以通过亚组间基线特征的不同或其他可观察到的用更多信息无法缩小的变化来解释成本、结果或成本效果的差异
讨论		
研究发现、适用性、局限性及当前的知识	22	总结关键的研究发现并描述它们如何支持得出的结论。讨论这些发现的局限性和适用性及这些发现如何符合当前的知识
其他		
资金来源	23	描述研究受到的资助和资助者在定题、设计、实施和分析的报告方面的作用。描述其他非货币支持的来源
利益冲突	24	描述任何潜在的研究贡献者与期刊政策的利益冲突。在期刊政策缺乏的情况下，我们建议作者遵从国际医学期刊编辑委员会的建议

附录 6　系统评价 PRISMA 报告清单

章节 / 主题	条目	描述
标题		
标题	1	将标题确定为系统评价、Meta 分析或两者兼有
摘要		
结构化摘要	2	提供结构式摘要、包括背景、目的、资料来源、纳入研究的标准、研究对象和干预措施、研究评价和综合的方法、结果、局限性、结论和主要发现、系统综述的注册号
引言		
理论基础	3	介绍当前已知的研究理论基础
目的	4	通过对研究对象、干预措施、对照措施、结局指标和研究类型（participants，interventions，comparisions，outcomes，study design，PICOS）5 个方面为导向的问题提出所需要解决的清晰明确的研究问题
方法		
方案和注册	5	如果已有研究方案，则说明方案内容并给出可获得该方案的途径（如网址），并且提供现有的已注册的研究信息，包括注册号
纳入标准	6	将指定的研究特征（如 PICOS 和随访的期限）和报告的特征（如检索年限、语种和发表情况）作为纳入研究的标准，并给出合理的说明
信息来源	7	针对每次检索及最终检索的结果描述所有文献信息的来源（如资料库文献，与研究作者联系获取相应的文献）
搜索	8	至少说明一个资料库的检索方法，包含所有的检索策略的使用，使得检索结果可以重现
研究选择	9	说明纳入研究被选择的过程（包括初筛、合格性鉴定及纳入系统综述等步骤，据实还可包括纳入 meta 分析的过程）
数据提取	10	描述资料提取的方法（例如预提取表格、独立提取、重复提取）以及任何向报告作者获取或确认资料的过程
资料条目	11	列出并说明所有资料相关的条目（如 PICOS 和资金来源），以及做出的任何推断和简化形式
单个研究存在的偏倚	12	描述用于评价单个研究偏倚的方法（包括该方法是否用于研究层面或结局层面），以及在资料综合中该信息如何被利用
概括效应指标	13	说明主要的综合结局指标，如危险度比值（risk）、均值差（difference in means）
结果综合	14	描述结果综合的方法，如果进行了 Meta 分析，则说明异质性检验的方法
研究偏倚	15	详细评估可能影响数据综合结果的可能存在的偏倚（如发表偏倚和研究中的选择性报告偏倚）
其他分析	16	对研究中其他的分析方法进行描述（如敏感性分析或亚组分析，Meta 回归分析），并说明哪些分析是预先制定的
结果		
研究选择	17	报告初筛的文献数，评价符合纳入标准的文献数以及最终纳入研究的文献数，同时给出每一步排除文献的原因，最好提供流程图

续表

章节 / 主题	条目	描述
研究特征	18	说明每一个被提取资料的文献的特征（如样本含量、PICOS 和随访时间）并提供引文出处
研究内部偏倚风险	19	说明每个研究中可能存在偏倚的相关数据，如果条件允许，还需要说明结局层面的评估（见条目 12）
单个研究的结果	20	针对所有结局指标（有效性或有害性），说明每个研究的各干预组结果的简单合并（a），以及综合效应值及其可信区间（b），最好以森林图形式报告
结果综合	21	说明每个 Meta 分析的结果，包括可信区间和异质性检验的结果
研究间偏倚	22	说明研究间可能存在偏倚的评价结果（见条目 15）
其他分析	23	如果有，给出其他分析的结果（敏感性分析或亚组分析，Meta- 回归分析，见条目 16）
讨论		
证据总结	24	总结研究的主要发现，包括每一个主要结局的证据强度；分析它们与主要利益集团的关联性（如医疗保健的提供者，使用者及政策决策者）
局限性	25	探讨研究层面和结局层面的局限性（如偏倚的风险），以及系统综述的局限性（如检索不全面，报告偏倚等）
结论	26	给出对结果的概要性的解析，并提出对未来研究的提示
基金支持		
基金	27	描述本系统综述的资金来源和其他支持（如提供资料）以及资助者在完成系统综述中所起的作用

附录 7　临床实践指南 RIGHT 核对清单

主题	条目	描述
基本信息		
标题 / 副标题	1a	能够通过题目判断为指南，即题目中应该出现类似“指南”或“推荐意见”的字眼
	1b	描述指南的发表年份
	1c	描述指南的分类，即筛查、诊断、治疗、管理、预防或其他等
执行总结	2	对指南推荐意见进行汇总呈现
缩略语与术语	3	为避免混淆，应对指南中出现的新术语或重要术语进行定义；如果涉及缩略语，应该将其列出并给出对应的全称
通讯指南制定者	4	确定至少一位通讯指南制定者或作者，以供其他人联系和反馈
背景		
健康问题的简要说明	5	应描述基本的流行病学问题，比如患病率、发病率、病死率和疾病负担（包括经济负担）
指南的总目标和具体目标	6	应描述指南的总目标和具体要达到的目的，比如改善健康结局和相关指标（疾病的发病率和病死率），提高生活质量和节约费用等

续表

主题	条目	描述
目标人群	7a	应描述指南拟实施的主要目标人群
	7b	应描述指南拟实施的需特别考虑的亚组人群
指南的使用者及应用环境	8a	应描述指南的主要使用者（如初级保健提供者、临床专家、公共卫生专家、项目经理或政策制定者）以及指南的其他潜在使用人员
	8b	应描述指南针对的具体环境，比如初级卫生保健机构、中低收入国家或住院部门（机构）
指南制定小组	9a	应描述如何遴选参与指南制定的所有贡献者及其角色和责任（如指导小组、指南专家组、外审人员、系统评价小组和方法学家）
	9b	应列出参与指南制定的所有个人，提供其职称、职务、工作单位等信息
证据		
医疗保健问题	10a	描述指南推荐意见所基于的关键问题，建议以 PICO（人群、干预、对照和结局）格式呈现。
	10b	应描述结局遴选和分类的方法。
系统评价	11a	应描述该指南基于的系统评价是专门新制作的，还是应用已发表的
	11b	如果指南制定者使用现有已发表的系统评价，请给出参考（完全报告）文献并描述是如何检索和评价的（提供检索策略、筛选标准以及对系统评价的偏倚风险评估），同时报告是否对其进行了更新。
证据体的质量评价方法或标准	12	应描述对证据体的质量评价方法或标准
推荐意见	13a	应提供清晰、准确且可实施的推荐意见。拟推荐的干预措施，以及实施干预措施的具体环境，从而让使用者具有可操作性。
	13b	如果证据显示在重要的亚组人群中，某些影响推荐意见的因素存在重大差异，特别是亚组之间的利弊平衡，则应单独提供针对这些人群的推荐意见。
	13c	应描述推荐意见的强度以及支持该推荐的证据质量
形成推荐意见的原理和解释说明	14a	应描述在形成推荐意见时，是否考虑了目标人群的价值观和偏好。如果考虑，请描述确定和收集这些患者价值观和偏好的方法。如果未考虑，请给出原因。
	14b	应描述在形成推荐意见时，是否考虑了成本和资源利用。如果考虑，请描述具体的方法（如成本效果分析）并总结结果；如果未考虑，请给出原因。
	14c	应描述在形成推荐意见时，是否还考虑了公平性、可行性和可接受性等其他因素。
决策过程的证据	15	应描述指南制定工作组的决策过程和方法，特别是形成推荐意见的方法（例如如何确定和达成共识，是否进行投票等）
评审和质量保证		
外审	16	应描述指南制定后是否对其进行独立评审，如果是，请描述具体的评审过程以及评审意见的考虑和处理过程。
质量保证	17	应描述指南是否通过了质量保证程序，如果是，则描述其过程

续表

主题	条目	描述
资金资助与利益冲突		
资金来源及出资人角色	18a	应描述指南制定各个阶段的资金来源情况
	18b	应描述资助者在指南制定不同阶段中的作用；如适用，也应描述后期在推荐意见的传播和实施过程中的作用
利益冲突的声明	19a	应描述指南制定相关的利益冲突的类型（如经济利益冲突和非经济利益冲突）
	19b	应描述对利益冲突的评价和管理方法以及指南用户如何获取这些声明
其他信息		
使用	20	应描述在哪里可获取到指南、相应附件及其他相关文件
未来研究建议	21	应描述当前实践与研究证据之间的差异，和（或）提供对未来研究的建议
局限性	22	应描述指南制定过程中的所有局限性（比如制定小组不是多学科团队，或未考虑患者的价值观和偏好）及其对推荐意见有效性可能产生的影响

附录 8　临床试验方案 SPIRIT 报告清单

章节 / 主题	条目	描述
标题	1	可识别设计类型、对象、干预措施以及缩略语（如果适用）的描述性标题
试验注册	2a	试验注册号以及注册库名称；如果未注册，提供拟注册的注册库名称
	2b	世界卫生组织试验注册库数据集要求的所有条目
方案版本	3	日期以及版本的标识符
基金	4	基金的财政、物资和其他支持的来源和种类
角色与职责	5a	方案贡献者的名称，附属机构和角色
	5b	试验赞助者的名称以及联系方式
	5c	研究主办方和投资者的职责，他们是否参与试验设计，数据的收集、管理、分析以及解释，撰写研究报告，决定发表文章的提交，包括他们是否在以上行为中有最终决定权
	5d	各个协作单位的组成、角色、职责，项目筹划委员会，终点判定委员会，数据管理团队以及其他监督试验的人员（详见条目数据监察委员会）
背景及原理	6a	描述所要研究的问题以及开展试验的理由，应当包括相关研究（发表与未发表）的每种干预措施的获益与危害的总结
	6b	解释选择干预 / 对照措施的理由
研究目的	7	明确的目标或研究假设
试验设计	8	描述试验设计，包括试验类型（平行组、交叉组、因子分析、单组）分配比例，研究架构（优效设计、等效设计、非劣效设计、探索性研究）
研究场所	9	描述研究场所（如社区诊所、大学的医院等）以及数据采集的国家列表，并且提供所列出国家研究中心的网站以供参考
合格标准	10	受试对象的纳入排除标准。如果适用，需要给出研究中心以及实施干预的具体操作人员的合格标准（如手术、心理咨询师等特殊干预手段）

续表

章节 / 主题	条目	描述
干预措施	11a	描述各组干预措施的细节以使他人能够重复，包括如何，在何时进行干预
	11b	中止或调整受试者所接受干预措施的标准（如针对不良反应、受试者要求、疾病进展或恶化情况等调整药物剂量）
	11c	提高干预措施方案的依从性策略，以及任何监管方案遵守的流程（如药品回收、实验室检测等）
	11d	试验期间允许或禁止的相关护理和干预措施
结局指标	12	首要、次要和其他结局指标，包括具体的测量变量（如收缩压），量化分析（如与基线的差值、终值、事件发生时间等），数据整合方法（如中位数、比例），以及每个结局指标的测量时间点。强烈建议对所选疗效和安全性结局指标与临床相关性做出解释
受试者时间表	13	受试者招募，干预措施（包括预备期和洗脱期）评价以及受试者访问的时间表。强烈建议使用示意图
样本量	14	预计达到研究目的所需的受试者数量以及计算方法，包括任何临床和统计假设
招募信息	15	描述为达到目标样本量而采取的招募
随机序列的产生	16a	随机序列产生的方法（如计算机生成的随机数），并列出所有分层因素。为了降低随机序列的可预测性，任何计划限制的详细信息（如区组等）应在单独的文档中提供，这些文档对于注册参与者或分配干预措施的人员保密
随机分配隐藏	16b	用于执行随机分配序列的机制（如中心电话、按顺序编号密封不透光的信封等），描述干预措施分配之前为随机序列隐藏所采取的步骤
实施分配	17c	谁生成随机分配序列，谁纳入受试者，谁分配受试者所接受的干预措施
盲法	17a	分配干预措施后将对谁设盲（如受试者、医护人员 、结局评价者、数据分析人员等），以及如何实施盲法
	17b	如果实施盲法，在何种情况下允许破盲，试验期间描述暴露受试者所受干预措施的程序
数据收集方法	18a	评价和收集结局指标、基线、其他试验数据的方案，包括任何提高数据质量的相关程序（如双测量、评价者培训等），并描述测量工具（如调查问卷、实验室检测等），同时如果测量工具的信度和效度已知，需进行描述。如果试验方案中没有提供数据收集表格，需提供参考文献
	18b	提高受试者完成治疗和随访的方案，包括退出或更改治疗方案受试者需收集的结局数据
数据管理	19	数据录入、编码、保密和储存的方案，包括提高数据质量的相关流程（如双录入、数值范围检查等）。如果试验方案中没有提供数据管理流程，需提供参考文献
统计方法	20a	分析主要和次要结局指标的统计学方法。如果试验方案中没有提供数据分析方法，需提供参考文献
	20b	其他分析的方法（如亚组分析和校正分析等）
	20c	不依从方案人群分析的定义（如随机化分析），以及处理缺失值的统计学方法如（多重填补等）
数据监察	21a	数据监测委员会（DMC）的组成；委员会职责和监察报告的结构概述；申明是否独立，是否有利益冲突；如果试验方案中没有提供委员会章程，需提供参考文献。或者，解释为什么不需要 DMC
	21b	描述中期分析和试验中止原则，包括谁可以使用中期结果和谁有权决定结束试验

续表

章节 / 主题	条目	描述
危害	22	描述要求的和自愿报告的不良事件的收集、评价、报告和管理方案，以及干预措施或试验实施产生的其他意外效果
审计	23	如果有，需报告审计试验实施的频率和流程，以及该过程是否独立于研究者和赞助者
研究伦理批准	24	描述寻求伦理委员会批准通过试验伦理审查的方案
方案修正	25	向相关人员（例如研究者、伦理委员会、受试者、试验注册者、记录员、协调员等）交流重要研究方案修改（如合格标准、结局指标、分析方法等的变化）的计划
知情同意	26a	谁将会从潜在的受试者中获得知情同意，以及如何实施知情同意（见条目 32）
	26b	如需收集和使用受试者数据和生物学标本做其他附属研究应加入额外同意条文
保密	27	如何收集、使用和保存潜在和纳入的受试者的个人信息，以保护在试验前、试验中和试验结束后的信息
利益冲突	28	整个试验的主要研究者和各个研究中心的财务和其他利益冲突声明
数据访问	29	明确谁有权使用试验最终数据集，并说明研究者获得数据的限定条件
附加的和试验后补充说明	30	如果有辅助和试验后护理，描述其条款，并描述对那些因参加试验受到伤害的受试者进行补偿的条款
结果的发布	31a	研究者和申办人将试验结果传达受试者、医疗保健专业人员、社会公众和其他相关组织的方案（如通过文献发表、在结果数据中报告或其他数据共享的办法）发表文章的限制条件
	31b	作者资质限定和请专业作者进行写作以及拟使用的专业撰稿人
	31c	让公众可以查阅完整试验方案、受试者数据集以及统计学编码的方案（可选）
知情同意书	32	知情同意书和其他相关文件的范本
生物样本	33	如果进行了辅助试验，描述收集、实验室评估和保存生物学标本，用作本试验和在未来辅助研究中进行基因或细胞分析使用的方案

附录 9　诊断准确性研究 STARD 2015 报告清单

章节 / 主题	条目	描述
标题或摘要		
	1	标题或摘要中描述出至少一种诊断准确性研究的计算方法（如灵敏度、特异度、预测值、或 AUC）
摘要		
	2	包括研究设计、方法、结果和结论在内的结构化摘要（具体指导参见 STARD 摘要）
引言		
	3	科学和临床背景，包括待评价诊断方法的预期用途和作用
	4	研究目的和假设

续表

章节 / 主题	条目	描述
方法		
研究设计	5	是在完成待评价诊断方法和参考标准检测之前采集数据（前瞻性研究），还是之后（回顾性研究）
研究对象	6	入选排除标准
	7	如何识别潜在的合格研究对象（症状、之前的检查结果、注册登记数据库）
	8	何时、何地入选潜在的合格研究对象（机构、场所和日期）
	9	研究对象是否连续的、随机的入组还是选取方便样本
试验方法	10a	充分描述待评价诊断方法的细节，使其具备可重复性
	10b	充分描述参考标准的细节，使其具备可重复性
	11	选择参考标准的原理（如果存在其他备选的参考标准）
	12a	描述待评价诊断方法的最佳截断值或结果分类的定义和原理，区分截断值是否为预先设定的还是探索性的
	12b	描述参考标准的最佳截断值或结果分类的定义和原理，区分截断值是否为预先设定的还是探索性的
	13a	待评价诊断方法的检测人员或是读取结果人员是否知晓研究对象的临床资料和参考标准结果
	13b	参考标准的评估者是否知晓研究对象的临床资料和待评价诊断方法结果
分析	14	用于评估诊断准确性的计算或比较方法
	15	如何处理待评价诊断方法或参考标准的不确定结果
	16	待评价诊断方法或参考标准中缺失数据的处理方法
	17	任何关于诊断准确性变异的分析，区分是否为预先设定的还是探索性的
	18	预期样本量及其计算方式
结果		
研究对象	19	使用流程图报告研究对象的入选和诊断流程
	20	报告研究对象的基线人口学信息和临床特征
	21a	报告纳入的研究对象的疾病严重程度分布
	21b	报告未纳入的研究对象的疾病严重程度分布
	22	报告实施待评价诊断方法和参考标准的时间间隔，及期间采取的任何临床干预措施
实验结果	23	比照参考标准的结果，使用四格表来展示待评价诊断方法的检测结果（或分布）
	24	报告诊断准确性的估计结果及其精度（如 95% 可信区间）
	25	报告实施待评价诊断方法或参考标准期间出现的任何不良事件
讨论		
	26	研究的局限性，包括潜在的偏倚来源，统计的不确定性及外推性
	27	实际意义，包括待评价诊断方法的预期用途和临床作用
其他信息		
	28	研究注册号及注册名称

续表

章节 / 主题	条目	描述
	29	能够获取完整研究方案的地址
	30	研究经费和其他支持的来源；经费赞助者的角色

附录 10　STARD 2015 新增条目及增加理由

序号	条目	理由
2	结构化摘要	摘要是获取研究设计和结果中关键要素的重要途径
3	细化研究背景	对待评价诊断方法的目标应用进行描述可以帮助读者解读诊断结果准确性
4	研究假设	缺乏明确的研究假设可能会产生多种结果解释并对结论进行“夸大解读”
18	样本量估算	读者希望对研究的预期精度和统计效力及是否成功入选到预计的样本量进行评估
26、27	研究局限性	为防止过早得出毫无根据的结论，建议作者对研究的局限性进行讨论，并在下结论时牢记待评价诊断方法的目标应用（见条目 3）
28	注册	前瞻性准确性研究属于试验设计，正因如此，在研究实施之前通过临床试验注册平台，如 ClinicalTrials.gov 进行注册，可提高研究本身的认知度并防止选择性报告
29	研究方案提前发表或公开	完整的研究方案可提供更多关于预先定义的研究方法信息，以便读者进行精细地批判性评价
30	注明经费来源	研究人员与经费赞助商间的潜在利益冲突，如金钱利益，可能对研究的真实性产生影响，产生发表偏倚

附录 11　定性研究报告 COREQ 核对清单

主题	条目	描述
第一部分：研究团队和过程反映		
研究者个人特征		
访谈者 / 组织者	1	哪位 / 些文章作者实施的访谈或焦点组访谈
学位 / 学历	2	研究者的学位是什么？例如：医学博士或哲学博士
职业	3	在研究进行时，研究者的职业是什么
性别	4	研究者是男性还是女性
经验和培训	5	研究者的经验和培训情况如何
研究者与参与者的关系		
关系建立	6	与参与者的关系是在开始研究前就建立了吗
参与者对访谈者的了解	7	参与者了解访谈者的哪些信息？如个人目标及研究依据和理由
访谈者特征	8	文中报告了访谈者 / 组织者的哪些特征？如偏倚、研究结果猜测、进行研究的原因和兴趣

续表

主题	条目	描述
第二部分：研究设计		
理论框架		
方法学观念和理论	9	文章报告了何种在研究中被应用的方法学观念、理论方法？如扎根理论、话语分析、人种学和内容分析
选择参与者		
抽样	10	如何选择参与者？如：目的抽样、便利性抽样、连续抽样、滚雪球抽样
与参与者沟通的方法	11	如何与参与者沟通？如面对面、电话、信件或电子邮件
样本量	12	研究中有多少参与者
拒绝参加研究或中途脱落	13	多少人拒绝参加研究或中途脱落？原因何在
场所		
资料收集场所	14	在哪里收集的资料？如家里、诊所、工作场所
在场的非参与者	15	除了参与者与访谈者外，是否还有其他人在场
样本描述	16	样本的主要特征都是什么？如人口学信息、日期
收集资料		
访谈提纲	17	访谈中所用到的问题、提示和提纲等是否由文章作者提供？是否经过预访谈检验
重复访谈	18	是否进行过重复访谈？如果进行过，有多少次
音 / 像录制	19	研究是否通过录音或录像收集资料
场记	20	在个体访谈 / 焦点组访谈过程中和（或）结束后是否做了场记
时长	21	个体访谈或焦点组访谈的时长是多少
信息饱和	22	是否讨论了信息饱和问题
转录文字及返还	23	访谈转录成文字后是否返还给参与者征询意见和（或）纠正错误
第三部分：分析和结果		
分析资料		
资料编码的数量	24	共用了多少个代码对资料进行编码
描述编码树	25	作者是否描述了编码树
主题来源	26	主题是预设的，还是源自获得的资料
软件	27	如果用了软件来管理资料，软件的名称和必要信息是什么
参与者检查	28	参与者是否提供了对研究结果的反馈
报告		
报告引文	29	是否用了参与者引文来说明主题 / 结果？每条引文是否都有身份标记？如参与者编号
资料和结果的一致性	30	根据报告的资料能否得出研究的结果
重要主题的清晰报告	31	研究结果中是否清晰报告了重要主题
次要主题的清晰报告	32	是否有对特殊案例的描述和对次要主题的讨论

附录 12　动物临床前研究 ARRIVE 指南报告清单

主题	条目	描述
题目	1	对文章内容提供精确和简明的描述
摘要	2	研究背景、目的、所用动物的种系、关键方法、主要结果和结论
前言		
背景内容	3	①充分、科学的背景（既往工作的相关参考文献），明确研究目的和内容，解释实验方法和基本原理；②解释所用动物种类和模型的选择依据，阐述科学目的、适用范围，研究与人体生物学的关联程度
目的	4	清楚地描述研究的主要和次要目的，或者将被验证的具体研究假设
方法		
伦理声明	5	伦理审查权限的性质，相关证书［如动物（科学程序）法案 1986］，与研究相关的国家或机构的动物护理和使用指南 ①实验组和对照组的数量；②旨在减少主观性偏倚影响而采取的任何步骤，分配实验动物（如随机化分组程序）
实验设计	6	评估结果（如是否施盲并描述被施盲对象和时机）；③如以单个动物、群组或以一笼动物为单位；④用时线图或流程图来解释复杂的研究设计是如何实施
实验步骤	7	对于每个实验或每个实验组（包括对照组），应提供所有实施过程中准确的详细资料 ①何法（药物配方和剂量，给药部位和途径，麻醉镇痛药物的应用和监测，手术步骤，动物处死方法），提供所使用的任何专业设备的详细信息，包括供应商；②何时（实验日期）；③何处（饲养笼、实验室和水迷宫）；④何因（特定麻醉药的选择缘由、给药途径和药物剂量）
实验动物	8	①提供研究动物的详细资料，包括种类、品系、雌雄、发育阶段（年龄均值或中位数）和体重（均值或中位数及其范围）；②提供进一步的相关信息，如动物来源、国际命名、遗传修饰状态（如基因敲除或转基因）、基因型、健康 / 免疫状况、未使用药物或未进行测试和先前的程序等
居住和饲养	9	① 饲养场所（如设备类型、无特定病原、笼舍类型、垫底材料、同笼同伴数量、饲养鱼类水箱的形状和材料等）；②饲养条件（如繁殖计划、光 / 暗周期、温度和水质等）；鱼类饲养食物的种类、食物和水的获取和环境净化等）；③实验前、中和后期动物福利有关的评估和干预
样本量	10	①特别说明实验中使用的动物总数和每个实验组中分配的动物数；②解释动物实验所需样本量的算法及计算公式；③标明每个实验的独立重复的动物数量
实验分组及分配	11	①详细描述动物如何分配到各实验组的详细信息，包括随机化分组，如果进行配对，应介绍匹配条件；②描述各实验组对实验动物进行处理和评估的顺序；③是否施盲（研究人员、结果测量者和结果记录者等）
实验结果	12	明确界定主要和次要实验测量指标的评估（细胞死亡、分子标记和行为改变）
统计方法	13	①提供每种分析所使用统计方法的详细信息；②特别说明每个数据集的分析单位（如单个动物、一组动物和单神经元）；③描述用来评估数据是否满足统计学方法的假设及所采用的任何方法

续表

主题	条目	描述
结果		
基线数据	14	对于每个实验组，报告治疗或测试前动物的有关特征和健康状况（如体重、微生物状况和药物测试），以表格形式表示
数字分析	15	①报告进入每一项分析中每组的动物数量，报告绝对数（如 10 /20，而不是 50%）；②分析中未纳入的任何动物或数据需说明原因
结果和评价	16	报告每一项分析的结果及精确度测量（如标准误或置信区间）
不良反应	17	①给出每个实验组所有重要不良反应的详细信息；②描述为减少不良反应而对实验计划书所做出的修改
讨论		
说明	18	①解释结果时需考虑研究目的、假设以及文献报道的当前的理论和其他相关的研究；②评价研究的局限性，包括造成偏倚的任何潜在来源，动物模型的局限性以及与结果相关的不精确性；③描述该研究方法或研究发现对于替代、优化或减少动物使用（3R 原则）的意义
概括 / 转换	19	评论是否或如何使本研究成果转化到其他物种或系统，包括与人体生物学相关的研究
基金支持	20	列出本研究涉及的所有资金来源（包括授权号）和研究资助者及其作用

附录 13　质量改进研究 SQUIRE 报告清单

主题	条目	描述	补充与解释
标题和摘要			
标题	1	以质量、安全性、有效性、患者为中心、及时性、成本、效率和医疗保健的公平性等字样体现改进医疗保健质量	指出干预的目的和场景
摘要	2	①提供充足的信息便于检索和索引；②使用结构式摘要（背景、目的、方法、干预、结果、结论）汇总文章关键信息，或按照发表期刊的要求进行归纳	背景中简要描述研究问题的重要性，目的中指出质量改进的具体目标，方法中涵盖质量改进的场所、参与者、干预措施，质量评价指标和评价方法，结果中呈现质量改进的效果及相关数据，结论应提出本次质量改进取得效果的原因
引言		为什么要开展此项研究？	
问题描述	3	描述研究情境中存在的问题以及问题的性质和意义	突出临床现状与已知证据或最佳实践标准之间的差距
现有证据	4	总结临床问题已有知识，包括既往相关研究	
理论依据	5	解释研究问题的正式 / 非正式框架、模型、概念和（或）理论，采用干预措施的任何原因或假设，干预措施能够发挥作用的依据	阐述提高质量改进研究科学性和成功可能性的依据

续表

主题	条目	描述	补充与解释
具体目标	6	阐述质量改进项目的具体目标	体现研究情境、情境中的问题、与现有证据的差距、开展干预的依据和结果评价方法
方法		研究具体做了什么	
研究情境	7	描述质量改进干预初始的关键情境因素	如质量改进场所、患者类型和人数、工作人员概况、提供医疗服务的类型、所属系统、所拥有的资源、组织文化和环境特征
干预措施	8	①提供充分翔实的干预细节，以供他人重复；②详细介绍干预团队的组成和特征	阐述每项干预措施的方法、频率、数量、材料或仪器及具体执行者。阐述团队成员的教育培训程度和临床经验、团队领导力来源、是否有多学科合作
方案设计	9	①评估干预效果的方法；②验证干预措施与干预结局关系的方法	明确效果评估的科研设计及资料收集方法
结局指标	10	①评价干预过程和干预结局的具体测量指标及其选择依据、操作性定义和信度、效度；②对影响干预成败、效率、成本的情境因素持续评估的方法；③保证评估完整性和数据准确性的方法	结局指标应考虑系统、工作人员及服务对象的改变
分析方法	11	①描述数据的定量、定性分析方法；②了解数据内部变异性的方法，包括时间效应变量	定性分析可用根本原因分析方法、结构化访谈、现场观察；定量分析可用前后对照、时间序列分析、组间参数或非参数检验、回归分析等
伦理考虑	12	实施和评价干预措施的伦理问题及其解决方案，包括但不限于正式的伦理审查和潜在的利益冲突	报告通过伦理审查的机构
结果		研究发现了什么?	
结果	13	①描述干预的初始方案及其随时间推移的演变，包括研究过程中对干预措施的修改，可用时间轴、流程图或表格呈现；②报告过程评价和结局评价的详细数据；③描述情境因素与干预效果之间的作用；④干预措施、结局、相关情境因素之间的关联；⑤非预期中的结果，如意料之外的收益、问题、失败或成本支出；⑥对缺失数据的描述	
讨论		研究结果意味着什么?	
总结	14	①总结研究的主要发现及其与理论依据和研究目标的关系；②总结项目的独特优势	

续表

主题	条目	描述	补充与解释
解释	15	①进一步解释干预措施与结果之间的关联；②本次研究发现与其他文献的对比；③阐述研究对实践者和系统的影响；④解释实际结果与预期结果之间的差异及原因，尤其是情境因素的影响；⑤成本与效益的权衡（包括机会成本）	
局限性	16	①研究推广性方面存在的局限性；②研究内部有效性方面的局限性，如设计、方法、测量或分析中存在的混杂或偏倚；③减少和控制局限性的措施	在外部推广性方面，应分析人力、领导力、组织文化等情境特征。在内部有效性方面，应探讨效果评价的科研设计是否足够严谨
结论	17	①总结研究的作用；②总结研究的可持续性；③预测推广到其他情境中的可能性；④分析对临床实践及后续研究的意义；⑤给出后续改进建议	
其他信息			
资助	18	阐述当前研究的资助来源，若有，讲明资助者在研究设计、实施、结果解释和文章发表中的作用	

附录 14　中药复方临床随机对照试验 CONSORT 报告清单

章节 / 主题	条目	描述	中药复方扩展版
文题 / 摘要 / 关键词			
	1a	文题能识别是临床随机对照试验	说明中药临床试验是针对某个中医证型、某个西医定义的疾病或某个具有特定中医证型的西医定义的疾病（如适用）
	1b	结构式摘要，包括试验设计、方法、结果、结论；具体的指导建议参见摘要 CONSORT（CONSORT for Abstracts）	说明复方的名称、剂型及所针对的中医证型（如适用）
	1c		确定适当的关键词，包括“中药复方”和“随机对照试验”
引言			
背景和目的	2a	科学背景和对试验理由的解释	基于生物医学理论和 / 或传统中医学理论的解释
	2b	具体的目的或假设	说明中药临床试验是针对某个中医证型、某个西医定义的疾病或某个具有特定中医证型的西医定义的疾病（如适用）

续表

章节 / 主题	条目	描述	中药复方扩展版
方法			
试验设计	3a	描述试验设计（如平行设计、析因设计），包括受试者分配入各组的比例	
	3b	试验开始后对试验方法所作的重要改变（如合格受试者的入选标准），并说明原因	
受试者	4a	受试者合格标准	如招募特定中医证型的受试者，应详细说明其诊断标准、纳入和排除标准。须使用公认的诊断标准，或提供参考出处，使读者能查阅详细解释
	4b	资料收集的场所和地点	
干预措施	5	详细描述各组干预措施的细节以使他人能够重复，包括干预时间和方法	不同类型的中药复方，应包括以下的内容： 5a. 固定组成的中药复方 1. 复方的名称、出处和剂型（如汤剂、颗粒剂、散剂） 2. 复方中所有组成药物的名称、产地、炮制方法和剂量。中药名称最少以 2 种文字表示：中文（拼音），拉丁文或英文，同时建议注明入药部位 3. 说明每种药物的认证方法，以及何时、何地、由何人或何机构、如何进行，说明有无保留样本，如有，说明在何处保存及可否获得 4. 组方原则、依据及方解 5. 支持复方疗效的参考数据，如有 6. 复方药理研究，如有 7. 复方制作方法，如有 8. 每种药物及复方的质量控制方法，如有，包括任何定量和 / 或定性测试方法，以及何时、何地、如何和由何人或何机构进行，原始数据和样品在何处保存，可否获得 9. 复方安全监测，包括重金属和有毒元素试验、农药残留试验、微生物限量试验、急性 / 慢性毒性试验，如适用。如有，在何时、何地、如何和由何人或何机构进行，原始数据和样本在何地保存，可否获得 10. 复方剂量，及其制定依据 11. 给药途径（如口服、外用） 5b. 个体化中药复方 1. 参见 5a 第 1 ～ 11 项的报告内容 2. 附加资料：复方如何，何时和由何人进行加减 5c. 中成药 1. 组成、剂量、疗效、安全性及质量控制方法等具体内容可参照已公开的文献资料（如药典） 2. 说明复方的详细资料，包括：产品名称（即商品名）、生产厂家、生产批号、生产日期及有效期，辅料在成品中的比例及是否有附加的质量控制方法 3. 说明中成药在本试验中所针对适应证是否与已公开的资料相同

续表

章节／主题	条目	描述	中药复方扩展版
			5d. 对照组 ———安慰剂对照 1. 每种成分的名称和剂量 2. 描述安慰剂和试验中药从颜色、气味、味道、外观和包装等的相似程度 3. 质量控制和安全监测的标准和方法，如有 4. 给药途径、疗程和剂量 5. 生产数据，包括：何地、何时、由何人或何机构制作 ———阳性对照 1. 中药复方可参见 5 a 至 5 c 的内容 2. 化学药品可参考 CONSORT 声明中条目 5 的内容
结局指标	6a	完整而确切说明预先设定的主要和次要结局指标，包括时间和方法	详细报告与中医证候相关的结局指标
	6b	试验开始后结局指标是否更改，并说明原因	
样本量	7a	如何确定样本量	
	7b	必要时解释中期分析和试验中止的原则	
随机方法			
序列的产生	8a	产生随机分配序列的方法	
	8b	随机方法的类型，任何限定的细节（如分区组方法和各区组样本量）	
分配隐藏机制	9	用于执行随机分配序列的机制（如按序列编码的封藏法），描述干预措施分配之前为隐藏序列号所采取的步骤	
实施	10	如何生成随机分配序列，执行招募受试者，干预措施分配者	
盲法	11a	如果实施盲法，分配干预措施后对谁设盲（如受试者、医护提供者、结局评估者），以及盲法如何实施	
	11b	如有必要，描述干预措施的相似之处	
统计学方法	12a	用于比较各组主要和次要结局指标的统计学方法	
	12b	附加分析的方法，如亚组分析和校正分析	

续表

章节 / 主题	条目	描述	中药复方扩展版
结果			
受试者流程（强烈推荐使用流程图）	13a	随机分配到各组的受试者例数，接受已分配治疗的例数，以及纳入主要结局分析的例数	
	13b	随机分组后，各组脱落或被剔除的例数，并说明原因	
干预的实施招募受试者	14a	招募期和随访时间，并说明具体日期	
	14b	试验中断或停止原因	
基线资料	15	以表格列出每一组受试者的基线数据，包括人口学资料和临床特征	
纳入分析的例数	16	各组纳入每一种分析的受试者数目（分母），以及是否按最初的分组分析	
结局和估计值	17a	各组每一项主要和次要结局指标的结果，效应估计值及其精确性（如 95% 可信区间）	
	17b	对于二分类结局，建议同时提供相对效应值和绝对效应值	
辅助分析	18	所做的其他分析结果，包括亚组分析和校正分析，区分预先设定的分析和新尝试分析	
危害	19	各组出现的所有严重危害或意外效应（具体的指导建议参考"CONSORT for harms"）	（此条目无扩展）
讨论			
局限性	20	试验的局限性，报告潜在偏倚和不精确的原因，以及出现多种分析结果的原因（如果有这种情况）	
可推广性	21	试验结果被推广的可能性（外部真实性、适用性）	讨论中药复方对不同中医证候和疾病的作用
解释	22	与结果相对应的解释、权衡试验结果的利弊，并考虑其他相关的证据	以传统中医学理论作解释
其他信息			
试验注册	23	临床试验注册号和注册机构名称	
试验方案	24	如果有，在哪里可以获得完整的试验方案	

续表

章节 / 主题	条目	描述	中药复方扩展版
资助	25	资助和其他支持的来源（如提供药品），资助者所起的作用	

附录 15 针刺疗法临床随机对照试验 STRICTA 2010 报告清单

章节 / 主题	条目	描述
针刺治疗的合理性	1	1a. 针刺治疗的类型（如中医针刺、日本汉方医学针刺、韩国韩医针刺、西医针刺、五行针刺、耳针等） 1b. 提供针刺治疗的理由、依据的历史背景、文化因素、和（或）共识法（consensus methods）、引用文献（适当情况下） 1c. 治疗程度的不同的详细介绍
针刺的细节	2	2a. 每一受试对象每一治疗环节用针的数目（相关时用均数和变异范围表示） 2b. 使用的穴位名称（单侧 / 双侧）或位置（如无标准穴位名称则说明） 2c. 进针的深度，基于指定的计量单位，或描述进针的肌肉层次 2d. 引发的机体反应（如得气或肌肉抽动反应）） 2e. 针刺激方式（如手工行针刺激和电刺激） 2f. 留针时间 2g. 针具类型（直径、长度和生产厂家或材质）
治疗方案	3	3a. 治疗次数 3b. 治疗频率和持续时间
辅助干预措施	4	4a. 对针刺组施加的其他附加干预措施细节（如灸、拔罐、中药、锻炼、生活方式建议） 4b. 治疗场所和环境，包括对治疗师的操作指南所作的说明和指导，以及对患者所作的解释说明
治疗师的资历	5	对针刺治疗师的描述（资历或从业部门、从业时间、其他相关经历）
对照和干预	6	6a. 基于研究问题解释试验中对照或对比干预的选择，援引资料证明其合理性 6b. 精确地描述对照或对比干预措施。如果采用假针刺或其他任何一种类似针刺的对照措施，要提供条目 1 到条目 3 所要求的细节信息

附录 16 拔罐疗法临床随机对照试验 STRICTA 2010 报告清单

章节 / 主题	条目	描述
拔罐的基本原理	1	1a. 拔罐的种类及选择拔罐治疗的依据（如辨证情况、罐疗种类选取、个体化治疗选择等） 1b. 文献理论依据 1c. 治疗程度的不同的详细介绍
拔罐的细节	2	2a. 每一受试对象每一治疗环节用罐的数目（相关时用均数和变异范围表示） 2b. 穴位或行罐部位的选择（单侧 / 双侧） 2c. 行罐的手法及作用强度 2d. 不同拔罐方法行罐的时间等 2e. 对刺络拔罐研究应同时详细描述刺络的方法和穴位选择 2f. 对出血量的控制情况 2g. 罐的类型（生产厂家或材质）
治疗方案	3	3a. 治疗次数 3b. 治疗频率和持续时间
辅助干预措施	4	4a. 对拔罐组施加的其他附加干预措施细节（如针刺、灸、中药、锻炼、生活方式建议） 4b. 治疗场所和环境，包括对治疗师的操作指南所作的说明和指导、以及对患者所作的解释说明
治疗师的资历	5	治疗师是否具有相关培训和资质证明、临床实际工作的年限、以及对所治疗疾病的治疗水平
对照和干预	6	6a. 基于研究问题解释试验中对照或对比干预的选择，援引资料证明其合理性。 6b. 精确地描述对照或对比干预措施。如果采用其他任何与拔罐相似的对照措施，要提供条目 1 到条目 3 所要求的细节信息

附录 17 中医药 RCT 方法学质量评价标准

条目	评价项目	评价指标
1	随机序列的产生	计算机产生的随机数字或类似方法（2 分） 未描述随机分配的方法（0 分） 采用交替分配的方法如单双号（0 分）
2	随机化隐藏	中心或药房控制分配方案、或用序列编号一致的容器、现场计算机控制、密封不透光的信封或其他使临床医生和受试者无法预知分配序列的方法（1 分） 未描述随机隐藏的方法（0 分） 交替分配、病例号、星期日数、开放式随机号码表、系列编码信封以及任何不能防止分组可预测性的措施（0 分） 未使用（0 分）

续表

条目	评价项目	评价指标
3	盲法	采用了完全一致的安慰剂片或类似方法，且文中描述表明不会被破盲（2分） 未施行盲法，但对结果不会产生偏倚（2分） 只提及盲法，但未描述具体方法（1分） 未采用双盲或盲的方法不恰当，如片剂和注射剂比较（0分）
4	不完整结局报告	无研究对象失访（1分） 虽然有研究对象失访，但与总样本对比，失访人数小且失访理由与治疗无关，失访情况对结果不会造成影响（1分） 未报告失访情况或失访情况会对结果造成偏倚（0分）
5	选择性报告结局	研究方案可及，未改变研究方案中的结局指标（1分） 研究方案不可及，但是报告了该疾病公认的重要结局（1分） 研究方案不可及，未报告该疾病公认的重要结局（0分） 文章的结果部分与方法学部分的结局指标不符（0分）
6	样本含量	提供了样本含量估算公式，样本含量计算正确，保证足够的把握度（1分） 未提及如何计算样本含量（0分）

注：降级的标准为总分7～9分，不降级；0～6分，降一级。

附录18　中医药非随机对照试验质量评价标准

条目	评价指标
1	所定义的问题应该是精确的且与可获得文献有关（1分）
2	所有具有潜在可能性的患者（满足纳入标准）都在研究期间被纳入了（无排除或列出了排除的理由）（1分）
3	终点指标能恰当地反映研究目的（1分）
4	对客观终点指标的评价采用了评价者单盲法，对主观终点指标的评价采用了评价者双盲法。否则，应提出未行盲法评价的理由（1分）
5	随访时间足够长，以使得能对终点指标进行评估（1分）
6	失访率低于5%（1分）
7	提供了样本含量估算公式，样本含量计算正确，保证足够的把握度（1分）
8	对照组应是能从已发表研究中获取的最佳干预措施（1分）
9	对照组与试验组应该是同期进行的（非历史对照）（1分）
10	对照组与试验组起点的基线标准应该具有相似性，没有可能导致结果解释产生偏倚的混杂因素（1分）

注：降级的标准为总分8～10分，不降级；0～7分，降一级。

附录 19 中医药队列研究质量评价标准

条目	评价项目	评价指标
1	样本含量	提供了样本含量估算公式，样本含量计算正确，保证足够的把握度（1 分） 未提及如何计算样本含量（0 分）
2	暴露组的选择	暴露组可以代表目标人群中的暴露组特征（1 分） 未描述暴露组来源（0 分） 暴露组与目标人群存在差异，会对结果产生偏倚（0 分）
3	非暴露组的选择	非暴露组可以代表目标人群中的非暴露组特征（1 分） 未描述非暴露组来源（0 分） 非暴露组与目标人群存在差异，会对结果产生偏倚（0 分）
4	研究开始时结局是否已经发生	否（1 分） 是（0 分）
5	组间可比性	研究控制了可能的混杂因素，并使用一些手段使两组基线可比（1 分） 研究未报告可能存在哪些混杂因素及采取的手段（0 分） 两组基线指标不可比（0 分）
6	随访时间	随访时间足够长（1 分） 随访时间不充分，可能观测不到某些结局的发生（0 分）
7	失访情况	无研究对象失访（1 分） 虽然有研究对象失访，但与总样本对比，失访人数小且失访理由与治疗无关，失访情况对结果不会造成影响（1 分） 未报告失访情况或失访情况会对结果造成偏倚（0 分）
8	结局评价方法	盲法评价结局（1 分） 客观结局，不容易受评价者主观影响（1 分） 档案记录（0 分） 主观结局，且容易受到评价者或被评价者主观影响（0 分） 未报告评价方法（0 分）

注：降级的标准为总分 7 ～ 8 分，不降级；0 ～ 6 分，降一级。

附录 20 中医药病例对照研究质量评价标准

条目	评价项目	评价指标
1	样本含量	提供了样本含量估算公式，样本含量计算正确，保证足够的把握度（1 分） 未提及如何计算样本含量（0 分）
2	病例的确定	有明确的诊断标准（1 分） 诊断标准不明确或缺失（0 分）
3	病例组的选择	病例组可以代表目标人群中的暴露组特征（1 分） 未描述病例组来源（0 分） 病例组与目标人群存在差异，会对结果产生偏倚（0 分）

续表

条目	评价项目	评价指标
4	对照组的选择	对照组可以代表目标人群中的非暴露组特征（1分） 未描述对照组来源（0分） 对照组与目标人群存在差异，会对结果产生偏倚（0分）
5	组间可比性	研究控制了可能的混杂因素，并使用一些手段使两组基线可比（1分） 研究未报告可能存在哪些混杂因素及采取的手段（0分） 两组基线指标不可比（0分）
6	暴露因素的测量	可靠的记录（如手术记录），不会受回忆偏倚影响（1分） 在盲法的情况下，采用结构化调查获得（1分） 在非盲的情况下进行的调查（0分） 书面的自我报告或病例记录（0分） 无描述（0分）
7	暴露的确定方法	病例和对照采用了相同的方法确定（1分） 病例和对照未采用相同的方法确定（0分）
8	无应答率	两组的无应答相同（1分） 无描述（0分） 两组的无应答率不同且没有说明原因（0分）

注：降级的标准为总分 7 ～ 8 分，不降级；0 ～ 6 分，降一级。

附录 17 ～ 20 参考文献：陈薇，方赛男，刘建平 . 基于证据体的中医药临床证据分级标准建议 [J]. 中国中西医结合杂志，2019，39（3）:358–364.

扫码看参考文献